医院评审评价与精细化管理新模式系列

主 编⊙左 伟

赵丽丽

U0229592

医院评审评价下
健康教育手册

Handbook for the Hospital Accreditation and
Evaluation: Health Education

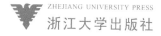

ZHEJIANG UNIVERSITY PRESS
浙江大学出版社

图书在版编目（CIP）数据

医院评审评价下健康教育手册 / 左伟，赵丽丽主编. — 杭州：
浙江大学出版社，2017.7
ISBN 978-7-308-16950-9

Ⅰ. ①医… Ⅱ. ①左… ②赵… Ⅲ. ①健康教育－手册
Ⅳ. ①R193-62

中国版本图书馆CIP数据核字（2017）第113899号

医院评审评价下健康教育手册
左　伟　赵丽丽　主编

策划编辑　张　鸽
责任编辑　金　蕾　张　鸽
责任校对　陈静毅　丁佳雯
封面设计　黄晓意
排　　版　杭州兴邦电子印务有限公司
出版发行　浙江大学出版社
　　　　　（杭州市天目山路148号　邮政编码310007）
　　　　　（网址：http://www.zjupress.com）
印　　刷　浙江海虹彩色印务有限公司
开　　本　710mm×1000mm　1/16
印　　张　34.75
字　　数　587千
版 印 次　2017年7月第1版　2017年7月第1次印刷
书　　号　ISBN 978-7-308-16950-9
定　　价　100.00元

《医院评审评价下健康教育手册》
编委会
（按姓氏笔画排序）

主　　编：左　伟　　赵丽丽

副 主 编：冯　力　　周敏芝　　章笠中

编　　委：项轶燕　　俞亚萍　　谢小利

秘　　书：俞蓓蓓

内容简介

本书是在医院评审评价的标准下形成的一系列有关疾病预防、疾病一般知识、疾病用药、疾病营养、疾病康复等方面的通俗易懂的健康知识信息。该书共收录多种疾病信息,具有专业性强、科学性强、信息准确等特点,经过仔细认真的循证过程,是一本可借鉴的、方便使用的临床工具书,也是患者家庭健康指导的很好的信息来源,其对每一种疾病都有比较详细的发生、发展过程的介绍及对康复的健康指导。

本书使用说明

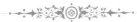

  参照《JCI医院评审标准》(第5版)和《JCI医院评审标准》(第6版)"患者及家属教育"章节的要求,每年进行修订。

  本书中包括每种疾病的概述、病因、临床表现、各种指导(饮食、康复、出院)等,内容丰富,针对性、指导性强,既可作为临床医务人员向患者进行健康教育的样本,也可以供患者和家属阅读参考。

序

医院评审评价是国际上盛行的一种医院质量评估制度,是持续改进医疗服务质量,提高医院科学化、精细化管理水平,推进医院标准化、规范化建设与发展的重要手段。近年来,在提升医院管理内涵、与国际接轨需求的推动下,国内医疗界兴起了一股申请JCI认证的热潮。JCI医院评审标准是全世界公认的医疗服务金标准,也是世界卫生组织推崇和认可的认证模式。在全球化发展与国内医疗事业迅猛发展的今天,JCI认证已成为医疗机构打造医院核心竞争力,优化软实力,寻求可持续发展与进入国际市场的"通行证"。

宁波市在深化医改的进程中,注重发展"品质医疗",目前已有多家医院在国内等级医院评审的基础上引进了JCI认证,并有3家医院通过了认证。其中,宁波市第四医院两次以高分通过JCI认证,成为当时浙江省首家、国内第二家第二轮通过最新版JCI认证的公立综合性医院。宁波市第四医院实践样本的可贵之处就在于,引入JCI医院评审标准,将它的制度和流程不断改进并融入当地文化,把国内医院评审标准与JCI医院评审标准有机地结合起来,符合中国国情,更具现实意义和可操作性。

在细心梳理和不断总结经验的基础上,宁波市第四医院及宁波市第四医院医院管理研究所精心编写了"医院评审评价与精细化管理新模式系列"丛书。目前已出版了《中国医院JCI评审实施手册——宁波市第四医院JCI认证经验集》《JCI评审应知应会》《医院知情同意书汇编》《医院评审评价下跌倒预防保健手册》《医院评审评价下健康教育手册》和《中国医院JCI评审实施手册——文件制定管理办法及重要文件汇编》(上、下册),并将陆续出版《医院评审评价下质量改进理论与实践案例集》《医院评审评价下医院委员会运作规范及会议记录汇编》《医院精细化管理实践——从 5S 到 12S 教战手册》等。该丛书既有系统理论阐述，又有丰富详细的实践案例，重点突出，指导性和实用性强，可以作为各级各类医院开展医院评审评价的内部培训教材和工具书。

在近期召开的全国卫生与健康大会上，习近平总书记指出"要抓好现代医院管理制度建设"，"要显著提高医院管理的科学化、精细化、信息化水平，规范医疗行为，不断提高服务能力和运行效率"。本丛书的出版可以说是恰逢其时。在此，我诚挚地希望，该丛书的出版会对医院评审评价、医院精细化管理以及推进现代医院管理制度建设，起到一定的启发和借鉴作用。

宁波市卫生和计划生育委员会主任

2017 年 3 月 1 日

前　言

随着社会的进步,人们的生活节奏越来越快,生活与工作的压力越来越大,健康问题状况堪忧,各国对民众的健康管理越来越重视,广大的医务工作者更应义不容辞。为此,我国原卫生部于2011年制定并颁布了医院管理评审评价系列标准,并不断地更新完善,而国际公认的医院服务的金标准《JCI医院评审标准》现也已更新至第6版,这些标准对患者、家属、居民的健康教育都非常重视,每一章节均可用于指导医疗活动,规范质量管理,进行正确的健康教育,全方位保障人民的健康。

健康教育通过有计划、有组织、有系统的社会和教育活动,促使人们自觉地采纳有益健康的行为和生活方式,消除或减轻影响健康的危害因素,预防疾病,促进健康,提高生活质量。它贯穿于预防、治疗、护理、康复、管理等许多具体环节中。本院的健康教育管理坚持JCI理念,建立全员参与的健康教育模式,根据评估教育需求、学习能力及动机,确定教育内容,选择教育方式,安排教育时机,双重评价教育效果,让患者在整个医疗过程中获得全面的、一致的、有效的健康教育,并提供患者离院后的相关照护信息,改善医患关系,让患者树立健康意识,增强自我保健能力,摒弃陋习,养成良好的卫生习惯,并倡导文明、健康、科学的生活方式。

沿着这个方向,顺应时代的需求,我院近些年来,根据自己的实践体会,结合最新的循证文献,整理编写了本书。本书介绍了医院健康教育管理的理论,包括患者及其家属教育制度,重点介绍了内、外、妇、儿等相关多种疾病的健康教育,包括各系统常见疾病的预防、疾病一般知识、疾病治疗、营养、康复、出院指导等许多患者和家属所关心的问题。语言尽可能通俗易懂，方便阅读和记忆。同时本书可作为医务人员进行健康教育及卫生宣教的样本，也可作为等级医院评审及JCI认证的参考用书。

　　本书在编写过程中得到了台湾彰化基督教医院、医惠科技有限公司、矩华(上海)医院管理有限公司等同仁的指导与支持，在此一并致以诚挚的谢意。

左　伟　赵丽丽

2017年3月28日

目　录

第一章
神经系统疾病教育

第一节 脑梗死

脑梗死是指脑部血液供应障碍,缺血、缺氧引起脑组织坏死软化,临床上常见的有脑血栓形成、脑栓塞。

一、原因

脑血栓是由于供应脑的动脉因动脉粥样硬化等自身病变使管腔狭窄、闭塞或在狭窄的基础上形成血栓。最常见的原因是高血压、高血脂、糖尿病等。

脑栓塞是指各种栓子,随血流进入人脑动脉造成阻塞,心脏病产生的血栓是最常见的,另外还有手术产生的空气栓子,以及骨折后产生的脂肪栓等。

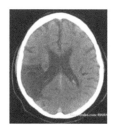

二、表现

一般出现偏瘫、偏盲、不能讲话、口角歪斜等。但脑血栓形成起病缓慢,可先有肢体麻木等先兆症状,1～2天后达高峰。脑栓塞起病极快,常在数秒钟内就发生,且症状比较严重。

三、康复锻炼的注意事项

1. 目的

康复锻炼的目的是防止并发症,防止废用综合征,防止肌体痉挛发生。

2. 原则

(1)尽早康复。病情稳定者,一般在24～48小时内开始,防止出现失用性萎缩。

(2)分阶段进行。根据患肢的肌力和关节最大活动度选择被动运动、辅助主动运动或主动运动,每天3～4次,每次5～10回。

①卧床期（急性期或早期）：主要是体位交换,进行被动训练、起坐训练、床上运动训练及开始日常生活训练。

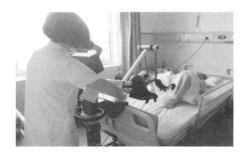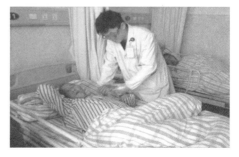

②离床期:应进行坐位训练、平衡训练、起立训练、言语训练、认知功能训练和日常生活活动训练,作业疗法应于此时期开始。

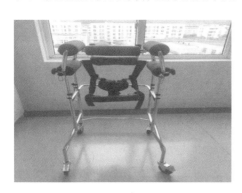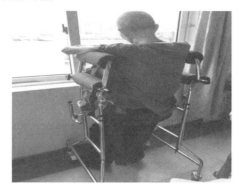

③步行期:主要是进行步行训练,是运动能力训练中最重要的一项,可先在平衡杠内训练,做跨步训练、二点步行等。

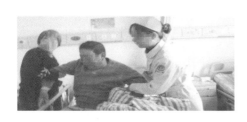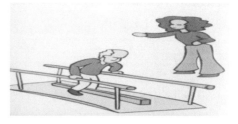

（3）按一定程序进行。由简单到复杂,由局部到整体逐步进行。

（4）全面康复。不仅要注意肢体功能的康复,还要注意语言、智力功能的康复。语言功能锻炼要了解"三多四注意"。"三多"是指多让患者听收音机、多与其交谈、多让患者练习。"四注意"是指注意距离合适;注意要有耐心,不断重复;注意从简单到复杂,先从"a、o、e"等开始;注意速度要慢,一字一句要清晰。

四、饮食方面的注意事项

（1）饮食有规律，少量多餐。膳食要低盐，每日食盐量以不超过6g为宜。注重优质蛋白、矿物质的摄取，如瘦肉、豆制品等。

（2）增加膳食纤维的摄入，多食用新鲜蔬菜、燕麦等。

（3）食用富含维生素C、维生素E、维生素B的食物，如猕猴桃、果仁等，以增加血管壁弹性，改善供血，降低血脂。经常摄入蒜类食物，如青蒜、洋葱等，有减少血小板凝集的功能。

（4）应避免食用促使高血压、动脉硬化等病情加重的食品，如动物内脏、鱼子、巧克力等。

（5）避免辛辣、油炸、腌制食物，戒烟酒。

（6）多饮水，以稀释血液，防止血栓发生。

五、出院后的注意事项

（1）养成健康的生活习惯。①保持情绪稳定，避免过度紧张，生活规律，注意劳逸结合，进行适当的保健体操，加强心脑血管的应激能力；②禁烟酒；③睡前饮一杯温开水，稀释血液；④注意防止可能引起血压骤降的情况，如降压药物过量、严重腹腔大出血等，久坐时注意不要突然站起，防止直立性低血压；⑤注意控制体重；⑥育龄妇女尽量避免服用避孕药。

（2）正确用药。①遵医嘱使用抗血小板凝聚药物，定期检测凝血功能；②定期监测血压，正确使用降压药物；③正确保存药物，注意药物有效期。

（3）定期体检，了解康复情况，以便在医生指导下及时调整用药类型和剂量。

（4）对失去感觉的肢体不应热敷，以免烫伤。积极进行患肢康复功能锻炼，提高生存质量。

（修订日期：2017 – 02 – 15）

第二节　阿尔茨海默病

以进行性的记忆和认知功能障碍为特征的、慢性进行性中枢神经系统变性导致的痴呆,是最常见的老年期痴呆。

阿尔茨海默病的病理改变主要为老年斑、神经元纤维缠结、脑皮质神经元减少等。一般,症状持续进展,病程通常为5～10年。

一、发病率

阿尔茨海默病是老年期痴呆最常见的一种,占50%～60%,发病率随着年龄增长而增加,年发病率在60岁前约为0.03‰,60岁以后为1.25‰,60～69岁的老人发病率在3.00‰,70～79岁的老人发病率在32‰,80岁以上的老人发病率为10.8‰。

二、发生原因

目前尚不完全清楚发生原因,一般认为可能与遗传和环境因素有关。脑皮质和海马中胆碱乙酰转移酶和乙酰胆碱明显减少是导致记忆和认知功能障碍的原因之一;部分患者有明确的家族史,因此该病为常染色体显性遗传。此外,有研究提示免疫机制异常和环境因素的影响在阿尔茨海默病患者的发病机制中亦起一定的作用。

三、临床表现

起病隐匿,主要表现为持续进行性的智能衰退而无缓解。

1. 记忆障碍

早期以近记忆力受损为主,也可伴有远记忆力障碍,但与近记忆力损害相比程度较轻。表现为对刚发生的事、刚说过的话不能记忆,忘记熟悉的人名,而对年代久远的事记得相对清楚。

 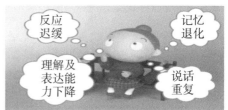

2. 认知障碍

掌握新知识、熟练运用及社交能力下降,并随时间的推移而加重。严重时出现定向力障碍,先出现时间定向障碍再出现空间定向障碍,此时患者经常迷路。

3. 精神症状

处于疾病早期的患者,有较严重的抑郁倾向,随后患者开始出现人格障碍和精神症状,如妄想、幻觉和错觉。

4. 其他

患者还会出现失语、失认、计算不能,晚期逐渐出现锥体系和锥体外系病变体征,如肌张力增高、运动徐缓、拖拽步态、姿势异常等,最终患者可呈强直性或屈曲性四肢瘫痪。

四、辅助检查

(1)影像学检查(CT、MRI)可见脑萎缩征象,后期患者额叶、颞叶萎缩尤为明显。

(2)脑脊液:无明确异常,偶有tau蛋白、β-淀粉样蛋白增高。

(3)神经心理学测试:可发现认知功能损害。

(4)脑电图检查:早期a节律丧失及电位降低,且脑电图减慢的程度和痴呆严重程度具有相关性。

五、治疗方法

目前无特效治疗方法,主要是支持、对症治疗,在综合治疗的基础上针对主要病因进行重点治疗。

六、出院指导

(1)食用高蛋白、高维生素、易消化的食物,多摄入新鲜水果蔬菜和补脑益智的食物,保持均衡营养。

（2）鼓励患者多参加适宜的社交活动,引导或协助其保持生活自理,维持现有功能,延缓功能衰退。

（3）按医嘱正确服药。

（4）定期门诊复查血压、血糖、血脂及检测肝肾功能等。

（5）可充分利用社区服务机构、临时托老站、老人福利院等社会支持系统更好地照顾患者,提高老人的生活质量。

（6）平时随身携带患者卡片或病情手圈(有患者姓名、住址、联系电话等),外出时有人陪伴,防止意外。

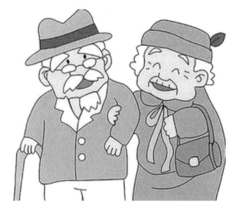
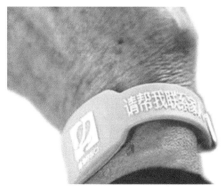

（修订日期:2017 - 02 - 15）

第三节　癫痫

癫痫是一组由大脑神经元异常放电所致的短暂性中枢神经系统功能失常，具有突然发生、反复发作的特点。

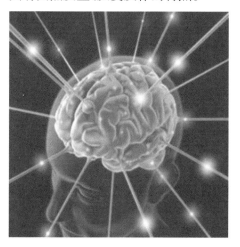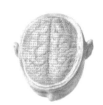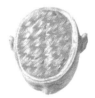

一、诱发因素

（1）发热、过量饮水、饮酒、缺眠、过劳或饥饿及某些抗癫痫药的突然撤离。

（2）感觉因素：有些患者对某些特定的感觉，如视觉、听觉、嗅觉、味觉等较为敏感，当受到刺激时，可引起发作。

（3）精神因素：强烈的情感活动、精神激动、受惊、玩牌时过于激动可促使癫痫发作。

二、监测癫痫发作

（1）大发作：发作时全身抽搐，意识丧失，尖叫一声倒在地上，口吐白沫。一般抽搐数分钟可停止，随后意识恢复或沉睡1～2小时后苏醒。

（2）小发作：患者突然丧失知觉，中断动作，但不抽搐，发作1次可持续十几秒钟或几十秒钟,多见于儿童。

(3)精神运动性发作:表现为阵发性精神失常及无意识的动作,不抽搐,发作1次持续数分钟乃至数日不等。

(4)局限性发作:表现为面部或一侧肢体肌肉抽搐或感觉异常,一般无意识丧失。

三、发作时的处理

癫痫发作时,家属应保持冷静,把患者平放在地上或床上,使其头偏向一侧,解开衣领、腰带,用毛巾裹住金属勺等长条状金属,放在患者口腔一侧的牙齿间,保持呼吸道畅通,防止舌咬伤。抽搐时不要强制肢体抽动,防止骨折,用棉制品垫在头下及四周,以防止抽搐时被周围物体撞伤,不要给患者喂水、药、食物,以免引起窒息,如出现呼吸抑制。对于癫痫持续状态应立即打"120"送医院抢救。

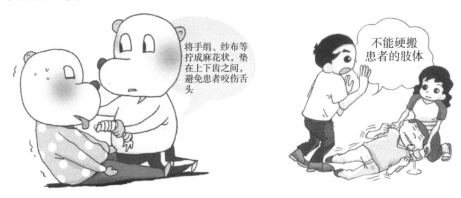

四、检查指导

1. 脑电图检查

(1)意义:脑电图是脑生物活动的检查技术,通过测定自发的有节律的生物电活动以了解脑功能状态,是癫痫诊断最常用的一种辅助检查方法。

(2)注意事项:①检查前一天用肥皂水洗头;②检查前应进食,不宜空腹;③检查前应停服镇静药及抗癫痫药物1~3天;④检查时勿穿尼龙衣,避免静电干扰;⑤避免紧张、眨眼、吞咽、摇头或全身活动,有汗应拭去,以避免有误差而影响结果;⑥检查时应遵嘱做闭目、睁眼或深呼吸等动作。

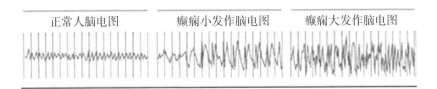

| 正常人脑电图 | 癫痫小发作脑电图 | 癫痫大发作脑电图 |

2. 头颅CT、MRI检查

（1）意义：可确定脑结构性异常或损害。

（2）MRI的注意事项：①戴有神经刺激器、心脏起搏器、人工心脏金属瓣膜，体内有金属或有磁性物植入史及早期妊娠的患者不能进行检查；②检查前除去项链、手表、计算器、磁卡、传呼机、活动义齿、假肢等；③检查时请不要眨眼，也不要做吞咽动作。

五、饮食方面的注意事项

（1）癫痫患者忌过饥或过饱，勿暴饮暴食。过度饥饿会使血糖水平降低，低血糖往往诱发癫痫发作，而过饱后血糖水平会快速升高，体内胰岛素分泌增加，也会诱发癫痫；暴饮暴食、过度饮水使胃部过度牵张，也易诱发癫痫发作。

（2）当患者腹泻、呕吐、大量失液后，应及时补充水分和电解质，避免诱发癫痫。

（3）患者应尽量少喝兴奋性饮料，因此类饮料中含咖啡因可使大脑细胞兴奋并异常放电，使癫痫发作。应忌酒，饮酒可使神经系统高度兴奋，容易诱发癫痫发作。

（4）癫痫患者应注意合理膳食，补充足够营养，多食蔬菜水果。米糠、麦芽含有维生素B_6，应多食粗粮。鱼、虾、蛋、奶中含有丰富的维生素D，并能促进钙质吸收，绿色蔬菜含有丰富的叶酸、维生素K，所以患者不能偏食、挑食，必须全面均衡营养，合理饮食。

六、出院指导

1. 心理指导及活动指导

指导患者情绪乐观，适当地参与一些活动，如散步、慢跑、太极拳等。在日常活动中避免从事思想高度集中的工作，如高空作业、游泳、驾驶等，不要在河边及悬崖边走动，洗澡时不要用盆浴，必要时有人监护，要劳逸结合，防止疲劳工作。

2. 服用药物指导要点

（1）出院时护士将出院所带药物交给患者或家属，详细交代各种药物的服用注意事项、方法、时间及药量。

（2）告知患者及家属对癫痫病只能控制抽搐发作，很难根治。治疗应是长期的或是终身的。解除患者精神上的负担，鼓励其保持稳定情绪，树立战胜疾病的信心。

（3）一定要在医生的指导下用药，服药期间出现不适，不要自行停药或换药，应及时来医院就诊以调整用药。

（4）一定要保证充足的睡眠，成人每日7～9小时，儿童每日8～10小时。

（5）独行时应携带病历卡以便救护。

（修订日期：2017－02－15）

第四节　帕金森病

帕金森病又称震颤麻痹,是一种发生于中老年人锥体外系的进行性神经系统变性疾病,主要病变部位为黑质和纹状体。黑质多巴胺能神经的变性、缺失、色素消失是其主要病理改变。

一、发病率

帕金森病多发于50岁以上人群,60岁以上人群中患病率为10‰,并随年龄增长而增高,40岁以前较少发病,男性稍多于女性,但两性分布无显著差异性。

二、主要病因

主要病因有年龄增加、环境因素、遗传等。

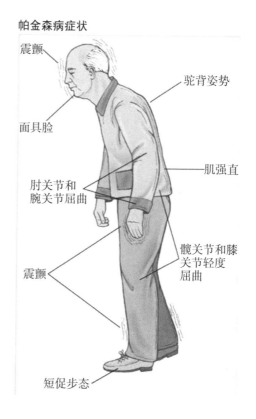

帕金森病症状

震颤

驼背姿势

面具脸

肘关节和腕关节屈曲

肌强直

震颤

髋关节和膝关节轻度屈曲

短促步态

三、临床表现

1. 静止性震颤

静止性震颤常为本病的首发症状,多自一侧上肢远端开始,表现为规律性的手指屈曲和拇指对掌运动,如“搓丸样”动作。震颤在静止时明显,精神紧张时加重,做随意动作时减少,睡眠时消失。

2. 肌强直

肌强直时锥体外系肌张力增高,即伸肌和曲肌的张力同时增高。

3. 运动迟缓

运动迟缓是帕金森病的一种特殊的运动障碍。患者可表现出多种动作的迟缓,随意运动减少。如坐下时不能起立,起床、翻身、解系纽扣或鞋带、穿鞋袜或衣裤、洗脸和刷牙等日常活动均发生困难。

4. 步态姿势异常

由于四肢、躯干和颈部肌肉强直,患者常呈现一种特殊的姿势,即头前倾、躯干俯屈、肘关节屈曲、腕关节伸直、前臂内收、髋和膝关节略弯曲,称为"屈曲体姿"。患者走路转弯时平衡障碍极为明显,必须采取连续原地小步行走,使躯干和头部一起转动。"慌张步态"是帕金森病患者的特有体征,表现为行走时起步困难,一迈步即以极小的步伐前冲,越走越快,不能立刻停下脚步。

5. 其他症状

其他症状如讲话迟缓、语调变低。严重时发音单调、吐字不清,还可有流涎、吞咽困难等。

四、饮食护理的注意事项

(1)摄取足够的营养和水分,多食蔬菜、水果、蜂蜜等,保持排便通畅。

(2)避免烟、酒及辛辣刺激性食物,应将食物切成小块,使用粗大把手的叉子或汤匙,以利于进食。

(3)吞咽困难者进食、饮水时尽量保持坐位,集中注意力,并给予充足的进食时间。鼻饲饮食时,掌握鼻饲食物的温度、量、灌注间隔时间等。

(4)可以采用嚼口香糖的运动方法来减少肌肉运动障碍出现的流涎症状。

五、康复锻炼

积极参加力所能及的社会工作及家务活动,根据个人情况,独自或在家人陪同下进行功能锻炼。

(1)头颈部运动:身体直立,头向上、下、左、右转动,每个方向各做10次。

(2)肩部运动:站立位,手向前、上伸,超过头部,放下,再做耸肩动作,而后两手向前后摆动,各做10次。

(3)手臂和手的运动:手臂往外伸,手肘要伸直,接着手腕顺时针方向旋转,然后逆时针方向旋转,每个动作做5次。

(4)躯干运动:站立位,双手叉腰,身体由腰部以上往左右做弯曲及旋转的动作,各做5次。

（5）大腿及腹部运动:躺平,尽量以背部贴紧床面,从1数到5,再放松,做10次。而后左右腿分别抬高放下,各做5次。

（6）脸部运动:眼睛看着镜子,做皱眉、闭眼、鼓腮、皱鼻、吐舌头、张嘴、拉下巴等动作。

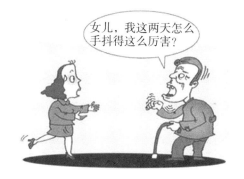
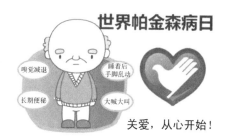

六、出院指导

（1）保证正常心态和有规律的生活,克服不良生活习惯和嗜好,均衡饮食,积极预防便秘。

（2）保持有益的娱乐爱好,积极开展康复锻炼,以提高生活质量。

（3）积极预防感冒、受凉、跌倒、坠床等。

（4）注意定期门诊复查,了解血压、肝肾功能、心脏功能、智能等变化,并在医生指导下合理用药,做好病情记录。

（5）如患者出现发热、骨折、疗效减退或出现运动障碍时,应及时就诊,切忌自行盲目用药。

（修订日期:2017 - 02 - 15）

第五节　椎－基底动脉供血不足

由于小脑及脑干依靠椎－基底动脉供血,当椎－基底动脉发生病变时,脑部血流不畅,供血不足,继而会出现眩晕等症状,常见于中老年人。

一、病因

1. 颈椎骨质病变

颈椎骨质增生、骨质疏松、关节强直、椎间盘突出、颈椎脱位、颈椎结核及外伤等,压迫椎动脉使管腔狭窄。

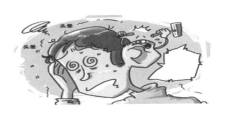

2. 椎动脉粥样硬化

其为常见病因之一,动脉内粥样硬化病变多阻塞管腔,引起血流量减少。一侧椎动脉阻塞而另一侧椎动脉通畅时,尚可维持足够的血液循环,可不发生症状或仅有轻微症状,如双侧椎动脉发生阻塞,则可出现椎－基底动脉供血不足的症状。

3. 解剖异常

双侧椎动脉粗细不一,或一侧椎动脉阙如者,较易发生。

二、诊断检查

本病临床症状多样复杂,有时诊断较困难,应仔细询问病史、症状,并进行心血管功能、神经系统、耳科学、听力学、前庭功能等全面检查,此外还应进行颈椎影像学检查,经颅多普勒超声检查、头颅CT或MRI等检查,椎动脉造影可进一步明确诊断。

三、症状体征

（1）前庭系统症状:眩晕为常见症状,多为旋转性眩晕,眩晕发作常于2～5

分钟内达高峰,维持2～15分钟,常伴有共济失调,但多无耳鸣及听力下降。

（2）视觉症状：因脑干及大脑缺血可引起视力模糊、复视、单眼及双眼同侧视野缺损,出现黑矇,甚至失明。

（3）大脑症状：头痛为常发症状,为跳痛,有时呈炸裂痛,多位于枕部,弯腰或憋气时加重,常伴有神智迟钝、昏厥或跌倒、言语含糊不清、记忆力减退等。

（4）锥体束症状：面部及四肢麻木,感觉异常等。

四、住院期间防跌倒注意事项

1. 做好患者及家属的宣传教育

（1）穿合适的衣裤,并穿防滑鞋。

（2）湿性拖地后避免不必要的走动。

（3）睡觉时请将床栏拉起,离床活动时应有人陪护。

（4）请患者将信号灯、眼镜、杂志等放在随手易取之处,学会使用床边呼叫器。

（5）如患者头晕或服用镇静安眠药,下床前应先坐于床缘,再由照顾者扶下床。

（6）如患者在行走时出现头晕、双眼发黑、下肢无力、步态不稳或不能移动,立即原地坐（蹲）下或靠墙,呼叫他人帮助。

（7）改变体位应遵循"三部曲"：平躺30秒、坐起30秒、站立30秒,再行走。避免突然改变体位,尤其是在夜间。

（8）请患者尽量将私人常用物品固定放置,保持走道通畅。

（9）保持卫生间地面干燥,照明良好。

（10）从马桶站起时可拉住旁边的扶手。

（11）在卫生间出现任何异常可拉紧急呼叫铃。

2. 预防跌倒的环境因素

（1）明亮的灯光：要明亮而均匀,太暗或太刺眼,都不利于老人活动,尤其是在天将暗时,要及早开灯,在他们活动的空间,也不要频频关灯。

（2）稳固的支持：走道、楼梯最好有扶手,橱柜桌椅要稳固,太高的座椅、太低的沙发都不利于老人使用。

（3）通畅的通道：居家的电线、杂物、瓶罐、衣物等,不可散落在走道上,尤其是小孩的玩具,要随时收拾好,以免老人不小心踢到、踩到。

（4）防滑的地板：若家有老人,可考虑铺设地毯,若是硬质地板,须止滑,拖鞋也须有防滑作用。有落差的地方,如门槛、阶梯前,要有明显反光标志,以提醒注意。

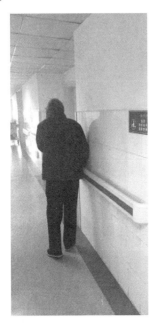 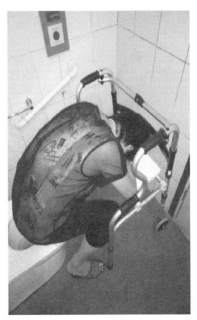

五、出院后的注意事项

(1) 遵医嘱按时按量服药,定期复查。

(2) 减少睡前的活动量。

(3) 睡前可喝一杯热牛奶,避免饮咖啡和浓茶等。

(4) 听轻音乐,看娱乐性的读物。

(5) 热水泡脚,洗热水澡,背部按摩。

(6) 指导患者使用放松技术,如深呼吸、全身肌肉放松等。

(7) 在病情允许的情况下适当增加白天的身体活动量。

(8) 尽量减少白天的睡眠次数和时间。

(9) 饮食注意事项:①少食多餐,饮食有规律。②限制脂肪和胆固醇,少摄入肥肉、动物内脏、鱼子、蟹黄。多摄入低脂食物,如鱼、虾、鸡肉、植物油等。③饮食要低盐,每日食盐量不超过6g。④增加膳食纤维摄入,多食用蔬菜及干果类,如胡萝卜、白菜、核桃、花生等。⑤多摄入富含维生素的食物,如猕猴桃、柑橘、杧果等。

(修订日期:2017 - 02 - 15)

第六节　脑震荡

脑震荡是指头部受到撞击后,即刻发生的短暂的脑功能障碍,无肉眼可见的神经病理改变,但在显微镜下可见神经组织结构紊乱。

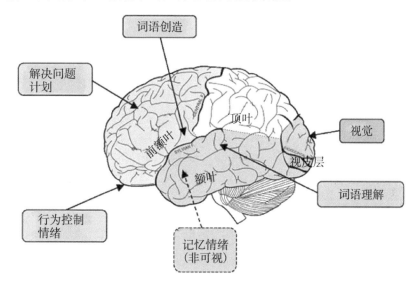

一、临床表现

头部受到外力打击或碰到坚硬物体上时,脑神经细胞和神经纤维受到过度震荡,称为脑震荡。患者可在伤后立即出现短暂的意识障碍,持续数秒或数分钟,一般不超过30分钟,同时可伴有皮肤苍白、出汗、血压下降、心跳变慢、呼吸变浅、各种生理反射迟钝或消失等,清醒后大多不能回忆受伤当时及伤前近期的情况,而对往事记忆清楚,这称为逆行性遗忘。常有头痛、头昏、失眠、耳鸣、恶心、呕吐、情绪不稳、记忆力减退等症状,一般可持续数日或数周。神经系统检查无阳性体征。轻度脑震荡受伤后只有短时间的头晕,眼花,眼前发花、发黑,没有其他不舒服。中度脑震荡受伤后有些患者数日不能清醒,有头痛、头昏、恶心等现象,症状数日不消失。

二、简易处理指导

轻度者,要立即停止活动,卧床安静休息,1～2天后如无其他异常症状,可在一星期后恢复日常工作。中重度者,伤后要仰卧在平坦地方,头部冷敷,身体其他部位注意保暖,并及时前往医院。

三、日常护理指导

一般卧床休息1～2周,可适当服用镇痛、镇静药物。多数患者2周内恢复正常。

（1）保证充足睡眠,适当进行体能锻炼(气功、太极拳等),避免过度用脑和过度劳累。

（2）保持室内空气清新,保持周围环境安静舒适。

（3）解除思想上对所谓"后遗症"的紧张和忧虑,保持心情愉快。

（4）加强营养,多食健脑食品(如动物脑、栗子、核桃等)。

四、饮食禁忌

（1）兴奋性饮食,如酒、咖啡、浓茶等应忌食。

（2）生冷、寒凉食物,如冷饮、绿豆、黄瓜、冬瓜、芹菜、荸荠等应忌食。

（3）油腻食物,食后可使脾胃运化失常,导致病情加重,故应忌食。

（4）辛辣食物,如辣椒、辣油、芥末、韭菜等应忌食。

（修订日期:2017－02－15）

第七节　脑挫裂伤

脑挫裂伤包括脑挫伤及脑裂伤。前者指脑组织遭受破坏较轻,软脑膜完整;后者指软脑膜、血管和脑组织同时有破裂,伴有蛛网膜下腔出血。由于两者常同时存在,合称为脑挫裂伤。常见的原发性脑损伤,既可发生于着力部位,也可在对冲部位。

一、发生原因

脑挫裂伤的继发性改变有脑水肿和血肿形成,早期的脑水肿多属血管源性,一般伤后3～7日内发展到高峰,期间易发生颅内压增高甚至脑疝。伤情较轻者的脑水肿逐渐消退,病灶区日后可形成瘢痕、囊肿或与硬脑膜粘连,成为外伤性癫痫的原因之一;若蛛网膜与软脑膜粘连影响脑脊液循环,可形成外伤性脑积水;广泛的脑挫裂伤在数周后可形成外伤性脑萎缩。

二、临床表现

因损伤部位和程度的不同,临床表现差异很大。轻者仅有轻微症状,重者昏迷,甚至迅速死亡。

1. 意识障碍

伤后可立即出现昏迷,其程度及持续时间与损伤程度、范围直接相关。绝大多数超过半小时,持续数小时、数日不等,严重者长期持续昏迷。

2. 神经功能障碍

神经功能障碍有失语、锥体束征、肢体抽搐、偏瘫等,如损伤发生在额叶、颞叶前端的"哑区",可无神经系统受损的症状及体征。

3. 头痛、呕吐

头痛、呕吐与颅内压增高、自主神经功能紊乱、蛛网膜下腔出血有关。

4. 颅内压增高和脑疝

其可使早期的意识障碍或偏瘫程度加重,或意识障碍好转后又加重。原发性脑干损伤是脑挫裂伤中最严重的特殊类型,表现为呼吸、心率、血压波动明显;双侧瞳孔时大时小,对光反应无常,眼球位置歪斜或同向凝视;四肢肌张力增高,伴单侧或双侧锥体束征,严重者去大脑强直。

三、用药指导

1. 防治脑水肿及降低颅内压

为预防脑水肿,患者需卧床休息以利静脉回流及减轻头部水肿。同时,严格控制出入量,以及应用脱水利尿药物治疗。

2. 改善微循环

严重脑挫裂伤后,患者微循环有明显变化,表现为血液黏度增加,红细胞血小板易聚积,因此引起微循环淤滞、微血栓形成,导致脑缺血缺氧,加重脑损害程度。可采取血液稀释疗法,低分子右旋糖酐静脉滴注。

3. 对症治疗

对症治疗包括控制癫痫发作,制止躁动,可应用抗癫痫药物,如苯妥英钠、苯巴比妥钠、丙戊酸钠、安定等口服或注射。极度躁动时,可适当采用安眠药物,有精神症状使用抗精神病药。整个治疗中,尚须用抗生素或磺胺类药预防和治疗感染。

四、饮食指导

(1) 食用高热量、高蛋白、低脂低盐、维生素丰富、清淡易消化的软食,宜少量多餐。

(2) 兴奋性饮食,如酒、咖啡、浓茶等应忌食。

(3) 生冷、寒凉食物,如冷饮、绿豆、黄瓜、冬瓜、芹菜、荸荠等应忌食。

(4) 油腻食物食后可使脾胃运化失常,导致病情加重,故应忌食。

(5) 辛辣食物,如辣椒、辣油、芥末、韭菜等应忌食。

五、休息与活动指导

(1) 急性期绝对卧床休息,昏迷患者取侧卧位,休克患者取平卧位,若患者意识清晰、血压平稳,可抬高床头15°~30°,以利颅内静脉回流。

（2）有精神症状或躁动的患者,应加床栏及约束四肢,防止坠床,同时认真观察有无尿潴留、尿床、颅内出血等因素致患者躁动。若有因素导致患者躁动,则应立即处理。

（3）恢复期患者应重点加强功能锻炼,包括瘫痪肢体的主动运动和被动运动,以及语言功能的训练。

六、检查指导

脑挫裂伤患者往往有意识障碍,常给神经系统检查带来困难。对有神经系统阳性体征的患者,可根据定位征象和昏迷情况,判断受损部位和程度。凡意识障碍严重、对外界刺激反应差的患者,即使有神经系统缺损存在,也很难确定。尤其是对有多处脑挫裂伤或脑深部损伤的患者,定位诊断困难,常需依靠CT扫描及其他必要的辅助检查作出确切的诊断。

七、手术指导

原发性脑挫裂伤一般不需要手术治疗,但当有继发性损害引起颅内高压甚至脑疝形成时,则有做手术的必要。当伴有颅内血肿30mL以上、CT示有占位效应、非手术治疗效果欠佳时或颅内压监护压力超过4.0kPa(30mmHg)或顺应性较差时,应及时施行开颅手术清除血肿。

做好术前家属的健康宣教,交代术前注意事项,取得配合。按医嘱抽血配血,及时送检。急诊手术者,入院即开始禁食、禁饮;排空大小便,遵医嘱留置尿管,做好管道标识。如患者有活动假牙,应取下患者的假牙并用冷开水浸泡假牙,同时去除患者身上金属物品及贵重物品交家属保管。遵医嘱按时术前用药,测量生命体征并做好记录。

在手腕带上填写患者信息,经两人核对无误后给患者带上。

八、出院指导

（1）轻型患者出院后请尽早恢复正常生活状态,重型患者应加强肢体功能锻炼,如扩胸、深呼吸,关节屈伸、内收、外旋,肌肉舒缩等,瘫痪肢体应置于功能位,以防畸形造成日后生活障碍。

（2）脑挫裂伤的病友可有不同程度的后遗症,某些症状可随时间延长而逐渐消失,请保持乐观情绪,主动参与社会活动,建立良好的人际关系,树立康复的信心。

（3）颅骨缺损的患者注意保护缺损部分，尽量少去公共场所，外出戴安全帽。

（4）有癫痫发作病史的不能单独外出、攀高、游泳、骑车，请按医嘱服用癫痫药物至症状完全控制后1～2年，逐步减量后才能停药，切不可突然中断服药。

（5）语言障碍者，请和自己的家人朋友一同有意识、有计划地进行语言功能训练。

（6）如原有症状加重，出现头痛、头昏、呕吐、抽搐、手术切口发炎、积液等异常情况，请及时就诊，切不可疏忽大意。

（7）半个月或1个月后请来院复查。

（修订日期：2017－02－15）

第八节　颅脑损伤

外伤性脑出血通常是因外界暴力作用于头部引起的颅脑损伤,一般包括脑挫伤、蛛网膜下腔出血、硬膜下出血、硬膜外血肿、弥漫性轴索神经损伤等。

一、可能出现的症状

(1) 意识障碍,可出现昏迷,严重者长期持续昏迷。

(2) 偏瘫、肢体抽搐、失语。

(3) 头痛、呕吐。

(4) 颅内压增高和脑疝,严重者导致死亡。

二、饮食方面的注意事项

(1) 宜清淡,选择比较容易消化且有营养的食物,多摄入新鲜蔬菜和水果。如果甲状腺没有问题,可以多摄入海带、紫菜、虾米,这些食物可预防动脉硬化。多饮水。大蒜、洋葱可以降低血脂。适当地摄入鱼肉。

(2) 少摄入牛、羊、猪的肥肉,无磷鱼,奶油和煎炸的东西,不要摄入刺激性食物,比如咖啡、茶、辣椒,不要摄入生的、冷的食物,应该戒烟、戒酒,多摄入粗粮。

(3) 少摄入盐、糖,少摄入味精、罐头食品,少喝可乐等碳酸饮料。

(4) 注意规律饮食,避免便秘,应摄入香蕉、蜂蜜、韭菜、芹菜、菠菜,便秘者绝对不能灌肠。

(5) 使用止血针的患者可以摄入大豆、葵花籽、维生素E,不要摄入花菜、蛋黄、动物内脏、深绿色蔬菜。

(6) 使用鼻饲管的患者,喂食时应抬高床头,喂食后1小时内,尽量不要吸痰。

(7) 自己进食的患者,进食要慢,以免呛到,进食的时候可适当摇高床头。

三、采取的体位与注意事项

（1）卧床休息3～4星期,床头可摇高至与床头板齐平的高度,不能坐起,大小便在床上用尿壶便盆。

（2）在患者昏迷的情况下,应让患者的头偏向一边,以免呕吐时呛到。

（3）保证足够的睡眠,保持安静,避免强光和噪声。

（4）2小时翻身1次,在医生允许的情况下每次翻身都要拍背,可以预防肺部感染。

（5）恢复期逐渐恢复活动,避免过度劳累。

四、如何配合治疗

（1）观察要点:注意观察患者的神志、面色、呼吸、脉搏、血压及血氧饱和度,有无头痛、呕吐等情况。

（2）不要用力咳嗽、解大便,如果大便解不出,请及时告诉医生或护士,医护人员会根据情况采取相应的措施。情绪激动、咳嗽、用力解大便等都会使血压增高,头痛加重,甚至会引起再次出血。

（3）头痛会使血压增高,会减慢脑内出血吸收的速度。头痛症状一般会随着出血的吸收有一定的好转,但是,当头痛突然加剧,要马上通知医生。

（4）注意关注自己的血压,当血压再次增高到一定程度时,原来的出血部位有可能再次破裂出血。

（5）在使用心电监护的患者,请不要在旁边使用充电器,防止对仪器产生干扰,使数值发生误差。

（6）在吸氧气的患者,如果发现吸氧的管子从鼻孔掉下来,把它放回自己的鼻孔就可以了。如果是瓶子里的水没有了,当责任护士来时说一下就可以了。护士要做好解释:这个水是起湿化作用的,短时间没有是没问题的,氧气是从墙上的管子里出来的,所以水没有了,氧气还是有的。

（7）输液时不可以自己调节速度。

（8）烦躁不安的患者,请配合护士使用约束带。约束带可防止患者自己拔管子、坠床等。

（9）患者要取下所有的首饰。

（10）当患者病情平稳时,可在康复医生及责任护士指导下进行偏瘫侧肢体的康复锻炼。

（11）所有患者禁止使用热水袋，防止烫伤。

五、脑出血的常用药物

（1）脱水剂：20%甘露醇、甘油果糖、速尿等，主要作用有减轻脑水肿、降低颅内压力。

（2）抑酸药：奥美拉唑、泮托拉唑等，主要作用有保护胃黏膜，防止上消化道出血。

（3）促醒脑药：纳洛酮、醒脑静等。

（4）营养脑神经药：神经节苷脂、奥拉西坦、鼠神经等。

（5）营养支持药：脂溶性维生素、氨基酸、丙氨酰谷氨酰胺等。

（6）改善微循环药物：天麻、尼莫地平等。

（7）抗生素：主要有青霉素类及头孢类、左氧氟沙星等。

六、出院指导

（1）按医嘱继续服用健脑、促进神经功能恢复的药物。

（2）加强营养，多食健脑、促进神经功能康复的食品，如动物脑、栗子、核桃等。多食新鲜蔬菜、水果，保持大便通畅，勿用力排便。

（3）外伤性癫痫者，不能单独外出，不宜登高、骑车、驾车、游泳等。坚持长期、定时口服抗癫痫药物，一般3～5年。

（4）颅骨缺损者应注意保护缺损区，外出时可戴安全帽，手术后2～3个月可考虑行颅骨修补术。

（5）适当参加社会活动，消除思想顾虑，增加康复信心。

（6）定期复查，一般于出院后半个月复查，如有异常变化，应及时复诊。

（修订日期：2017－02－15）

第九节　颅骨缺损

一、病因

1. 外伤

外伤如车祸伤、高坠伤等导致颅骨断裂和塌陷,形成颅骨缺损。

2. 手术

颅脑损伤致颅内压增高而行去骨瓣减压术。

3. 肿瘤

颅骨肿瘤或是脑组织肿瘤侵犯颅骨都会造成骨质破坏,在肿瘤切除时将受累骨组织一同去除而形成颅骨缺损。

二、临床表现

1. 局部表现

缺损部高位时头皮向颅内陷入,缺损部低位时头皮甚至合并部分脑组织、脑室向外膨出。患者感觉局部胀痛,缺损边缘疼痛。

2. 颅骨缺损综合征

颅骨缺损综合征主要表现为头痛、眩晕,由于患者对缺损区的膨隆、塌陷以及搏动感到恐惧害怕,常常表现为易疲劳、易激惹、记忆力下降、抑郁、对震动及声响耐受力下降等。

3. 脑组织萎缩及囊变

长期颅骨缺损有脑膨出或突出时,脑组织可萎缩及囊变。小儿颅骨缺损随脑组织发育而变大,影响正常脑发育而出现智力偏低;成年人可出现反应迟钝、记忆力下降甚至偏瘫、偏盲、癫痫等症状。

三、手术治疗

颅骨修补术是针对脑外伤及开颅手术等导致的颅骨缺损进行修补的一种脑外科常见的手术。主要用于去骨瓣术后的患者。科室现在使用的材料是三维钛板。

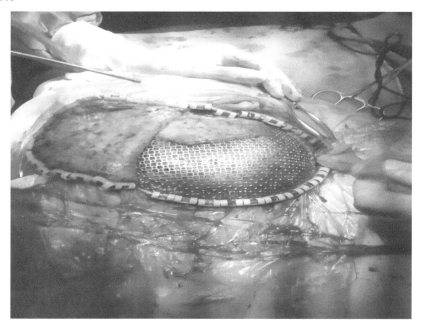

1. 术前注意事项

（1）保持乐观情绪，避免过度紧张，术前医生会向患者及其家属介绍手术的相关情况。

（2）戒烟酒，摄入高蛋白、高维生素饮食，因为贫血或低蛋白血症会引起伤口愈合不良，甚至钛网外露。

（3）注意保暖，预防感冒，以免延误手术时间。

（4）健侧卧位，避免术侧卧位，防止脑组织受压。改变体位时动作应缓慢。

（5）入院后请不要随意离开病房，检查或必须外出时请告知责任护士，离开医院须向主管医生请假，并写好请假单。

（6）手术前一天准备：做抗生素皮试，剃头，术前一般禁食8小时，禁饮4小时。夜间应保证8～10小时的睡眠时间。

（7）手术晨准备：手术当天请患者更换好手术衣裤，排空大小便，取下假牙及饰品,责任护士会护送患者进手术室。患者手上的腕带是用来核对的,相当于患者的身份证,请切勿取下,以免延误手术时间。

2. 术后护理

(1)体位:全身麻醉未清醒时取平卧位,头偏向一侧,清醒后血压平稳者可抬高床头15°~30°,以利静脉回流;意识不清或伴有呼吸道不畅、呕吐、咳嗽、吞咽障碍者,宜取头侧卧位,以利咽喉部及口腔分泌物的引流,防止误吸和窒息。

(2)饮食:对麻醉清醒后4~6小时无呕吐、吞咽功能良好者可予流质饮食,并过渡到普食。宜食用高蛋白、高维生素及粗纤维饮食,避免辛辣等刺激性食物,禁烟酒、咖啡、浓茶。对术后24~48小时未清醒者应尽早给予鼻饲流质,国内外报道均认为尽早实施胃肠营养能维持肠黏膜结构的完整性,防止或减轻高代谢,减少内源性感染。

(3)引流管的护理:请勿随意调整引流管的高度,因为对于不同的高度引流的速度是不一样的。同时应随时观察引流是否通畅,避免引流管扭曲、折叠、堵塞,翻身时应避免牵拉引流管。烦躁的患者,请配合医生、护士加以适当约束,以防拔管。引流管一般在术后2~3天拔除。

(4)伤口敷料的观察:伤口敷料应保持干燥、清洁,防止感染。如有敷料松动、大量渗液、渗血时,请及时告知医生。

(5)颅内压增高的观察:患者如出现经常性头痛,并且剧烈头痛的同时发生呕吐,请立即报告医生或护士。保持大便通畅,防止便秘,勿用力排便,如感觉排便困难,请告知医生、护士,适当使用开塞露或其他缓泻剂。

(6)术后如有吸氧或使用心电监护的患者,请勿在病房内吸烟,吸烟可使氧气发生爆炸,也不要在心电监护仪旁边充电,以防对心电监护产生干扰,造成数值不正确。病房内陪护人员不能过多,一般1~2人,探视者如过多,会影响患者,请家属配合护士及时劝离。

四、并发症

常见并发症有皮下积液、头皮感染、癫痫、硬膜外血肿等。

五、出院指导

(1)神经功能缺损者继续坚持康复训练。

(2)健侧卧位,防止脑组织受压,变换体位时勿过于剧烈。

（3）注意保护骨窗局部，外出戴防护帽，尽量少去公共场所。

（4）伤口拆线后1个月方可洗头，避免搔抓伤口，以免头皮破损造成感染。

（5）有癫痫发作的患者应定期服用抗癫痫药物，不得随意减药、停药，不能单独外出、登高、游泳等，以防意外发生。

（6）定期复查，一般出院后1个月、6个月、1年复查CT，查看植入后的颅骨瓣的生长情况及有无异常，如伤口处有红、肿、热、痛等症状，可能是炎症反应或异物反应，应及时就诊。

（修订日期：2017 - 02 - 15）

第十节 硬膜外血肿

硬膜外血肿发生于硬膜外腔内,占颅内血肿25%或30%,主要以急性发生为主(86%),有时并发其他类型血肿。一般发生在着力点及其附近,经常伴有骨折。骨折损伤脑膜中动脉导致硬膜外血肿,占3/4,其次是损伤静脉窦、板障静脉、导静脉而导致血肿。因此,可根据骨折线,通过脑膜血管和静脉窦的部位,来判断血肿部位。故硬膜外血肿最好发部位为颞顶区,其次为额顶矢状窦旁,可单侧或双侧。

血肿开始为新鲜血液和血块,几天后血块液化并被逐渐吸收,周围有薄层肉芽组织形成,1个月左右形成肉芽包膜,内含血块液化的液体,混有柔软凝块,有的可机化成固体。

一、用药指导

可用的药物有抗菌药物、脱水药、止血药,酌情应用抗癫痫药物和激素。

二、饮食指导

(1)给高蛋白、高热量、高维生素的饮食,对清醒患者术后1～2天给流质,无呕吐等情况后逐渐改半流食、普食。对昏迷、吞咽困难者术后3～5天给鼻饲,注意饮食卫生,防止腹泻。

(2)兴奋性饮食,如酒、咖啡、浓茶等应忌食。

(3)生冷、寒凉食物,如冷饮、绿豆、黄瓜、冬瓜、芹菜、荸荠等应忌食。

(4)油腻食物食后可使脾胃运化失常,导致病情加重,故应忌食。

(5)辛辣食物,如辣椒、辣油、芥末、韭菜等应忌食。

三、休息与活动指导

1. 卧床休息

患者应绝对卧床休息,床头抬高15°～30°,头偏向一侧,可减轻头部瘀血和脑水肿,防止呕吐物呛入气道引起吸入性肺炎,翻身时尽量避免搬动头部。头部置冰袋冷敷,保持安静,尽量减少不必要的搬动,减少探视。

2. 恢复期的护理

对于失语患者,应进行语言训练;对于肢体乏力或偏瘫的患者,可适当地扶起做一些离床活动,或在床上做屈伸、抬上抬下的动作,以促进功能的锻炼。训练患侧上肢的功能,患侧上肢功能锻炼效果远比下肢差,要使患侧上肢功能恢复,不但需要较长的时间,还要有坚强的毅力。患者要主动用健肢帮助患肢活动,或家属帮助患肢活动,或患者将手掌撑在椅子上,肘关节伸直,尽量将身体的重力压向患肢,以增强肌肉张力。同时嘱患者用健肢进食、刷牙,使患者意识到自己已快独立了。术后若有肢体偏瘫或活动障碍,要保持肢体处于功能位置。急性期过后要尽早给患者按摩、推拿,帮助患者活动肢体,促进其肢体功能恢复,防止足下垂、肢体僵硬及失用性萎缩。

3. 检查指导

(1)着力部位除头皮挫伤外,常见头皮局部肿胀、出血、经骨折线到骨膜下或经破裂的骨膜至帽状腱膜下形成帽状筋膜下血肿。

(2)血肿大多位于一侧大脑半球表面,故超声波探查时,中线波移位明显。

(3)颅骨骨折发生率较高,95%显示颅骨骨折。

(4)脑血管造影在血肿部位呈典型的双凸镜形无血管区。

(5)CT扫描显示在脑表面呈双凸镜形密度增高影。

四、手术指导

手术是治疗急性硬膜外血肿的主要方法,可因病情不同及是否发生脑疝选择不同的手术方式。骨瓣开颅清除血肿加去骨瓣减压术,去除骨瓣及硬脑膜切开后,使有限的、封闭的颅腔变为相对的、开放的颅腔,此时颅内容积明显扩大,缓解颅内压增高的症状,可减少术后发生脑梗死及再次发生脑疝的可能。请家属配合做好术前准备、抽血配血。急诊手术者入院即开始禁食、禁饮,排空大小便并留置尿管。如患者有活动假牙,应取下患者的假牙并用冷开水浸泡,同时去除患者身上金属物品及贵重物品交家属保管。

五、出院指导

（1）按医嘱继续服用健脑、促进神经功能恢复的药物。

（2）加强营养，多食健脑、促进神经功能康复的食品，如动物脑、栗子、核桃等。

（3）外伤性癫痫者，不能单独外出，不宜登高、骑车、驾车、游泳等。请按医嘱服用抗癫痫药物，一般需要3～5年。

（4）继续选择性进行康复练习及门诊理疗。

（5）适当参加社会活动，消除思想顾虑，增加康复信心。

（6）定期复查，如有异常变化，应及时复诊。

（修订日期：2017－02－15）

第十一节　脑出血

脑出血俗称"脑溢血",是指原发性非外伤性脑实质内出血,是一种严重的临床心脑血管疾病,也是一种致死率、致残率很高的疾病。常见的有高血压脑出血和动脉瘤破裂出血。

一、诱发因素

高血压(服用降压药物不当,导致血压不降或降得过低)、情绪不佳(指生气、激动、焦虑、悲伤、惊吓、恐惧等)、用力排便、气候变化、饮食不节(暴饮暴食、酗酒成瘾)、大脑紧张活动时易诱发脑出血。

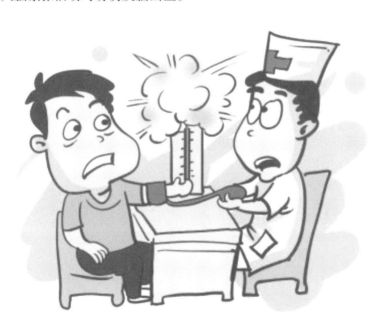

二、主要症状

1. 头痛头晕

头痛头晕常位于出血一侧头部,一般入院时表现不明显,3～7天水肿高峰时头痛明显,2周后可逐渐缓解。

2. 呕吐

呕吐与颅内压力增高有关,如出现喷射状呕吐,应及时告知医生及护士。

3. 意识障碍

意识障碍与出血部位、出血量有关,清醒患者如出现呼叫不应或烦躁不安,请立即告知医生或护士。

4. 运动和语言障碍

运动障碍以偏瘫为主,表现为对侧偏瘫(即左侧脑出血一般表现为右侧肢体偏瘫),语言障碍表现为失语和说话时含糊不清。

三、家属如何观察及配合

(1) 观察意识情况,清醒患者如出现呼叫不应或烦躁不安,或出现喷射状呕吐,请立即告知医生或护士。

(2) 如有吸氧或使用心电监护的患者,请勿在病房内吸烟,吸烟可使氧气发生爆炸;不要在心电监护仪旁边充电,会对心电监护产生干扰,造成数值不正确。

(3) 入院后应卧床休息,一般为2～3周,床上解大小便。抬高床头15°～30°,以减轻脑水肿,摇高床头时一般不高于床头柜的位置。

(4) 宜摄入高蛋白、高维生素、高热量、低脂清淡食物,多食新鲜水果、蔬菜,不宜过饱,适当增加水分摄入。低脂食物有豆制品、牛奶、淡水鱼等。不宜食脂肪含量高的食物,如动物内脏、鱼卵、肥肉等、不食油炸食物、不食腌制品。

(5) 对于偏瘫及昏迷患者,护士每2小时帮其翻身1次,以防发生压疮。

(6) 病房内陪护人员不能过多,一般1～2人,探视者如过多,会影响患者休息,同时外来人员带入的细菌、病毒会加重患者的病情,请家属配合护士及时劝离。

(7) 康复锻炼:患者病情稳定后,对于之前的昏迷或偏瘫患者,护士及康复科医生会根据病情给予康复指导,进行康复锻炼。

四、脑出血的常用药物

（1）脱水剂:20%甘露醇、甘油果糖、速尿等,主要作用有减轻脑水肿、降低颅内压力。

（2）抑酸药:奥美拉唑、泮托拉唑等,主要作用有保护胃黏膜,防止上消化道出血。

（3）促醒脑药:纳洛酮、醒脑静等。

（4）营养脑神经药:神经节苷脂、奥拉西坦、鼠神经等。

（5）营养支持药:脂溶性维生素、氨基酸、丙氨酰谷氨酰胺等。

（6）改善微循环药物:天麻等。

（7）降压药:静脉给药的有乌拉地尔、硝酸甘油,口服的有氨氯地平、吲达帕胺、硝苯地平等。

五、并发疾病

1. 肺部感染

肺部感染是脑出血的主要并发症之一,也是死亡的主要原因之一,脑出血后3～5天,昏迷患者常合并肺部感染。

2. 上消化道出血

上消化道出血即应激性溃疡,是脑出血常见严重并发症之一,多发生于2～14天内。

3. 电解质紊乱

大量脱水剂的应用,可造成低钾、低钠等,严重者可危及生命。

4. 压疮

脑出血患者由于昏迷,瘫痪,失语,无自理能力,尿失禁,躯体运动、感觉障碍,局部血液循环差等原因大多极易发生压疮。

5. 继发性癫痫

随时可能因脑出血后神经细胞异常放电,脑功能紊乱,出现癫痫发作,发作时可致气道痉挛、痰堵、窒息等。

6. 中枢性高热

脑出血可致体温调节中枢受损,出现中枢性高热,术后血肿吸收、感染等因素亦可引起发热。

六、饮食指导

1. 营养原则

（1）控制膳食中钠盐的摄入，增加钾、钙、镁的摄入。

（2）严格控制脂肪、胆固醇的摄入。

（3）增加维生素、膳食纤维的摄入。

（4）严格控制酒精摄入。

2. 食物选择

可选择的食物有芹菜、番茄、胡萝卜、香蕉、木耳、黄瓜、苦瓜、山楂、香菇、大蒜、洋葱、土豆、竹笋、花生、核桃、杏仁、菠菜、脱脂奶粉、海鱼等。

不可选择的食物有咸菜、榨菜、咸鱼、咸肉、动物内脏、蛋黄、蟹黄、肥肉、辣椒、芥末、酒类、浓咖啡等。

七、出院指导

（1）脑出血可多次发作，应经常随诊，每天测血压，定期做血糖、血脂、心电图等检查。在医生的指导下服药。如出现肢麻、肢瘫、失语、突然头痛、呕吐、意识改变加重，必须及时到医院就诊。

（2）选择清淡、低盐、低脂、适量蛋白质、高维生素、高纤维素食物，多食蔬菜及水果，避免辛辣食物，戒烟酒，保持大便通畅。

（3）体胖者适当减轻体重，减少热量摄入，忌食纯糖。

（4）康复训练过程艰苦而漫长，或终生伴随，需要有信心、耐心、恒心，应在医生指导下循序渐进，持之以恒。

（5）生活规律，注意劳逸结合，注意保暖，避免感冒。

（6）遵医嘱服用降压药，不得随意减药、停药，注意监测血压，定期复查。

（修订日期：2017 - 02 - 15）

第十二节 脑梗死溶栓的宣教

一、适应证

（1）年龄18～80岁。

（2）发病时间在4.5小时以内（阿替普酶）或6小时（尿激酶）。

（3）脑功能损害的体征持续存在超过1小时,且比较严重。

（4）脑CT已排除颅内出血,且无早期大面积脑梗死影像学改变。

（5）患者或家人签署知情同意书。

二、禁忌证

（1）既往有颅内出血,包括可疑蛛网膜下腔出血;近3个月内有头颅低频伤史;近期内有胃肠或泌尿系统出血;近2周内进行过大的外科手术;近1周内有不宜压迫的动脉穿刺。

（2）近3个月内有脑梗或心肌梗死史,但不包括陈旧性小腔隙梗死而未遗留神经功能体征。

（3）严重心肝肾功能不全及严重的糖尿病。

（4）体检时发现有活动性出血外伤（如骨折）的证据。

（5）已口服抗凝药,且INR＞15（INR为国际标准比率的定凝时间）。

（6）48小时内接受过肝素治疗（活化部分凝血活酶的时间超出正常范围）。

（7）血小板计数低于$100×10^9$/L,血糖＜27mmol/L。

（8）血压:收缩压＞180mmHg,或舒张压＞100mmHg。

（9）妊娠。

（10）不合作。

三、溶栓后的并发症

（1）全身出血不止（如眼结膜出血、鼻出血、牙龈出血、消化道出血、尿道出血、呼吸道出血等）。

（2）脑出血。

（3）溶栓后无效，出现恶性心律失常，病情继续恶化。

（4）药物过敏。

（5）溶栓后再次发生梗死。

四、溶栓药物

可以选择的溶栓药物有重组组织型纤维蛋白溶酶原激活剂：替奈普酶、阿替普酶。

五、如何进行脑梗溶栓的配合

（1）为防止脑血流量减少，将患者处于平卧位。

（2）头偏向一侧，可防止误吸，以保持呼吸道通畅。

（3）保持环境安静，消除不良情绪刺激。

（4）轻中度患者可以不吸氧，如 $SO_2 < 90\%$，给氧 $2\sim4L/min$，禁忌高浓度吸氧。

（5）控制血压，收缩压 $<180mmHg$，或舒张压 $<100mmHg$；不可过度降压，过度降压会导致卒中过度；控制血糖在 $6\sim9mmol/L$。

（6）严密观察全身出血不止（如眼结膜出血、鼻出血、牙龈出血、消化道出血、尿道出血、呼吸道出血）等情况。

六、如何进行溶栓后的教育

（1）积极治疗高血压、高脂血症、糖尿病、房颤和颈动脉狭窄等。

（2）合理调整饮食，适当控制进食量，远离刺激性食物及烟、酒，摄入低脂、低糖、低盐的食物；睡前饮一杯温开水，稀释血液。

（3）避免各种诱发因素，如紧张、劳累、情绪激动、便秘、感染等。可用阿司匹林 $50\sim100mg/d$ 进行二级预防，注意长期用药要有间断期，出血者慎用。

（4）房颤引发的脑栓塞患者，如服用华法林片，请遵照医师指示，通常1天服用1次,在固定时间服用。应每3个月抽血检测凝血功能。如出现头痛,胃不舒服,腹泻,发烧,皮肤红疹,尿液带血,解黑便、血便,牙龈出血,不明原因的瘀青等及时与医师联系。相关药物需放在小孩无法取得之处,请连同药袋储存于密闭容器内,于室温、避光、干燥处保存。

(5)康复活动时间逐渐增加:病情稳定者,一般在24～48小时开始,防止出现失用性萎缩。

(修订日期:2017-02-15)

第十三节　鼻饲的宣教

鼻饲是将导管经鼻腔插入胃内,从管内灌入流质食物、水分和药物,用于不能经口进食者。责任护士插好胃管后会告诉患者如何喂餐,并请营养科会诊,营养师会根据患者病情及营养状况给予营养指导。

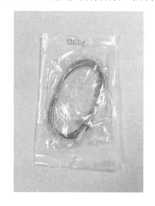
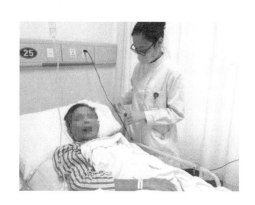

一、注意事项

(1)使用细、柔、软、稳定性好的硅胶鼻饲管,对于置入深度成人一般为45～60cm。妥善固定于鼻翼上,防止胃管移动或滑出。

(2)鼻饲液的量应遵医嘱,从少量开始逐步增加,一般每天1200～1500mL(每天6～7次,每次200mL);晚上22:00后不要给患者鼻饲液,肠道这时需要休息和排空,而且后半夜喂食易引起误吸。

(3)鼻饲食物的温度以38～41℃为宜,鼻饲食物应现用现配。

(4)鼻饲时不能灌注粉状物及多渣食物,以免堵管。

(5)鼻饲液可选用医院营养科配制的营养液,自行配制时宜选用营养成分高、蛋白质含量高的食物,少油腻,盐、糖类应少量。配制的营养液使用前应摇匀,最多保存24小时,鼻饲前如有异味,应丢弃。

(6)鼻饲时及鼻饲后抬高床头30°,鼻饲后尽量避免吸痰、翻身和拍背,以防止误吸。

（7）鼻饲前：回抽有胃液时，观察有无消化道出血或胃潴留（如血性、咖啡色胃液或空腹胃液大于1000mL），此时应停止鼻饲，待症状好转后再行鼻饲。如无异常，可缓慢注入少量温开水，然后再灌注鼻饲药物或流食。药物应将药片研碎，溶解后灌入。鼻饲速度应缓慢，并随时观察患者的反应。食物要冷却至38～40℃，放于前臂内侧而不觉烫，方可注入。鼻饲食物温度过高或过低，可能烫伤或冻伤黏膜。

（8）鼻饲后：用温水20mL冲洗胃管，避免食物残留在胃管内发酵或变质，引起患者胃肠炎或堵塞管腔。将胃管末端盖帽固定，放于枕旁。保持半卧位30～60分钟后再恢复平卧位。

（9）鼻饲的患者应每天擦拭口腔，当鼻饲管滑出时应用手固定并立即通知护士，对于躁动、不合作患者应适当约束双上肢，以防自行拔管。

（10）对于鼻饲患者，除鼻饲液外，间隔时间段要给予充足的水分，一般每日予1000mL左右。

（11）腹泻是鼻饲患者常见的并发症，一旦发生腹泻，请立即告知责任护士或医生。

（修订日期：2017－02－15）

第十四节　言语治疗

　　言语治疗原指一套为矫正发声和构音缺陷而设计的与行为有关的技术和方法,如矫正口吃。现在也指用于失语症的康复和处理发育性言语障碍的技术和方法。

　　言语治疗是由言语治疗专业人员对各类言语障碍者进行治疗或矫治的一门专业学科。其内容包括对各种言语功能障碍进行评估、诊断、治疗和研究,对象是存在各类言语障碍的成人和儿童。言语障碍包括失语症、构音障碍、儿童语言发育迟缓、发声障碍和口吃等。

一、失语症的常见病因

　　失语症的常见病因为脑血管病、脑外伤、脑肿瘤、脑瘫、感染、其他因素。

二、构音障碍的常见病因

　　构音障碍的常见病因为脑血管意外、颅脑外伤、脑肿瘤、脑瘫、肌萎缩性侧索硬化、重症肌无力、小脑损伤、帕金森病、多发性硬化。

三、言语治疗的注意事项

　　(1)言语治疗的适应证和训练时间。

　　(2)言语训练的次数和时间。

　　(3)注意反馈的作用。

　　(4)确保有效的交流手段。

　　(5)原发病、并发症及意外事故的预防。

　　　　　　　　　　　　　　　　　　　　　(修订日期:2017-02-15)

第十五节　异常步态

一、外周神经损伤导致的异常步态的类型

（1）臀大肌步态：表现出支撑相躯干前后摆动显著增加，类似鹅行的姿态，又称鹅步。

（2）臀中肌步态：表现为支撑相躯干左右摆动显著增加，类似鸭行的姿态，又称鸭步。

（3）屈髋肌无力步态：通过躯干在支撑相末期向后摆动、摆动相早期突然向前摆动来进行代偿，患侧步长明显缩短。

（4）股四头肌无力步态：股四头肌无力使支撑相早期膝关节处于过伸位，导致躯干前屈。长期处于此状态将导致膝关节损伤和疼痛。

（5）踝背伸肌无力步态：严重者出现足下垂，导致下肢功能性过长，往往以过分屈髋屈膝代偿，同时支撑相早期由全脚掌或前脚掌先接触地面。

二、中枢神经疾病常见的异常步态的种类

1. 偏瘫步态

偏瘫患者因股四头肌痉挛导致膝关节屈曲困难、小腿三头肌痉挛导致足下垂、胫后肌痉挛导致足内翻，多数患者摆动相骨盆抬高，髋关节外展外旋，患侧下肢向外侧画弧迈步，称画圈步态。

2. 截瘫步态

截瘫患者损伤平面在腰三以下，有可能独立步行，但是由于小腿三头肌和胫前肌瘫痪，表现为跨阈步态。

3. 脑瘫步态

痉挛型患者常见小腿三头肌和胫后肌痉挛导致足下垂和足内翻、股内收肌痉挛导致摆动相足偏向内侧，表现为跖足剪刀步态。

4. 帕金森步态

帕金森步态即步行启动困难,下肢摆动幅度减小,髋膝关节轻度屈曲,重心前移,步频加快的慌张步态。

(修订日期:2017 - 02 - 15)

第二章
呼吸系统疾病教育

第一节 肺炎

肺炎指包括终末气道、肺疱腔及肺间质在内的肺实质炎症,病因以感染最为常见,还可由理化、免疫及药物引起。

一、主要病因

(1) 细菌性肺炎:如肺炎链球菌(即肺炎球菌)、金黄色葡萄球菌等引起的肺炎。

(2) 非典型病原体所致的肺炎:如军团菌、支原体和衣原体等引起的肺炎。

(3) 病毒性肺炎:如冠状病毒、腺病毒、流感病毒等引起的肺炎。

(4) 真菌性肺炎:如白色念珠菌等引起的肺炎。

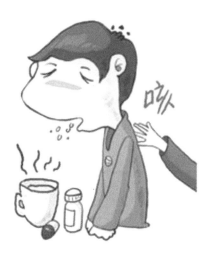

(5) 其他病原体所致的肺炎:如立克次体、弓形虫、原虫、寄生虫(如肺包虫、肺吸虫、肺血吸虫)等引起的肺炎。机体免疫力低下者(如艾滋病患者)容易伴发肺部卡氏肺孢子虫、军团菌、鸟分枝杆菌、结核菌、弓形体等感染。

(6) 理化因素所致的肺炎:如放射性肺炎、胃酸吸入、药物等引起的化学性肺炎等。

二、临床表现

一般急性起病,典型表现为突然畏寒、发热,或先有短暂"上呼吸道感染"史。随后咳嗽、咳痰或原有呼吸道症状加重,并出现脓性痰或血痰,伴或不伴胸痛。病变范围大者可有呼吸困难、发绀。早期肺部体征不明显,典型体征为肺实变体征、湿啰音。

三、日常自身保养

（1）环境与天气：注意天气的变化、保暖、避免受凉，保持整洁的环境、适宜的湿度以利于咳痰，室内经常通风换气。

（2）饮食：合理的营养及补充足够的水分，饮食宜清淡、易消化，保证一定的优质蛋白，发热者多饮水，给予半流质饮食。

（3）痰多者需多饮水，饮水量1000～2000mL，对咳痰无力者需协助翻身、拍背。

（4）加强体育锻炼，劳逸结合，坚决拒绝香烟的引诱，经常提醒自己，再吸一支烟足以令戒烟的计划前功尽弃。避免前往往常习惯吸烟的场所或参与需要吸烟的活动。

（5）餐后喝水、吃水果或散步，摆脱饭后一支烟的想法。研究表明，在戒烟初期多喝一些果汁可以帮助戒除尼古丁的成瘾性。

（6）烟瘾来时，要立即做深呼吸活动，或咀嚼无糖分的口香糖，避免用零食代替香烟，否则会引起血糖升高、身体过胖。

（7）告诉别人你已经戒烟，不要让别人给你烟卷或在你面前吸烟。

（修订日期：2017－02－15）

第二节 支气管扩张症

支气管扩张症是由于急慢性呼吸道感染和支气管阻塞后,反复发生支气管炎症,致使支气管壁结构破坏,引起的支气管异常和持久性扩张。主要表现为慢性咳嗽,咳大量脓痰,痰常有恶臭或腐臭味,或反复咯血。

一、主要病因

（1）支气管肺组织感染和支气管阻塞,两者相互影响促使支气管扩张。

（2）先天发育障碍及遗传因素。

二、临床表现

支气管扩张病程多呈慢性经过,可发生于任何年龄。幼年患有麻疹、百日咳或流感后肺炎病史,或有肺结核、支气管内膜结核、肺纤维化等病史。典型症状为慢性咳嗽、咳大量脓痰和反复咯血。咳痰在晨起、傍晚和就寝时最多,每天可达100～400mL。咳痰通畅时,患者自感轻松;痰液引流不畅时,则胸闷、全身症状亦明显加重。痰液多呈黄绿色脓样,合并厌氧菌感染时可有臭味,收集全日痰静置于玻璃瓶中,数小时后可分为3层:上层为泡沫,中层为黄绿色混浊脓液,下层为坏死组织沉淀物。90%患者常有咯血,程度不等。有些患者,咯血可能是其首发和唯一的主诉,临床上称为"干性支气管扩张",常见于结核性支气管扩张,病变多在肺上叶支气管。若反复继发感染,患者时有发热、盗汗、乏力、食欲减退、消瘦等。当支气管扩张并发代偿性或阻塞性肺气肿时,患者可有呼吸困难、气急或发绀,晚期可出现肺心病及心肺功能衰竭的表现。部分患者(1/3)可有杵状指(趾),全身营养不良。

三、如何进行体位排痰引流

体位排痰引流是指利用重力作用促使呼吸道分泌物流入气管、支气管而排出体外的方法,对痰多且黏稠者尤为重要。原则上是抬高病灶部位的位置,使引流支气管开口向下,头部外伤、胸部创伤、咯血、严重心血管疾病的患者以及状况不稳定者,不宜采用头低位进行体位排痰引流,引流时间一般为15~20分钟,一般于饭前引流,或餐后1~2小时进行。体位排痰引流中,如病变在肺下叶,取俯卧位,垫高床脚,头向下进行排痰;如病变在肺上叶,则取坐位以利引流。

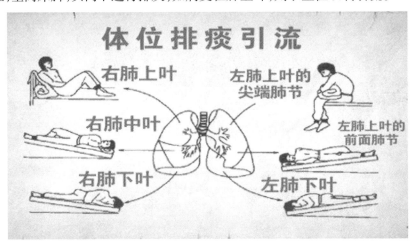

四、发生咯血后如何进行指导

支气管扩张患者若出现咯血,要安静休息。初次咯血时,患者往往比较紧张恐慌,需要精神安慰,一般取平卧位,头偏向一侧,将血轻轻咯出,不要屏气,不要咽下,以防发生窒息。及时更换被污染的衣服、被子等,清除一切不良刺激。

1. 饮食指导

摄入高蛋白质、高热量、富含维生素的食物,避免冰冷食物诱发咳嗽,少食多餐。指导患者在咳痰后及进食前后用清水或漱口液漱口,保持口腔清洁,促进食欲。鼓励多饮水,每天1500mL以上,使痰液稀释,利于咳出。

2. 休息活动指导

(1) 禁止吸烟。减少刺激性气体的吸入。

(2) 居室经常通风换气,注意保暖、随时增添衣服,避风寒,防止感冒。

(3) 适当进行体育锻炼,锻炼应遵循三点:量力而行、循序渐进、持之以恒。早晨到空气新鲜的环境中,从做简单的深呼吸运动开始,继而散步,然后练气功、打太极拳(每日2次,每次15~20分钟)、做起落呼吸操(两脚分开同肩宽,全身放松,两臂微屈,手指张开,经前下方举过头,同时吸气,继而两腿下蹲,同时两臂由上沿头胸前方落到体侧,成自然下垂姿势,每次20下,每日2次)、登楼、踏车、做家务劳动等。锻炼时如出汗需及时擦干,以免受凉。

3. 心理指导

由于疾病迁延不愈,患者易产生悲观、焦虑等情绪;咯血时,患者感到对生命造成严重威胁,会出现极度恐惧,甚至绝望的心理。家属应进行疏导、解释、鼓励,使其树立战胜疾病的信心。咯血时,保持其情绪稳定,避免因情绪波动加重出血。

(修订日期:2017 - 02 - 15)

第三节　支气管哮喘

哮喘是常见的慢性呼吸道疾病之一,是由多种细胞(如嗜酸性粒细胞、T淋巴细胞、中性粒细胞等)和细胞组胺参与的气道慢性炎症性疾病。全球约有1.6亿哮喘患者。我国哮喘患者超过1500万人。哮喘患病率随国家和地区不同而异,老年人群的患病率有增高趋势。成年男女患病率相近,且发达国家高于发展中国家,城市高于农村。约40%的患者有家族史。

一、主要病因

1. 遗传因素

哮喘患者的亲属患病率高于群体患病率,且亲缘关系越近,病情越严重。

2. 环境因素

(1)吸入性变应原,如尘螨、花粉、动物毛屑。

(2)细菌、病毒、寄生虫等。

(3)鱼、虾、蟹、蛋类及牛奶等。

(4)药物如普萘洛尔、阿司匹林。

(5)其他,如气候改变、运动、妊娠等。

二、临床表现

哮喘表现为发作性咳嗽、胸闷及呼吸困难。部分患者咳痰,多于发作趋于缓解时痰多,如无合并感染,常为白黏痰,质韧,有时呈米粒状或黏液柱状。发作时的严重程度和持续时间个体差异很大,轻者仅有胸部紧迫感,持续数分钟,重者呼吸极度困难,持续数周或更长时间。症状的特点是可逆性,即经治疗后可在较短时间内缓解,部分自然缓解,当然,少部分不缓解而呈持续状态。发作常有一定的诱发因素,不少患者发作有明显的生物规律,每天凌晨2~6时发作或加重,一般好发于春夏交接时或冬天,部分女性(约20%)在月经前或期间哮喘发作或加重。要注意非典型哮喘患者。有的患者常以发作性咳嗽作为唯一的症状,临床上常易误诊为支气管炎;有的青少年患者则以运动时出现胸闷、气急为唯一的临床表现。

三、如何使用吸入剂

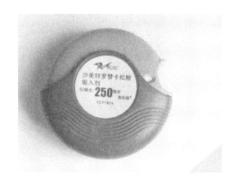

我院常用的是沙美特罗替卡松粉吸入剂,本品以联合用药形式(支气管扩张剂和吸入皮质激素)用于可逆性阻塞性气道疾病的规则治疗,包括成人和儿童哮喘。正确使用方法如下所示。

(1)用一只手握住外壳,另一只手的大拇指放在手柄上。向外推动拇指直至完全打开。

(2)向外推动滑动杆发出"咔嗒"声。一个标注剂量的药物已备好以供吸入。在剂量指示窗口有相应显示。不要随意拨动滑动杆,以免造成药物的浪费。

(3)先握住准纳器并使之远离嘴。在保证平稳呼吸的前提下,尽量呼气。切记不要将气呼入准纳器中。

(4)呼尽气后将吸嘴放入口中。由准纳器深深地、平稳地吸入药物,切忌从鼻吸入。

四、生活指导

平时注意生活规律,劳逸结合,多参加体育锻炼,预防呼吸道感染,戒烟、戒酒,避免使用地毯、种植花卉,不养宠物,经常打扫房间,避免接触刺激性气体,避免强烈的精神刺激和剧烈运动,避免大笑和大哭等过度换气工作。

五、饮食指导

大约20%的成年患者和50%的患儿可因不适当饮食而诱发或加重哮喘。嘱患者饮食宜清淡、易消化,以低蛋白,富含维生素 A、维生素 C、钙的食物为主。哮喘发作与摄入某些异体蛋白(如鱼、虾、蟹、蛋、牛奶等)有关,应禁食。某些食物添加剂如酒石黄、亚硝酸盐(在制作糖果、糕点中用于漂白或防腐)也可诱发哮喘发作,应当引起注意。哮喘发作时,患者呼吸增快、出汗,极易形成痰而栓塞小支气管,故应多饮水。

六、出院指导

指导患者了解自己所用各种药物的名称、用法、用量及注意事项,了解药物的不良反应及其应对措施,遵医嘱按时用药,避免自行停药,避免强烈的精神刺激和剧烈运动,保持规律的生活和乐观的情绪。精神心理因素在哮喘的发展过程中起重要作用,培养良好的情绪和战胜疾病的信心是哮喘治疗和护理的重要内容。患者常有社会能力下降、自信心下降、交际减少等表现,指导患者充分利用社会支持系统,动员患者家属及朋友参与对哮喘患者的管理,为其身心康复提供各方面支持。

(修订日期:2017 - 02 - 15)

第四节　自发性气胸

一、形成过程

自发性气胸是指在无外伤或人为的因素下,因肺部疾病使肺组织及脏层胸膜突然破裂,或靠近肺表面的肺大疱、细小气肿疱自发破裂,肺及气管内气体进入胸膜腔所致的气胸。患者可有胸痛、气急、窒息感。严重者可有面色苍白、四肢冰冷、发绀、大汗淋漓、烦躁不安、血压下降等症状。

自发性气胸可分为原发性和继发性两种。原发性自发性气胸多见于瘦高体型的男性青壮年,常规X线检查除可发现胸膜下大疱外,肺部无显著病变;继发性自发性气胸由于肺结核、慢性阻塞性肺疾病、肺癌、肺脓肿等肺部基础疾病可引起细支气管的不完全阻塞,形成肺大疱破裂。另外,航空、潜水作业时无适当防护措施或从高压环境突然进入低压环境也可发生气胸。抬举重物、用力过猛、剧咳、屏气甚至大笑等可成为促使气胸发生的诱因。

二、治疗方法

气胸的治疗有保守治疗和排气治疗两种。保守治疗适用于稳定型小量闭合性气胸量≤30%;胸腔穿刺排气适用于少量气胸、呼吸困难症状较轻、心肺功能尚好的闭合性气胸患者。胸腔闭式引流排气适用于中、大量气胸(肺萎陷30%～50%为中量,＞50%为大量),张力性气胸。

三、应对方式

1. 休息与卧位

急性自发性气胸应绝对卧床休息,避免用力、屏气、用力咳嗽等增加胸腔内压力的活动。卧床期间协助患者每2小时翻身1次,对胸腔引流者,翻身时应注意防止引流管脱落,并取半卧位。

2. 吸氧

根据缺氧严重程度选择适当的吸氧方法和氧流量,保证血氧饱和度大于90%,对于无低氧血症者,也可考虑给予吸氧以促进气胸吸收。

3. 维护呼吸功能

行深呼吸锻炼,做深而慢的呼吸,进行周期性的深呼吸,可防止呼吸道闭塞和吸入分泌物致气管远端阻塞,还可充分扩张肺疱以防止肺疱萎陷。做好促进排痰的护理,保持气道湿化和做好拍背咳痰的护理,必要时行负压吸痰。对于痰多且黏稠者应常规给予雾化吸入每日2~3次。

4. 心理支持

患者可能会因疼痛和呼吸困难出现紧张、焦虑和恐惧等情绪反应,导致耗氧量增加、呼吸浅快,从而加重呼吸困难和缺氧。家属应尽量在床旁陪伴,做各项检查时医护人员会耐心向患者解释其目的和效果。

5. 引流排气,治疗患者

请患者不要紧张,告知其这只是一个很简单的有创操作,指导其协助医生进行胸腔闭式引流的准备和配合工作。术后请患者采取半卧位,这样有利于引流,还可以减少肺瘀血;引流瓶位置应低于患者的胸部,任何时候液平面应低于引流管胸腔出口平面60~100cm。

我们会密切观察引流管内水柱情况,看是否随呼吸上下波动及有无气体自水封瓶液面溢出。为了防止胸腔积液或渗出物堵塞引流管,引流液黏稠时,我们会根据病情定时挤压引流管,保持引流管通畅。另外为防止意外,在患者去做检查时,医务人员会用两把血管钳将引流管双重夹紧并固定在胸壁,防止搬动过程中出现引流管滑脱、漏气或引流液反流的意外情况。

若胸腔引流管不慎滑出胸腔时,请患者马上呼气,同时迅速用手捏紧引流管口周围的皮肤,并立即通知医生进行处理;若引流管接口不慎脱落,请患者马上将上端的引流管反折,立即通知医护人员来处理。

若需负压引流时,负压不能随意调,因为负压过小则效果不明显,但若用过大负压吸引可引起胸痛,甚至发生复张性水肿。对无多发性肺大疱患者应鼓励多进行深呼吸、轻咳和吹气球练习,以促进受压萎陷的肺疱扩张,加速胸腔内气体排出,促进肺尽早复张,但应避免持续剧烈的咳嗽。

若置管48~72小时后,引流管无气体溢出且引流液颜色变浅、24小时引流液小于50mL,在患者气促症状消失后予夹管24小时之后,胸片示肺已全部复张,可拔除引流管。拔管后24小时内,如有胸闷气促、呼吸困难、切口漏气、渗液、出血和皮下气肿等不适,及时通知医生。

四、出院注意事项

（1）注意休息、生活规律、保持心情愉快,避免情绪波动,戒烟酒,少去人员密集的场所,预防感冒。避免抬举重物、剧烈咳嗽、用力排便等气胸诱发因素。

（2）注意劳逸结合,锻炼应早期进行并循序渐进,但在愈后1个月内,不进行剧烈运动,如跑步、打球、抬举重物等。

（3）摄入高蛋白、高热量、高维生素、低脂肪的食物,以增进营养。

（4）坚持呼吸锻炼,如腹式呼吸、缩唇呼吸锻炼,改善肺功能。

（5）定期到医院复查胸片,了解胸腔内有无气体残存。一旦出现突发性胸痛,感到胸闷、气促时,可能为气胸复发,应立即就诊。

（修订日期:2017－02－15）

第五节 肺大疱

肺大疱是因肺疱内压升高,使肺疱壁破裂互相融合,最后形成巨大的囊泡状改变。肺大疱一般继发于小支气管的炎性病变,如肺炎、支气管炎、肺气肿等,临床上常与肺气肿并存。

一、发生原因

因小支气管长期炎症,黏膜水肿,管腔狭窄,分泌物滞留或产生活瓣作用,故吸入肺疱内的气体不易被呼出,远端肺疱腔不断扩大,肺疱内压升高,导致肺疱间隔破裂,互相融合而形成肺大疱。发生在胸膜下的大疱称为胸膜下大疱,容易发生破裂形成自发性气胸。

二、肺大疱破裂的一般表现

肺大疱破裂,引起胸闷、呼吸困难、咳嗽等症状,可并发纵隔气肿、皮下气肿、血气胸、脓气胸等,威胁患者的健康。

三、治疗方法

采用胸腔镜下肺大疱切除术。以往临床对于反复性气胸、长期性气胸、引流失败的张力性气胸、双侧自发性气胸、血胸等常采用开放式手术治疗。随着胸腔镜技术的不断发展,其恢复快、创伤小等优点被广大患者接受,并在胸外科得到广泛应用。

四、术前的注意事项

(1)戒烟酒,可以降低血液中的血红蛋白含量,改善氧供情况,有助于做好术前准备工作。

(2)术前进行深呼吸及有效咳嗽、腹式呼吸功能训练,这样可以避免因为术后不当咳嗽、深呼吸等动作而造成呼吸道堵塞,进而引起呼吸困难,影响术后康复。

（3）保持口腔卫生。

（4）术前胃肠道准备:禁食8小时,禁饮4小时。

（5）术前第1天准备:行术前常规检查,检测各项生命体征,做好个人的基础护理,并做好药物过敏试验、备血等。

（6）心理护理:术前护理人员会向患者介绍疾病产生原因、治疗方法及术后注意事项,讲解胸腔镜治疗优点,如创伤小、恢复快等,以消除顾虑,减少负面情绪,使患者积极配合治疗。

五、术后的注意事项

1. 呼吸道护理

术后给予常规吸氧,待意识清醒后,定期翻身拍背,遵医嘱给予雾化吸入,协助将分泌物咳出,保持呼吸道通畅。

2. 生命体征观察

术后给予心电监护,密切观察神志、生命体征及外周循环变化,至生命体征平稳。

3. 卧位护理

意识未清醒前去枕并平卧,头偏向一侧,待清醒后根据具体情况可采取半坐卧位,有助于膈肌位置下降并利于呼吸,同时减少胸部伤口的张力,利于伤口的愈合。

4. 饮食

术后6小时后摄入流质食物;术后1～3天摄入半流质,如汁、粥、汤等易消化吸收的食物;术后4天后可摄入易消化、营养较丰富、清淡的食物。

5. 疼痛护理

观察手术切口有无疼痛、渗血情况,评估疼痛的程度和出血量,及时使用止痛剂和更换敷料。

6. 活动护理

术后6小时鼓励翻身及上下肢功能锻炼,防止褥疮、下肢静脉血栓的形成。术后第1天开始在护士的指导下行术侧前臂的屈伸运动,防止瘢痕形成,影响肢体功能。早期逐渐下床活动,可根据病情恢复情况缓慢增加活动量,促进胃肠道功能恢复及提高肺的顺应性。

7. 胸腔闭式引流管护理

保持管道密封性,严格进行无菌技术操作,防止逆行感染,观察引流,保持通畅。隔1～2小时挤压1次胸腔闭式引流管,防止扭曲、受压和阻塞,注意观察引流液的颜色、性质和量,以及水封瓶长玻璃管中水柱是否随呼吸上下波动。

8. 并发症护理

积极做好术后深呼吸及有效咳嗽,防止肺部感染的发生。

六、出院后的注意事项

(1) 注意休息与活动。

(2) 食用清淡且富含营养的食物,保持大便通畅。

(3) 按时服药,提高自护能力。

(4) 避免呼吸道感染。

(5) 定期复查,发现异常情况及时就诊。

(修订日期:2017 − 02 − 15)

第六节　慢性阻塞性肺疾病

慢性阻塞性肺疾病是呼吸系统疾病中的常见病和多发病,是一种具有气流受限特征的可以预防和治疗的疾病,气流受限不完全可逆,呈进行性发展。

一、主要病因

（1）吸烟。

（2）职业粉尘和化学物质:如烟雾、工业废气和室内空气污染。

（3）大气中的二氧化硫等有害气体及微小颗粒物可损伤气道黏膜上皮,使黏液分泌增加。

（4）感染。

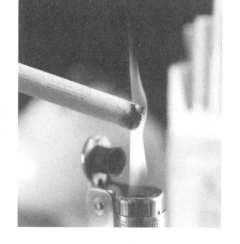

二、临床表现

（1）慢性咳嗽,常以晨间明显,夜间有阵咳或伴有排痰。

（2）咳痰,清晨排痰较多,一般为白色黏痰或浆液性泡沫痰,偶可带血丝。

（3）气短或呼吸困难,早期劳累时出现,逐渐加重,以致日常活动甚至休息时也感到气短。

（4）喘息、胸闷,晚期患者有体重下降、食欲减退。

三、如何进行呼吸功能锻炼

1. 缩唇呼吸

缩唇呼吸是指通过缩唇形成的微弱阻力来延长呼气时间,增加气道压力,延缓气道塌陷。患者闭嘴经鼻吸气,然后通过缩唇(吹口哨样)缓慢呼气,同时收缩腹部。吸气与呼气时间比为1:2或1:3。缩唇的程度与呼气流量:以能使距口唇

15～20cm处、与口唇等高水平的蜡烛火焰随气流倾斜又不至于熄灭为宜。

2. 膈式或腹式呼吸

患者取立位、平卧位或半卧位,两手分别放于前胸部和上腹部,用鼻缓慢吸气时,膈肌最大程度下降,腹部突出,手感到腹部向上抬起。而后经口呼气,腹肌收缩,膈肌松弛,手感到腹部下降。

四、生活指导

1. 增强体质,预防感冒

平时注意劳逸结合,加强锻炼,增加抵抗力,气温变化时注意防寒保暖,注意个人卫生,饭后漱口、刷牙。室内经常通风并经常洗晒被褥和枕头。在感冒流行时,应尽量避免参加集体活动和去公共场所,以减少传染机会。

2. 坚持全身运动

患者根据病情的轻重进行适当的、力所能及的户内外运动锻炼是非常必要的,如生活自理,家务劳动,散步,登梯,练习太极拳、气功等,可以先从低运动强度和短时间开始,循序渐进,逐步增加活动量,切忌活动量过大,否则会适得其反,使病情加重。

五、饮食指导

呼吸功能锻炼可使热量和蛋白质消耗增加,导致营养不良。摄入高热量、高蛋白、高维生素的食物,少量多餐,避免在餐前或餐时过多饮水,腹胀的患者应选择软食,避免摄入产气食物,如汽水、土豆、啤酒、豆类和胡萝卜等,避免食用易引起便秘的食物,如油煎食物、干果、坚果等。

六、出院指导

1. 长期家庭氧疗

其目的是纠正低氧血症,且有利于提高患者生存率、改善生活质量和精神状态,改善睡眠质量,预防肺源性心脏病和右心衰竭的发生以及减少医疗费用、住院次数和住院天数。氧疗指导:一般用鼻导管吸氧,氧流量为1～2L/min,吸氧持续时间>15小时/天。氧疗期间防火、防油、防震、防热。氧疗装置定期更换,保持清洁,定时消毒。

2. 心理指导

患者适应慢性病并以积极的心态对待疾病,培养生活兴趣,如听音乐、养花种草等,以分散注意力,减少孤独感,缓解焦虑、紧张的精神状态。

3. 注意事项

避免到人群密集的公共场合,在潮湿、大风、严寒气候里避免室外活动,根据气候变化及时增减衣物,避免受凉感冒。

（修订日期:2017 - 02 - 15）

第七节　社区获得性肺炎

社区获得性肺炎是指在医院外罹患的感染性肺实质炎症,包括具有明确潜伏期的病原体感染而在入院后潜伏期内发病的肺炎。

一、主要病因

社区获得性肺炎是由细菌、病毒、衣原体或支原体等引起的。

二、临床表现

临床表现主要是咳嗽、伴或不伴咳痰、咯血、胸痛、呼吸困难五大症状,前驱症状主要有鼻炎样症状或上呼吸道感染的症状,如鼻塞、鼻流清涕、打喷嚏、咽干、咽痛、咽部异物感、声音嘶哑、头痛、头昏、眼睛热胀、流泪及轻度咳嗽等。并非每一个社区获得性肺炎患者都会有前驱症状,其发生率依病原体不同一般为30%~65%。绝大多数社区获得性肺炎患者都会不同程度地出现全身毒血症样症状,如畏寒、寒战、发热、头昏、头痛、全身肌肉和关节酸痛、体乏、饮食不佳、恶心、呕吐;重症患者还可出现神志障碍或精神症状。

三、疾病指导

肺炎患者尤其要注意咳嗽、咳痰情况,咳嗽和咳痰对机体有自净和防护作用,因此不能盲目止咳,而是提倡患者每隔1小时进行1次深呼吸和有效咳嗽。卧床的患者应注意翻身,每隔4小时拍背排痰1次。下面就为大家介绍正确进行有效咳嗽以及拍背排痰的方法。

四、如何进行有效咳嗽

尽可能采用坐位,先进行深而慢的腹式呼吸5~6次,然后深吸气至膈肌完全下降,屏气3~5秒,继而缩唇,缓慢地经口将肺内气体呼出,再深吸一口气,屏气3～5秒,身体前倾,从胸腔进行2～3次短促有力的咳嗽,咳嗽时同时收缩腹肌,或用手按压上腹部,帮助痰液咳出。也可取俯卧屈膝位,借助膈肌、腹肌收缩,增加负压,咳出痰液。胸痛不敢咳嗽的患者,如胸部有伤口,可用双手或枕头轻压伤口两侧,使伤口两侧的皮肤及软组织向伤口处皱起,可避免咳嗽时胸廓扩展牵拉伤口而引起疼痛。

五、如何进行胸部叩击

适应证:久病体弱、长期卧床、排痰无力者。

禁忌证:未经引流的气胸、肋骨骨折、有病理性骨折史、咯血、低血压及肺水肿等患者。

方法:取侧卧或坐位,手指弯曲并拢,掌侧呈杯状,以手腕力量,从肺底自下而上,由外向内,迅速有规律地叩击胸壁,震动气道。对每个肺叶叩击1～3分钟,每分钟叩击120～180次,空而深的叩击,边叩边鼓励咳嗽。

注意事项:①避开乳房、心脏、骨突出部。②力量适中,以不疼为宜。③每次叩击5～15分钟。④安排在餐后2小时或餐前30分钟进行。

六、生活指导

(1)避免受凉、淋雨、吸烟、酗酒,防止过度劳累,有皮肤痈、疖、伤口感染、毛囊炎、蜂窝组织炎者应及时就诊。

(2)注意休息,劳逸结合,生活有规律,参加体育锻炼,防止感冒。

(3)高热期绝对卧床休息,退热后可逐渐在床上、床下、户外活动。

(4)每日开窗通风,保持室内空气新鲜,通风时注意保暖,避免着凉。

(5)足量饮水,每天2000～3000mL。

(6)咳嗽、咳痰时,尽量将痰液咳出,咳痰后漱口。

七、饮食指导

忌食辛辣油腻的食物,选择高蛋白、高热量、高维生素、易消化的食物,补充机体消耗,防止继发感染。伴有发热的患者,应注意多饮水,这样不仅可以使机体丢失的水分得到补充,还有利于细菌毒素的排泄及降低温度。多食用水果,多数水果有益于治疗本病,但不宜摄入甘温的水果,如桃、杏、李子、橘子等,以免助热生痰。

八、出院指导

注意休息与营养,避免着凉,遵医嘱按时服药,防止自行停药或减量,定期复诊,急性期每3～5天复诊1次,恢复期每隔1～2周复诊1次;有高热不退、气急加重、口唇发绀等,要随时来院复诊。

(修订日期:2017－02－15)

第八节 原发性支气管肺癌

原发性支气管肺癌是严重危害人类健康的疾病,为起源于支气管黏膜或腺体的恶性肿瘤,亦称支气管肺癌。根据世界卫生组织2003年公布的资料显示,肺癌的发病率和死亡率均居全球癌症首位。

一、发生原因

近50年来,全世界的原发性支气管肺癌发病率明显增高,发病年龄多在40岁以上。原发性支气管肺癌的病因尚不完全明确,现认为与下列因素有关:①长期大量吸烟,是原发性支气管肺癌的一个重要致病因素。②长期接触某些化学物质、放射物质(石棉、铜、锡、砷等),肺癌的发病率较高。③空气污染。室内空气污染:煤、天然气等燃烧过程中产生的致癌物;室外空气污染:汽车尾气、工业废气、天然气等高温下释放的有毒气体等。④人体内在因素,如免疫状态、代谢活动、遗传因素、肺部慢性感染等,也可能对肺癌的发生产生影响。⑤其他。基因突变与原发性支气管肺癌的发生有密切的联系。

二、临床表现

早期,特别是周围型肺癌多无症状。癌肿增大后,常出现的症状有:①刺激性干咳或少量黏液痰,抗炎治疗无效;癌肿继续增大而引起支气管狭窄时,咳嗽加重,呈高调金属音;若继发肺部感染,可有脓性痰。②血痰(中心型肺癌多见):痰中可带血点、血丝或断续地少量咯血。③胸痛:早期为胸部不规则隐痛或钝痛。④部分原发性支气管肺癌患者可出现胸闷、局限性哮鸣、气促和发热等症状。晚期可出现癌肿压迫,侵犯邻近器官、组织或发生转移时的症状。非转移性全身症状(副癌综合征)有杵状指、骨关节痛等骨关节病综合征、重症肌无力、男性乳房发育、多发性肌肉神经痛等。如果出现了上述症状,一定要到正规医院检查就诊,避免错过最佳的治疗时机。

三、术前的注意事项

（1）饮食调理：选择营养价值高的食物，如乳、蛋、鱼等高蛋白食物及富含维生素的水果、蔬菜。

（2）入院第2天晨起暂禁饮食，抽空腹血进行生化、免疫等化验，患者留尿、大便标本于7:30前放于本病区护士站旁边标本箱内。另外，通知患者在医技楼和门诊楼做心电图、心脏彩超、肺功能、CT、腹部彩超、纤支镜、强化CT等检查，腹部彩超、纤支镜、强化CT需禁饮食。

（3）戒烟，术前戒烟可减少呼吸道分泌物，防止术后肺炎、肺不张等并发症，有利于术后恢复。术前戒烟2周以上。

（4）保持口腔卫生，必要时予抗生素及雾化吸入控制感染，对痰液黏稠不易咳出的患者，可予氧气雾化、化痰药物治疗。

（5）术前需练习：①深呼吸（腹式呼吸）：取半卧位或坐位，闭嘴用鼻子尽最大力气吸气后憋气1～3秒，呼气时缩唇成鱼嘴样，让气体从鱼嘴状口唇缓慢呼出，呼吸比例为吸＝1:（2～3），尽量做到深吸慢呼，每天锻炼2～4次，7～8分钟/次。②咳嗽的技巧：深吸气后憋气1～3

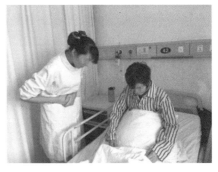

秒，然后张口收缩腹部用力咳嗽。③呼吸训练器：取半卧位或坐位，先将肺内气体呼出，然后口含住训练器的含嘴，均匀缓慢吸气，使第1个球升起，尽可能长时间地保持该球所处位置，而第2个球、第3个球处于原始位置，依此类推，直到3个球升起至最高位置后缓慢呼气，3～4次/天，10～15分钟/次。

（6）练习床上使用便器，以备术后卧床期间排大便。

（7）手术前一天做皮肤准备，去除手术区域的污物及汗毛，晚上洗澡（或擦洗手术部位），防止刀口感染。进行药物过敏试验。

（8）术前12小时禁食、4小时禁饮，防止术后呕吐及腹胀。

（9）为保证患者的休息，术前一晚必要时应用镇静剂。术前30分钟排空膀胱，脱去内衣裤，穿手术衣，腕带戴在非手术侧手腕，若有活动性假牙，予摘掉并把它浸泡在冷水中，手表及贵重物品交家属保管。

四、术后的注意事项

（1）术后返回病房，麻醉未清醒前平卧，头偏向一侧，清醒及血压稳定后，可取半坐卧位（如肺叶切除或楔形切除选择半卧，健侧卧位；全肺切除术后患者取平卧位，1/4侧卧；血痰或支气管瘘管者取患侧卧位）。

（2）术后给患者吸氧，并随时观察患者的呼吸情况。给予心电监护，观察血压、心率、氧饱和度变化，监测体温变化，体温在38.5℃以下均属正常，是外科吸收热。

（3）术后6小时可给高蛋白、高热量的流质饮食，术后3～4日根据病情改普通饮食，排气前禁食奶、豆浆、甜食等易产气食物，避免肠胀气。

（4）术后咳嗽非常重要，一方面咳痰，另一方面使肺复张，所以患者即使没痰，也要经常按术前指导的方法进行咳嗽及深呼吸，雾化吸入和拍背可增加咳痰的有效性。如果疼痛，可按压伤口，减轻振动，千万不要因怕疼而拒绝咳嗽、咳痰。

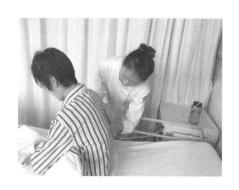

（5）观察伤口敷料情况，如伤口出血较多，敷料被湿透，及时更换。

（6）术后将给患者留置胸腔引流管、尿管、镇痛泵，为保持引流管的持续通畅，固定时要留足够长度，防止脱出、牵拉、挤压、堵塞、翻身或下床时妥善安置。胸腔引流瓶距伤口60～100cm，医护人员会随时观察，一般术后第1天引流约200～500mL，而后逐渐减少直至拔除（一侧全肺切除术后患者胸腔引流管一般呈夹闭状态，间歇开放，为减轻或纠正纵隔移位，若需放液，每次不宜超过100mL，速度慢）。尿袋位置要低于尿道口。

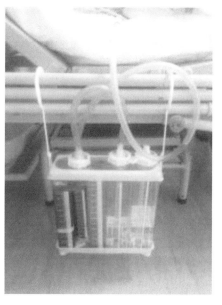

（7）术后活动计划。①手术当日：术后6小时血压平稳后可取半卧位，可在床

上做四肢的运动。方法如下:握拳放松连续1分钟,每日4次;上肢屈伸,每日4次,每次10分钟;下肢屈、伸、抬高运动,按摩腿部肌肉,每日4次,每次10分钟。②术后第1天:若生命体征平稳,可适当下床或在床旁站立移步,带有引流管者要妥善保护;严密观察病情变化,出现头晕、气促、心动过速、心悸和出汗等症状时,应立即停止活动。③术后第2天:输液前后可下床在床边活动或在室内行走3~5分钟,下肢做微屈伸运动,防止下肢静脉栓塞;按摩腿部肌肉,每日4~5次,每次10分钟,并可行手臂和肩关节的运动,预防术侧胸壁肌肉粘连、肩关节强直及失用性萎缩。④术后第3天:可适当在室内活动,每日走50~100米。

(8)全肺切除引流管放置后夹管不开放,输液速度一般为20~30滴/分,24小时补液量控制在2000mL之内,不要摄入过咸的食物,适当控制饮水量,不要完全侧卧位,可1/4侧卧,气管的位置居中或稍偏患侧。

五、出院后的注意事项

(1)出院回家后数星期内,仍应进行呼吸运动及有效的咳嗽。半年内不得从事重体力活动。

(2)保持良好的口腔卫生,避免感冒、着凉,避免出入人多的公共场所或有呼吸道感染者接触,禁止吸烟,加强身体锻炼。

(3)保持良好的营养状况,注意每天保持充分休息与活动。

(4)若出现咳嗽、咯血、切口疼痛,或有进行性倦怠情形,应返院复诊。

(5)接受化学药物治疗者,在治疗过程中应注意血象的变化,定期返医院复查血细胞和肝功能等。

(修订日期:2017 - 02 - 15)

第九节　戒烟宣教

中国是全球最大的烟草生产和消费国,63%的成年男性和4%的成年女性吸烟,总数约3.5亿人,每年死于烟草相关疾病的人约达100万人,超过了艾滋病、结核、交通事故以及自杀死亡人数的总和。

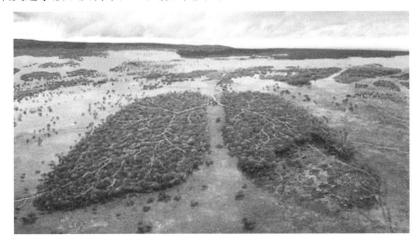

一、概述

香烟中含有1400多种成分。吸烟时产生的烟雾里有40多种致癌物质,还有10多种会促进癌发展的物质,其中对人体危害最大的是尼古丁(尼古丁是一种兴奋剂,可以使吸烟者产生轻柔愉快的感觉,其最大的危害在于它的成瘾性,且作用极为迅速,吸入后只需7.5秒就可达到大脑。它还是一种抗焦虑药物,过量吸入可引起抑制或麻痹作用)。

二、吸烟的危害

1. 吸烟对人体各系统的危害

人体系统	危害
心血管系统	高血压、脑卒中、血栓闭塞性脉管炎、主动脉瘤、周围血管病
呼吸系统	慢性阻塞性肺病、哮喘、肺炎
生殖系统	勃起功能障碍
消化系统	消化性溃疡、克罗恩病
造血系统	粒细胞性白血病
其他	白内障、髋关节骨折、牙周病

2. 戒烟时可能产生的不适症状

戒烟时可能产生的不适症状:①渴望吸烟;②咳嗽;③烦躁、失眠、嗜睡;④食欲增加、口渴;⑤疲劳、注意力不集中、头痛。

三、如何戒烟

烟草依赖最佳治疗方案:药物和心理、行为治疗结合。

1. 改变行为

清晨改变吸烟者的行为顺序,不喝咖啡或酒精饮料,延长吃饭的时间,缓慢地吃,饭后迅速从座位上起来,饭后食用薄荷糖或喝杯茶等。

2. 改善环境

扔掉所有烟草制品、打火机、烟灰缸和其他吸烟用品,远离吸烟者,避免停留在很有可能使吸烟者想吸烟的地方,如酒吧、棋牌室等。

3. 建立一些补偿行为

吸烟者可以借用一些烟草替代物,例如饮水或茶、咀嚼干海藻或无糖口香糖、进行深呼吸、刷牙、散步、游泳、跑步、打球等,或找到适合自己的方法,以便能够应付持续的吸烟欲望。

四、戒烟小贴士

戒烟后体重往往会明显增加,一般增加5～8磅(1磅≈0.454千克)。吸烟的人戒烟后会降低人体新陈代谢的基本速度,并且会摄入更多的食物来替代吸烟,因此吸烟的人戒烟后体重在短时间内会增加,但可以通过加强身体的运动量来对付体重增加,因为增加运动量可以加速新陈代谢。零食最好是无脂肪的食物。另外,多喝水,使胃不空着。

让我们远离烟草,珍爱生命!

(修订日期:2017 - 02 - 15)

第十节　胸腔镜微创手术介绍

　　胸腔镜微创手术是一项新技术,多数人不了解手术方法与治疗效果,易产生恐惧、紧张的情绪。胸腔镜微创手术(电视辅助胸腔镜手术)是使用现代摄像技术和高科技手术器械装备,在胸壁套管或微小切口下完成胸内复杂手术的微创胸外科新技术,它改变了胸外科疾病的治疗理念,被誉为20世纪胸外科界的重大突破之一,是胸部微创外科的代表性手术,也是未来胸外科发展的方向。

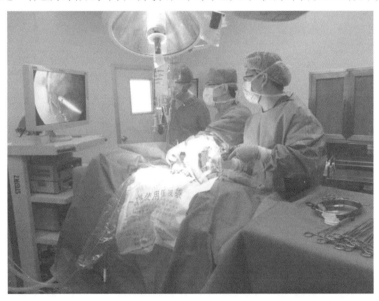

　　完全胸腔镜微创手术仅需做1~3个直径为1.5cm的胸壁小孔。微小的医用摄像头将胸腔内的情况投射到大的显示屏幕,等于将医生的眼睛放进了患者的胸腔内进行手术。手术视野根据需要可以放大,显示细微的结构,比肉眼直视下更清晰、更灵活。所以,其手术视野的暴露、病变细微结构的显现、手术切除范围的判断及安全性均好于普通开胸手术。电视辅助胸腔镜手术对医生的要求更高、更严格,医生必须经过严格的胸腔镜手术培训,才能真正掌握完全胸腔镜下复杂手术的操作。

一、手术的优点

1. 手术创伤小

普通开胸手术的创伤很大,切口在20cm以上,胸壁损伤严重,切断了胸壁各层肌肉,而且还要强行撑开肋间10～20cm,术后疼痛一直难以解决。而胸腔镜微创手术一般在胸壁上开3个直径为1.5cm的小切口即可完成手术,且无须撑开肋间,大大减少了手术创伤,胸腔镜手术后当天患者即可下床活动。

2. 术后疼痛轻

普通开胸手术因胸壁创伤大,术中强行撑开肋间,术后疼痛明显,胸痛可持续数月至数年,大部分患者术后活动受限。胸腔镜手术因无须撑开肋间,术后患者疼痛明显减轻,手术当天即可下床活动,术后2～4周可恢复正常工作。

3. 对肺功能影响小

胸腔镜微创手术由于不切断胸壁肌肉,不撑开肋骨,与常规开胸手术相比很大程度上保留了胸廓的完整性和患者的呼吸功能,因此患者术后肺功能情况和活动能力均优于常规开胸手术患者。

4. 对免疫功能影响小

手术会不同程度降低机体的免疫功能,手术创伤越大对免疫功能的影响就越大,胸腔镜和传统开胸相比明显减少手术创伤,对免疫功能的影响大大减少。

5. 术后并发症少,更美观

术前会向患者介绍胸腔镜微创手术、麻醉相关知识,讲解手术的相关知识,以消除患者的恐惧、紧张情绪,增加安全感。

二、术前术后的配合方法

（1）术前指导患者行坐位胸式深呼吸、平卧位腹式深呼吸和有效咳嗽方法。指导患者吹气球,以中小气球效果最好;教会患者按胸咳嗽、独自翻身及床上排便的训练;告知术后吸氧和胸腔闭式引流的注意事项。对痰多而黏稠者,给予超声雾化吸入和抗生素治疗,每日2次。戒烟,预防感冒。

（2）麻醉清醒后取半坐位,当天可带管下床活动,但要注意防止脱管和逆流,活动量以不疲劳为度。活动顺序为坐位—站位—扶床移动—独立移步—室内走动。

（3）手术当日可摄入流食，次日摄入半流或普食，注意保持口腔清洁，以增进食欲。

（4）术后出现胸部疼痛，主要是胸壁切口的疼痛和胸交感神经切断痛。各人由于痛阈不同对疼痛耐受性存在差异。可采用放松训练、注意力分散法和体位辅助增强等方法，作为非药物辅助措施，这对减轻疼痛、促进恢复具有较好的效果。

（5）胸腔闭式引流管配合方法见肺癌的胸腔闭式引流注意事项。

（6）指导患者及其家属观察胸腔引流瓶内有无大量气泡排出，胸腔引流不畅时有无皮下血肿发生。定期检查敷料、切口及引流管旁有无出血或渗血，引流管内如排出大量血性液体且颜色较鲜红，及时通知医务人员，以便及早发现胸腔出血。

三、出院后的注意事项

（1）虽然胸腔镜微创手术创伤小，术后恢复快，但出院后还需适当增加活动量，注意休息与睡眠，保持良好的情绪状态。

（2）由于术中肋间神经损伤，术后切口疼痛可能会持续一段时间，可用分散注意力、改变体位、加强术侧上肢功能锻炼等方法提高对疼痛的耐受性。

（3）应多摄入高蛋白、高维生素、粗纤维的食物，少摄入高脂肪，尤其是油腻的食品，如油炸食品、肥肉等。

（4）嘱肿瘤患者按医生要求选择放疗、化疗的种类和治疗时间，按时继续术后治疗，并定期到医院复查。

（修订日期：2017 - 02 - 15）

第三章
循环系统疾病教育

第一节　原发性高血压

一、定义

现在国际公认的定义为,高血压是指未服用抗高血压药物的情况下,收缩压≥140mmHg 和(或)舒张压≥90mmHg。

二、高血压与哪些因素有关

高血压与以下因素有关:①性别与年龄;②生活方式;③饮食习惯;④肥胖;⑤吸烟;⑥遗传因素;⑦职业;⑧精神心理因素。

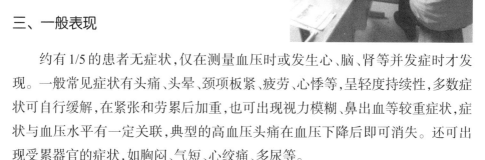

三、一般表现

约有 1/5 的患者无症状,仅在测量血压时或发生心、脑、肾等并发症时才发现。一般常见症状有头痛、头晕、颈项板紧、疲劳、心悸等,呈轻度持续性,多数症状可自行缓解,在紧张和劳累后加重,也可出现视力模糊、鼻出血等较重症状,症状与血压水平有一定关联,典型的高血压头痛在血压下降后即可消失。还可出现受累器官的症状,如胸闷、气短、心绞痛、多尿等。

四、平时的保健

1. 合理膳食

限制钠盐摄入,每天钠盐摄入量应低于 6g,增加钾盐摄入。应尽可能减少烹调用盐,建议使用量具(如可定量的盐勺);减少含钠盐调味品的使用量;少食用含钠盐较多的加工食品,如咸菜、火腿等。控制能量摄入,以控制体重。营养均衡,减少脂肪摄入,少吃或不吃肥肉和动物内脏,补充适量蛋白质,多增加蔬菜、粗纤维食物的摄入。

2. 控制体重

理想体重(kg)＝身高(厘米)－105。

体重指数＝体重(kg)/[身高(米)×身高(米)](正常：18.5～24.99)。

体重指数低于18.5,体重过轻;体重指数在25～28,体重过重;体重指数在<28～32,人体处于肥胖阶段;体重指数高于32,人体处于非常肥胖的阶段。

3. 戒烟戒酒

戒烟可以显著降低心血管病、癌症等疾病的风险。戒烟不仅是一种生理矫正,更是一种行为心理的矫正。烟草依赖是一种慢性成瘾性疾病,自行戒烟率低,复吸率高,必须将烟草依赖作为一种慢性病对待,进行长期评估并反复干预才能取得成效。

长期过量饮酒是高血压、心血管病发生的危险因素,饮酒还可对抗药物的降压作用,使血压不易控制;戒酒后,除血压下降外,患者药物治疗的效果也大为改善。

高血压患者最好不饮酒。不得不饮酒时,要尽量放慢饮酒的速度,避免"干杯"或"一口饮"。饮酒要伴餐,这样可以减缓酒精的吸收速度,减轻酒精对胃的刺激。不饮高度烈性酒。

4. 适量运动

长期坚持规律运动,可以增强运动以达到降压效果。高血压患者应注意增加运动。

但安静时血压未能很好控制或超过180/110mmHg的患者暂时禁忌运动。运动的方式包括有氧运动、力量练习、柔韧性练习、综合功能练习。运

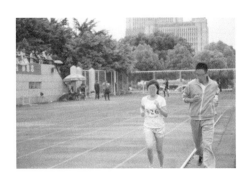

动的适宜时间:高血压患者清晨血压常处于比较高的水平,清晨也是心血管事件的高发时段,因此最好选择下午或傍晚进行锻炼。

5. 保持情绪稳定

快乐的情绪是身心活动和谐的象征,是一种心理健康的标志,快乐的情绪可以促使人体内的神经系统、内分泌系统的调节功能处于最佳状态,有利于促进身体健康,也有利于促进人的知觉、记忆、想象、思维、意志等心理活动。要保持情

绪稳定,应做到以下几点:①正确认识疾病,主动配合治疗;②避免不良刺激,学会冷处理;③培养业余爱好,丰富精神生活;④生活起居有规律。

6. 降压治疗

需坚持服药、坚持测量、坚持随诊。高血压是慢性病,大多数患者需长期,甚至终身坚持治疗。用药不规律会造成血压波动大,易引发心脑血管意外。

7. 定期随访

定期:出院后至少1个月、3个月、半年、9个月、1年门诊随访检查或根据医生的要求进行复诊。

定点:主诊医生对患者的病情更为了解,会给出正确的建议:什么药物适合,以及应服用多久。

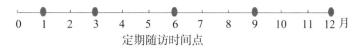

定期随访时间点

（修订日期:2017－02－15）

第二节　高血压性心脏病

一、定义

高血压性心脏病是由于血压长期升高使左心室负荷逐渐加重,左心室因代偿而逐渐肥厚和扩张而形成的器质性心脏病。

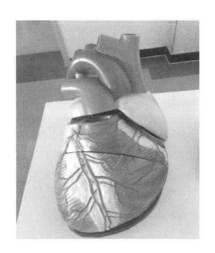

二、病因

1. 遗传因素

许多资料调查发现,高血压多为基因遗传,同一家庭高血压患者出现比较集中,一方面是因为他们有共同的生活饮食方式,但主要是有遗传因素存在,家族中诱发高血压性心脏病的因素也较多。

2. 体重因素

体重与血压有高度的相关性,我国的人群研究结果无论从单因素或多因素分析,均证明体重指数偏高是血压升高的独立危险因素,可诱发高血压性心脏病。

3. 营养因素

过多的食盐、大量饮酒、膳食中过多的饱和脂肪酸或不饱和脂肪酸与脂肪酸比值过低,均可使血压升高,诱发高血压性心脏病。

4. 其他因素

现已证明,吸烟、心理因素等都与高血压的患病及加重,最后诱发高血压性心脏病有很大关系。

三、临床表现

早期表现一般不典型,患者可无明显自觉症状或仅有轻度不适,如头痛、胸闷等,这些症状主要是高血压的一般症状,无特殊性。进展期则表现为心力衰竭的主要症状,如呼吸困难、咳嗽、咳痰、颈静脉充盈、右上腹疼痛、双下肢浮肿、少尿等。

四、就医须知

患者出现头晕、头痛、头胀、耳鸣、失眠、注意力不集中、心悸、多尿、夜尿增多时及时就医。

五、检查指导

（1）常规检查:血、尿常规,肾功能,电解质。
（2）心脏B超,颈动脉B超。
（3）动态血压监测。

六、保健须知

1. 合理安排膳食
合理安排膳食,营养均衡,减少脂肪摄入,一般每人每日摄入脂肪含量为84～100g,少吃或不吃肥肉和动物内脏,补充适量蛋白质,增加蔬菜、粗纤维食物的摄入。限制钠盐摄入,每天钠盐摄入量应低于6g,增加钾盐摄入。应尽可能减少烹调用盐,建议使用量具(如可定量的盐勺);减少含钠盐调味品的使用量;少食用含钠盐较多的加工食品,如咸菜、火腿等。

2. 控制体重
理想体重(kg)＝身高(厘米)－105。
体重指数＝体重(kg)/［身高(米)×身高(米)］(正常:18.5～24.99)。
体重指数低于18.5,体重过轻;体重指数在25～28,体重过重;体重指数在<28～32,人体处于肥胖阶段;体重指数高于32,人体处于非常肥胖的阶段。
甘油三酯的正常值为0～1.70mmol/L。

3. 戒烟限酒
香烟对血管的危害:香烟中含有大量的尼古丁,会导致身体肾上腺素和甲状腺素的分泌增多,可使心跳加快、血压升高,造成不良后果;吸烟者会因为血管收缩或痉挛,血流阻力增大,导致血管壁损伤,使血小板释放和聚集,血液黏度增加,加速心、脑、肾等全身器官动脉粥样硬化,还能降低脂蛋白,促使血栓形成,增加冠脉堵塞的危险,促使冠状动脉痉挛;吸烟还会诱发猝死。
酒对血管的作用:适度饮酒可以促进血液循环,减少心脑血管疾病的发生,但若过度饮酒,则会导致心肌病、高血压和脑血管意外的发生。这是因为酒的主要成分乙醇能降低心肌收缩力,扩张外周血管而导致血压下降和代偿性心率加快,心输出量增加,长此以往,就会加重心脏的负担,影响心脑血管的功能,最终导致各种心脑血管疾病。饮酒还可对抗药物的降压作用,使血压不易控制;戒酒后,除血压下降外,患者药物治疗的效果也大为改善。

高血压患者最好不饮酒。不得不饮酒时,要尽量放慢饮酒速度,避免"干杯"或"一口饮"。饮酒要伴餐,这样可以减缓酒精的吸收速度,减轻酒精对胃的刺激。不饮高度烈性酒。

4. 适量运动

长期坚持规律运动,选择适宜的运动方式,合理安排运动量。具体项目可选择步行、慢跑、游泳、太极拳、气功等。运动应因人而异,常用的运动强度指标为"运动强度指标=最大心率－年龄",一般控制在120~150次/分。注意劳逸结合,运动强度、时间和频率以不出现不适反应为度,避免竞技性和力量型运动。典型的体力活动计划包括三个阶段:5~10分钟的热身活动;20~30分钟的有氧运动;放松阶段,逐渐减少用力,约5分钟。

5. 保持情绪稳定

快乐的情绪是身心活动和谐的象征,是一种心理健康的标志,快乐的情绪可以促使人体内的神经系统、内分泌系统的调节功能处于最佳状态,有利于促进身体健康,也有利于促进人的知觉、记忆、想象、思维、意志等心理活动。要保持情绪稳定,应做到以下几点:①正确认识疾病,主动配合治疗;②避免不良刺激,学会冷处理;③培养业余爱好,丰富精神生活;④生活起居有规律。

6. 用药指导

常用药物:利尿剂(速尿、螺内酯、氢氯噻嗪)、β受体阻滞剂(美托洛尔、普萘洛尔)、钙拮抗剂(硝苯地平)、血管紧张素转换酶抑制剂(卡托普利、依那普利)、血管紧张素Ⅱ受体拮抗剂(科素亚、缬沙坦等)。

(1) 强调长期药物治疗的重要性,告诉患者不可随意增减药物剂量或停药。

(2) 了解降压药的名称、剂量、用法、作用及不良反应。服药后请休息30分钟,改变体位时动作要慢,以防体位性低血压发生,如出现这种情况,立即平躺。

(3) 家里请自备血压计,进行自我血压监测,测血压最好做到定时、定部位、定血压计。

第三节　冠状动脉粥样硬化性心脏病

冠心病是冠状动脉粥样硬化性心脏病的简称,是冠状动脉血管发生动脉硬化病变而引起血管腔狭窄或阻塞,造成心肌缺血、缺氧或坏死而导致的心脏病。

供应心脏血液的动脉——冠状动脉发生硬化后血管腔变窄或堵塞，导致心肌缺血、缺氧或坏死，引起患者胸痛、胸闷,严重可致死亡

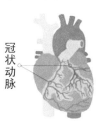

一、病因

最基本的病因是冠状动脉粥样硬化导致管腔堵塞。

（1）年龄和性别(45岁以上的男性,55岁以上或绝经后的女性)。

（2）高脂血症:除年龄外,脂质代谢紊乱是冠心病最重要的预测因素。

（3）高血压。

（4）吸烟:是唯一可避免的死亡原因。

（5）糖尿病。

（6）肥胖,尤其是重度肥胖。

（7）久坐生活方式:不爱运动的人的冠心病的发病率和死亡危险性将翻一倍。

（8）遗传、饮酒、环境因素等。

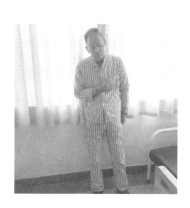

二、一般表现

胸痛,主要是胸骨体中上段之后或者是心前区,界限不清,常放射至左肩左臂尺侧,达无名指和小指,偶有至颈、咽、下颌部,常是压迫

样,憋闷,或紧缩感,也可有烧灼痛,偶伴濒死感,发作时患者往往停止原来的活动,直至症状缓解。若心绞痛发作频繁,疼痛持续时间延长,含服硝酸甘油无效者,应及时就医。

三、常见的检查

1. 心电图检查

（1）常规心电图：做心电图之前应全身放松,去除紧张因素,描记心电图时要平静呼吸,或憋住气。

（2）运动平板试验：就是受检者在平板机上做步行运动,运动量可由改变平板机转速及坡度而逐级增加。它是运动试验中较好的运动形式,在诊断冠心病及评估冠心病患者病情和预后方面都有十分重要的作用。

（3）动态心电图：主要目的是检测心律失常或心肌缺血,用于判断疾病与临床症状、病情及预后的关系,以利于疾病的诊断与治疗。

2. 冠状动脉造影

目前被称为诊断冠心病的金标准。可明确病变范围、程度,为选择治疗方法（手术、介入、药物）提供依据并可评估风险,同时可行左室造影确定左室收缩功能和有无室壁瘤。

四、常用的药物

清楚正在服用的所有药物。每天在同一时间服药。如果偶尔忘记服药,不要1次吃2顿试图补上。未经医生许可,不要擅自停药或换药。出门和旅游时随身带药。

五、保健须知

1. 改变生活方式

健康饮食：低胆固醇、低脂,减少食物中的盐分、糖分,增加食物中的淀粉和纤维。多摄入谷物、水果、蔬菜、家禽、鱼；少摄入猪肉、动物内脏、油炸食物等。

膳食中的"一、二、三、四、五"如下：

一杯牛奶

二两主食

三份高蛋白

四句话:有粗有细,不成不甜

三四五顿,七八分饱

五百克蔬菜

餐桌上的"红、黄、绿、白、黑"如下:

红:红酒、西红柿

黄:胡萝卜、红薯、玉米、南瓜

绿:绿茶、深绿色蔬菜

白:燕麦片

黑:黑木耳

2. 注意控制体重

理想体重(kg)=身高(厘米)-105。

体重指数=体重(kg)/[身高(米)×身高(米)](正常:18.5~24.99)。

体重指数低于18.5,体重过轻;体重指数在25~28,体重过重;体重指数在<28~32,人体处于肥胖阶段;体重指数高于32,人体处于非常肥胖的阶段。

3. 定期运动

(1) 选择合适的运动类型,注意运动量。

(2) 至少每周运动3次。

(3) 散步、跳舞、家务劳动。

(4) 有氧运动最为合适,比如步行、骑自行车、做体操、打太极拳等。

(5) 如果有头晕或感觉胸闷不适,立即停止运动。

4. 不可运动的时候

(1) 在安静情况下常有心绞痛发作者,各类冠心病经治疗不能控制者。

(2) 轻微活动即感到心悸、气短、喘息或伴有心功能不全未控制者。

(3) 有严重的心律失常、心动过速、心动过缓、房室传导阻滞,经药物治疗不能控制者。

(4) 急性感染期患者。

(5) 伴有严重的高血压病。

(6) 心肌梗死合并心包炎、心肌炎者。

(7) 三支冠状动脉严重狭窄达80%~90%者。

(8) 合并糖尿病,治疗后病情未控制者。

(9) 有明显的心肌缺血表现以及合并血栓性静脉炎,或近期有栓塞病史者。

（10）不要在起床和饱餐后马上就去锻炼，一般要等起床和饭后1～2小时后再去，以免造成血液大量供应胃肠道而引起心脏缺血。

5. 控制生活压力

（1）合理安排1天的时间。

（2）适应环境，保持乐观豁达的心态。

（3）每天坚持适量运动、休息和娱乐。

6. 戒烟限酒

戒烟可以显著降低患心血管病、癌症等疾病的风险。戒烟不仅是一种生理矫正，更是一种行为心理的矫正。烟草依赖是一种慢性成瘾性疾病，自行戒烟率低，复吸率高，必须将烟草依赖作为一种慢性病对待，进行长期评估并反复干预才能取得成效。

长期过量饮酒是高血压、心血管病发生的危险因素，饮酒还可对抗药物的降压作用，使血压不易控制；戒酒后，除血压下降外，患者药物治疗的效果也大为改善。

六、出院后的注意事项

1. 养成健康的生活习惯

（1）保持情绪稳定，避免过度紧张。

（2）保持适度的活动，以不诱发心绞痛为度，要避免竞技类运动及屏气用力的动作（推、拉、抬、举等），谨慎安排强度、进度适宜的锻炼。

（3）生活规律，保持充足的睡眠。

（4）养成良好的饮食习惯，戒烟限酒。

（5）注意控制体重。

（6）保持大便通畅，切忌排便时过度用力。

2. 正确用药

（1）遵医嘱使用作用持久的抗心绞痛药物。

（2）正确保存药物，注意药物有效期。药物应置于干燥处，备用的硝酸甘油最好6个月换1次。随身携带药片以应急。在家中，硝酸甘油应放在易拿到的地方，用过后应及时放回原处，家人应知道药物放置的地方，以便在患者心绞痛发作时能及时取药。

（3）避免诱因，预防性用药。对有些可能诱发心绞痛但又不

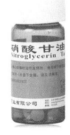

得不去做的事情,如应酬、聚餐、易使情绪激动的活动或性交等,可先服1片异山梨酯或含服硝酸甘油,以预防心绞痛的发作。

3. 定期体检

定期体检,了解健康情况,以便在医生指导下及时调整用药类型和剂量。

4. 心绞痛患者的处理

心绞痛发作频繁,疼痛持续时间延长,含服硝酸甘油无效者,应及时就医。

（修订日期:2017 - 02 - 15）

第四节　心绞痛

心绞痛是心脏的冠状动脉粥样硬化性心脏病(简称冠心病)中的一种类型。因冠状动脉狭窄或闭塞,致使心肌急剧、暂时缺血缺氧而发病。患本病者多在40岁以上,男多于女。

一、特征

胸的中上部突然剧痛,有压榨感和闷胀感,向左肩、左上肢内侧和颈、咽放射,疼痛持续1～5分钟,含硝酸甘油1～3分钟可缓解。心悸,面色苍白,恶心、呕吐,出冷汗,有恐怖感,患者被迫停止活动。

二、分型

世界卫生组织将心绞痛分为稳定型心绞痛和不稳定型心绞痛。

（一）稳定型心绞痛

稳定型心绞痛分劳力型心绞痛和非劳力型心绞痛。在3个月内,它的诱因、次数、持续时间无大小变化。

（1）劳力型心绞痛:劳动诱发的心绞痛。

（2）非劳力型心绞痛:情绪、精神紧张时发生的心绞痛。

（二）不稳定型心绞痛

它发生心肌梗死或心源性猝死的危险性明显大于稳定型心绞痛。不稳定型心绞痛还可分为以下内容。

1. 进行性心绞痛(恶化型心绞痛)

在原来稳定型心绞痛的基础上,发作频繁,持续时间长,甚至休息时亦发作,口含硝酸甘油不易缓解。

2. 初发型心绞痛

在近日内开始发作,逐渐加重。

3. 中间综合征

在24小时内心绞痛反复发作,常持续15个小时以上,诱因不清,休息时发作,服硝酸甘油无效,血清酶正常或稍高。

4. 自发型心绞痛

因冠状动脉痉挛而致,多在静息状态时发病。

5. 卧位性心绞痛

平卧时静脉回心血量增多,使心腔及心肌耗氧量增加,因而心收缩功能减弱时易发生卧位性心绞痛。

6. 其他

此外,还有变异型心绞痛和心肌梗死后心绞痛。

三、心绞痛发作的诱因

剧烈运动、劳累、情绪激动、饱餐、饮酒、寒凉、贫血、心动过速、休克等均可诱发心绞痛。

四、判断

(1)疼痛轻者可能生存多年,重者可能立即死亡。

(2)青年、风湿性心脏病预后不良。

(3)伴有高血压、心脏相对扩大者,经治疗48小时不能缓解,提示病危。

五、急救

(1)立即就地卧位休息,停止活动。

(2)若有备用药,可将硝酸甘油1～2片(0.3～0.6mg)放舌下含化,2～3分钟见效,能维持30分钟左右。或含服消心痛(硝酸异山梨醇)1～2片(5～10mg),2～3分钟见效,可维持3～4小时。或将亚硝酸戊酯(0.2mL)裹在手巾内挤碎,立即捂鼻部让患者吸入挥发的气体,10～15秒见效。

(3)如连续含服硝酸甘油3次仍不缓解,或心绞痛发作比以往频繁、程度加重、疼痛时间延长,应及时就医,警惕心肌梗死的发生。不典型的心绞痛发作时可能表现为牙痛、肩周炎、上腹痛等,为防止误诊,可先按心绞痛发作处理并及时就医。建议定期复查心电图、血压、血糖、血脂和肝功能等。

六、健康指导

（1）合理饮食：应摄入低热量、低脂肪、低胆固醇、低盐饮食，多食蔬菜、水果和粗纤维食物，如芹菜、糙米等，避免暴食暴饮，注意少量多餐。

（2）戒烟限酒。

（3）适量运动：以有氧运动为主，如步行、慢跑、骑自行车、打太极拳等，以不引起任何不适、心率增加10～20次/分为标准。

（4）心理调适：调整心态，减轻精神压力，逐渐改变急躁易怒性格，可采取放松技术或与他人交流的方式缓解压力。过度劳累、情绪激动、饱餐、用力排便、寒冷刺激等都是心绞痛发作的诱因，应尽量避免。

（5）药物：不要擅自增减药量，自我监测药物的不良反应。外出时应随身携带硝酸甘油以备急需。硝酸甘油见光易分解，应放在棕色瓶内并存放在干燥处。药品开封后每6个月更换1次，以确保疗效。

（修订日期：2017－02－15）

第五节　扩张型心肌病

扩张型心肌病是一种原因未明的原发性心肌疾病。本病的特征为左或右心室或双侧心室扩大,并伴有心室收缩功能减退,伴或不伴充血性心力衰竭。多见室性或房性心律失常。

一、病因

引起扩张型心肌病的病因不明,近年来认为持续病毒感染是其重要原因,此外还有酒精中毒、抗癌药物等也可引起本病。

二、临床表现

本病起病缓慢,出现劳累后心慌、气短、咳嗽、乏力、胸闷、心悸等症状,进一步发展为夜间阵发性呼吸困难。患者有水肿、肝大等充血性心力衰竭的体征,心脏扩大,常可听到第三或第四心音,心率快时呈奔马律,常合并各种类型的心律失常。

三、就医须知

患者如出现心慌、气短、乏力、咳嗽、心悸、食欲明显下降、尿量减少、浮肿、晕厥、夜间有阵发性呼吸困难时应及时就医。

四、检查指导

（1）X线检查:检查时患者取站位,尽可能裸露上身,去除金属饰物。

（2）心电图检查:检查前需暴露手腕、脚腕及胸部,检查前放松全身肌肉、去除紧张因素,描记心电图时要平静呼吸。

（3）超声心动图检查:检查时患者仰卧于检查床上,暴露胸部,按照医生指令适当侧卧即可。

五、药物指导

（1）洋地黄类药物：主要是增加心肌收缩力，减慢心率，减慢传导，常用药物有地高辛、毛花苷C、毒毛花苷K等，不良反应表现有胃肠道反应（如厌食、恶心、呕吐、腹痛、腹泻等）、神经系统反应（头痛、头晕、疲倦、失眠，视觉障碍有黄视、绿视、复视等）、心脏反应（可引起心律失常）。

（2）利尿剂：主要是排钠排水以减轻心脏负荷，常见药物有氢氯噻嗪、呋塞米、螺内酯、氨苯蝶啶，剂量过大或长期服用可引起电解质紊乱、高脂血症、高尿酸血症等。

（3）β受体阻滞剂：主要是减慢心率、降低血压、减低心肌收缩力和耗氧量，常见药物有普萘洛尔、美托洛尔，不良反应表现为加重哮喘与阻塞性肺部疾病，糖尿病患者可产生低血糖乏力等，心脏方面可产生低血压、心动过缓、心力衰竭等。

（4）中药：黄芪、生脉等可抗病毒，有调节免疫、改善心功能的作用。

六、健康指导

（1）饮食：选择高蛋白、高维生素、富含纤维素的清淡饮食，心力衰竭时选择低盐饮食。

（2）休息与活动：运动方式有散步、打太极拳、做体操等，避免激烈活动，逐渐增加活动量。心力衰竭症状出现后，宜卧床休息。

（3）保持心情舒畅，树立战胜疾病的信心。

（4）戒烟酒，保持大便通畅。

（5）严格按照医嘱服药，不宜擅自停药或改剂量。

（6）扩张型心肌病患者需要接受长期正规的综合治疗，因此，必须长期定期复查。

（7）学会药物治疗自我护理，即自我观察药物是否有效、症状改善是否显著，密切观察药物的不良反应。在药效不明显或有严重不良反应时复查调整。

（修订日期：2017－02－15）

第六节　心律失常

心律失常是指心脏冲动的频率、节律、起源部位、传导速度与激动次序的异常，是一种常见病。按照心律失常时心率的快慢，可分为快速性心律失常和缓慢性心律失常两大类。

一、诱发因素

心律失常常见于各种心脏病患者。诱发因素有吸烟、过量饮酒和饮咖啡、精神刺激、过度劳累、饱餐、低血压、低血钾等。

二、如何自我监测病情变化

（1）典型心律失常的特点。由于人们习惯了心脏有条不紊地跳动，一般不会感觉到跳动，一旦心脏的跳动失去了原有的规律，人们就会感到不舒服，更多的是觉得胸闷、心慌，这些都是心律失常的表现。

缓慢性心律失常常有心脑供血不足的表现，如发作性胸闷、头晕、黑蒙、疲倦、乏力等，严重时可发生晕厥。

快速性心律失常有心悸、胸闷、焦虑不安、头晕、心绞痛、低血压等表现，少见晕厥。

（2）不典型心律失常的特点。有少部分心律失常患者可无症状，仅有心电图改变。

（3）症状与身体评估。①窦性心律失常。窦性心动过速：发作时患者常感到心悸。窦性心动过缓：发作时可有胸闷、头晕。窦性停搏：头晕、晕厥甚至抽搐。②室上性心律失常。房性和交界性期前收缩：常有心悸、头晕、心绞痛和低血压。室上性心动过速：可有心悸、头晕、心绞痛、心力衰竭、休克，心室率150～250次/分，心律规则，刺激迷走神经可使发作终止。房扑和房颤：心率快者可有心悸、心衰和心绞痛。房颤心脏听诊：第一心音强弱不等，心律绝对不齐，心率大于脉率,即脉搏短细。③室性心律失常。室性期前收缩:常有心悸、头晕、心绞痛和低血压。室性心动过速:症状轻重取决于心室率及发作持续时间,可有严重心绞痛、呼吸困难、低血压、休克、晕厥甚至猝死。心室扑动和颤动:意识丧失、抽搐、呼吸停顿甚至死亡;听诊心音消失、脉搏触不到、血压测不到。④房室传导阻滞。一度房室传导阻滞无症状。二度房室传导阻滞可有心悸与心搏脱漏感。三度房室传导阻滞可出现乏力、头晕、晕厥、心绞痛、心力衰竭等,心室率过慢出现阿-斯综合征甚至猝死,听诊心率过慢。

(4)掌握室性心动过速发作时的自我应急措施。①教会患者正确按摩颈动脉窦的方法以制止发作。患者取平卧位,尽量伸展颈部,头转向对侧,轻推胸锁乳突肌,在下颌角处触及颈动脉搏动,以轻柔的手法逐渐增加压力,持续约5分钟,切勿双侧同时按摩。②刺激咽喉部使恶心呕吐;深吸气,憋气3～5秒也可抑制发作。③用压眼眶法反射性抑制发作。

三、常用药物

1. 利多卡因

作用:可抑制心脏自律性,降低心脏应激性,提高心室致颤阈。

不良反应:嗜睡、眩晕、感觉异常、视物不清等,以及心血管系统不良反应,如窦房结抑制、房室传导阻滞、低血压等。

2. 普罗帕酮(心律平)

作用:减慢心房心室和浦肯野纤维的传导,延长动作电位时程和有效不应期。

不良反应:可有胃肠道和神经系统反应,如恶心、呕吐、眩晕、口内有金属味等。个别患者出现手指震颤、窦房结抑制、房室传导阻滞、低血压等。亦可加重心衰、支气管痉挛。

3. 胺碘酮

作用:延长心肌的不应期,用于治疗室上性和室性心律失常。因其不良反应小、作用可靠而被认为是药物治疗严重室性心律失常的最后手段。

不良反应:静脉注射的不良反应有低血压、静脉炎,与浓度和速度有关,与剂量无关。口服的不良反应中,甲亢和甲减最常见,肺纤维化是最严重的不良反应,还可发生转氨酶升高、光过敏、角膜色素沉着,以及胃肠道反应(如恶心、呕吐、排便习惯改变)和心脏方面反应(如心动过缓、房室传导阻滞或Q-T间期过度延长而致尖端扭转型室速)。

4. 维拉帕米(异搏定)

作用:降低窦房结自律性,减慢房室传导速度,延长窦房结和房室结的有效不应期。

不良反应:静脉给药可引起血压降低;口服给药安全,但可有便秘、腹胀、腹泻、头痛等,偶有肝毒性。

5. 阿托品

作用:主要用于心动过缓者,解除迷走神经对心脏的抑制,有提高心率的作用。

不良反应:尿潴留、视物模糊、幻觉、口干、直立性低血压等,出现上述症状时,勿紧张,发生尿潴留时可予下腹部热敷、按摩或听流水声诱导排尿,必要时给予导尿。为预防直立性低血压,变换体位时要缓慢,或闭眼休息一会再动。因其有扩瞳作用,故青光眼患者禁用。

6. 异丙肾上腺素

作用:为α-肾上腺素受体兴奋药,对心脏有兴奋作用,可加强心肌收缩力,使心率加快、传导加速,对心脏窦房结正位起搏点兴奋较强,易引起心动过速。

不良反应:有恶心、头痛、眩晕、震颤等。发生不良反应时,进行对症治疗,注意休息。

7. β受体阻滞剂(美托洛尔、普萘洛尔)

作用:能降低窦房结、心房和浦肯野纤维自律性,减慢房室传导,延长房室结有效不应期。

不良反应:加重哮喘与阻塞性肺病,糖尿病患者可产生低血糖乏力等,心脏方面可产生低血压、心动过缓、心力衰竭等。

四、出院后的注意事项

1. 休息活动指导

(1)轻者可适当活动,重者卧床休息。心律失常患者应动静结合,可以参加适度体育锻炼,促进血液循环,这对心脏有加快心率、加强传导的作用,并能促进侧支循环,改善心肌供血。

(2)较重的心律失常,如频发室性早搏、高度房室传导阻滞等严重心律失常,须卧床休息,严禁活动,一切日常活动均有他人协助,否则会加重心律失常和心力衰竭。

（3）有心律失常的心脏病患者适合做的运动有散步、慢跑、打太极拳、做保健操等。运动时以感觉良好不伴有胸闷、胸痛、心慌、气短和疲劳为宜。

2. 养成健康的生活习惯

（1）注意劳逸结合、生活规律，保证充足的休息与睡眠。正确对待自己的疾病，保持稳定的情绪、良好的心态，切忌大喜大悲，坚定自己的信念。

（2）合理搭配饮食，要清淡而富于营养，保证食品的质与量的合理性。戒烟限酒，不饮浓茶、咖啡，定时排便，保持大便通畅，勿用力屏气。

3. 药物使用

按医嘱服抗心律失常药物，不可自行减量、停药或擅自改用其他药物。了解药物可能出现的不良反应，有异常时及时就诊。学会自测脉搏的方法以利于自我监测病情。

（修订日期：2017－02－15）

第七节 心脏瓣膜病

心脏瓣膜病是由炎症、缺血性坏死、退行性改变、黏液瘤样变性、先天性畸形、创伤等原因引起的单个或多个瓣膜(包括瓣环、瓣叶、腱索、乳头肌等)的功能或结构异常,导致瓣口狭窄和(或)关闭不全。

一、常见症状

1. 二尖瓣狭窄

①呼吸困难:劳力性呼吸困难为最早期症状。②咳嗽:尤其在冬季较明显。③咯血:突然咯大量鲜血,见于严重二尖瓣狭窄;急性肺水肿时咳粉红色泡沫痰,有阵发性夜间呼吸困难,或咳嗽时咳血性痰、痰中带血。④声嘶:较少见,由扩大的左心房和肺动脉压迫左喉返神经所致。

2. 二尖瓣关闭不全

轻度关闭不全可终身无症状,严重反流者因心排血量减少而首先出现的症状是疲乏无力,肺瘀血而产生的呼吸困难出现较晚。

3. 主动脉瓣狭窄

呼吸困难、心绞痛和晕厥为典型的三联征。

4. 主动脉瓣关闭不全

最早的主诉是心悸、心前区不适、头部动脉搏动感等。

二、常用的药物

1. 抗风湿药物

常用制剂是阿司匹林。

作用:解热、镇痛、抗风湿、减少血小板聚集及抗血栓形成。

不良反应:恶心、呕吐、胃痛等胃肠道症状,还有出血倾向,如牙龈出血、血尿及少见的过敏反应。

2. 洋地黄类药物

常用制剂是地高辛、毛花苷C、毒毛花苷K。

作用:增加心肌收缩力,减慢心率,减慢传导。

不良反应:胃肠道反应,如厌食、恶心、呕吐等;神经系统反应,如头晕、头痛、疲倦、失眠、视觉障碍(黄视、绿视、复视等);心脏反应,如心律失常。

用药注意事项:严格按时间、剂量服用,不可随意增减剂量。服药前数脉搏,如脉搏增至120次/分以上或低于60次/分,或出现心律失常,应立即报告医生并停药。

3. 利尿剂

常用制剂是呋塞米、螺内酯、氢氯噻嗪。

作用:通过排钠排水减轻心脏负荷。

不良反应:可导致电解质紊乱,如低血钾,耳鸣、耳聋、眩晕等,与洋地黄合用时可诱发洋地黄中毒。

用药注意事项:①记录24小时出入液量,定期测量体重及腹围,以判断利尿剂的效果和指导补液;②利尿剂容易导致水电解质紊乱;③防止利尿引起低血钾;④噻嗪类利尿剂可引起高尿酸血症及高血糖,痛风及糖尿病者慎用,肾功能不全者禁用保钾类利尿剂;⑤利尿剂不应在夜间使用,以免影响患者休息。

4. 华法林

作用:抑制维生素K在肝内的转化,从而阻止维生素K的反复作用。

不良反应:应用过量易致自发性出血,最严重的为颅内出血。

用药注意事项:应用药物期间必须测定国际标准化比率(INR),一般控制在1.0～3.0 INR。引起出血时,应立即停药并缓慢注射大量维生素K或输入新鲜血。

三、饮食指导

(1) 给予高热量、高蛋白、高维生素饮食,如鱼、肉、蛋、奶等,以促进机体恢复,增加患者抵抗力。尽量少摄入含胆固醇高的食物如动物内脏、脂肪等。

(2) 限制食盐摄入量,防止水肿加重,一般来说,每天食盐的摄入量应在1～5g较为合适。切忌食用盐腌制品。

(3) 饮食宜清淡、易消化、少刺激,少量多餐以免增加心脏负担。禁食辣椒、浓茶或咖啡等。

（4）预防便秘,鼓励多摄入新鲜的蔬菜、水果,避免用力排便。

四、出院后的注意事项

1. 休息活动指导

（1）应卧床休息,以减轻心脏负荷。卧床休息时,允许进行一些自我照顾的活动,如翻身、进食等。

（2）症状控制后可适当活动下肢、按摩及用温水泡脚或下床活动,防止下肢深静脉血栓形成,其程度以活动后不出现胸闷、气短、心悸为宜,不宜参加剧烈运动和重体力活动。

（3）保证充足的睡眠,以8～12小时/天为宜。

（4）伴有房颤的患者应注意避免屏气和突然用力、剧烈咳嗽,以减少血栓脱落,防止栓塞。

2. 预防感冒

注意防寒保暖,避免与上呼吸道感染、咽炎患者接触。积极防治急性扁桃体炎、咽喉炎等溶血性链球菌感染。

3. 注意居室卫生

尽可能改善居住环境中的潮湿、阴暗等不良条件,保持室内空气流通、温暖、干燥,阳光充足。

4. 坚持按医嘱服药,定期门诊复查,防止病情进展

（修订日期:2017－02－15）

第八节 心力衰竭

心力衰竭是由于心脏器质性或功能性疾病损害心室充盈和射血能力而引起的一组临床综合征。

一、病因

(1) 感染:呼吸道感染最常见。

(2) 心律失常:特别是房颤及其他快速性心律失常。

(3) 血容量增加:如摄入钠盐过多,静脉输入液体过多、过快等。

(4) 过劳和情绪激动等。

(5) 妊娠、分娩、药物使用不当(不恰当地停用洋地黄类药物或降压药等)。

二、临床表现

1. 左心功能不全表现

呼吸困难为最早症状,开始在较重体力活动时出现,休息时可缓解。随病情加重,可出现夜间阵发性呼吸困难(典型表现),严重时出现端坐呼吸。咳嗽、咳痰、咯血:咳嗽为早期症状,常伴有咳白色泡沫痰、浆液性痰,严重时可出现痰中带血或咳粉红色泡沫痰。低心排血量症状:可表现为乏力、头晕、失眠、尿少、心悸等,可出现左心室增大、心率加快、心尖部舒张期奔马律、肺动脉瓣区第二心音亢进。肺底湿啰音,有时伴哮鸣音。

2. 右心功能不全表现

上腹胀满、食欲缺乏、恶心、呕吐、水肿、尿少等,可见颈静脉怒张、肝脏肿大及压痛、水肿。

三、就医须知

患者如出现呼吸困难,典型表现为夜间阵发性呼吸困难,严重时可出现端坐呼吸,咳嗽、咳白色泡沫痰或浆液性痰,严重时可出现痰中带血或咳粉红色泡沫痰,或有乏力、头晕、失眠、尿少、心悸等请及时就诊。

四、检查指导

1. X线检查

检查时患者取站位,尽可能裸露上身,去除金属饰物。可发现左心、右心增大或心脏向两侧增大,左心衰竭有肺门阴影增大、肺纹理增加等肺瘀血的表现,右心衰竭可见胸腔积液。

2. 超声心动图检查

比X线检查更能准确地反映各心腔大小变化及心脏瓣膜结构情况,估计心脏功能。射血分数(EF)可反映心脏收缩功能,正常EF值>50%。

五、药物指导

1. 洋地黄类药物

洋地黄类药物主要是增加心肌收缩力,减慢心率,减慢传导,常用药物有地高辛、毛花苷C、毒毛花苷K等,不良反应表现有胃肠道反应(如厌食、恶心、呕吐、腹痛、腹泻等)、神经系统反应(头痛、头晕、疲倦、失眠,视觉障碍有黄视、绿视、复视等)、心脏反应(可引起心律失常)。服药时要严格按时间、剂量服用,不可随意增减剂量。服药前数脉搏,心率>120次/分或<60次/分应立即停药并报告医生或来院就诊。

2. 利尿药

利尿药主要是排钠、排水减轻心脏负荷,常见药物有氢氯噻嗪、呋塞米、螺内酯、氨苯蝶啶,剂量过大或长期服用可引起电解质紊乱、高脂血症、高尿酸血症等。

3. 血管扩张药

硝普钠可直接作用于血管平滑肌,对周围血管有强烈的扩张作用,扩张血管作用非常强而快,静脉注射2~3分钟即可发挥作用。主要的不良反应有恶心、头痛及低血压,长期应用会发生氰化物中毒。因此药遇光易被破坏,应用时应加避光纸包裹。

4. 血管紧张素转换酶抑制剂

常见药物有卡托普利、依那普利、贝那普利,主要是扩张血管以控制血压,抑制交感神经兴奋性,改善预后。不良反应主要表现为低血压、肾功能一过性恶化、高血钾及干咳。

六、饮食指导

1. 限制钠盐的摄入

根据病情选用低盐、无盐、低钠饮食。低盐即烹调时食盐2g/天,大量利尿时应当增加食盐的量以预防低钠综合征。

2. 限制水的摄入

一般1天液体摄入量为1000~1500mL。

3. 钾的摄入

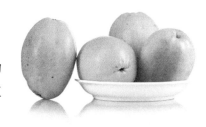

对于长期使用利尿药治疗的患者,鼓励其多食含钾丰富的食物,例如香蕉、橘子、红枣、木瓜等。

4. 热能和蛋白质不宜过高

限制脂肪:过多脂肪能抑制胃酸的分泌,影响消化,少食肥肉、鱿鱼、鳗鱼等。

5. 补充维生素

多摄入新鲜的蔬菜、水果。

七、出院指导

1. 休息与活动指导

注意劳逸结合、生活规律,保证充足的休息与睡眠。心功能Ⅰ级者不宜限制活动,但应增加休息时间。心功能Ⅱ级者应限制活动,并增加卧床休息的时间。心功能Ⅲ级以上者宜绝对卧床休息,一切日常活动由他人协助。选择合适的运动类型(以有氧运动最为合适),比如步行、自行车、体操、太极拳等;如果有头晕或胸闷等不适,立即停止运动。

2. 合理搭配饮食

饮食要清淡而富于营养,少食多餐,戒烟限酒,不饮浓茶、咖啡,定时排便,保持大便通畅,勿用力屏气。

3. 正确对待自己的疾病

保持稳定的情绪、良好的心态,切忌大喜大悲,坚定自己的信念。

4. 严格按医嘱用药

不可自行减量、停药或擅自改用其他药物,以免发生严重后果。要熟悉常用药物的不良反应,这样有利于不良反应的早发现、早就医、早处理。

5. 预防病情加重

应强调控制血压、血糖、血脂,积极治疗原发病。避免可增加心力衰竭危险性的行为(如吸烟、饮酒),注意避免各种诱发因素,如感染(尤其是呼吸道感染)、过度劳累,情绪激动,输液过快、过多等。育龄妇女应在医师指导下决定是否妊娠与自然分娩。

6. 提高对治疗的依从性教育

家属给予患者积极的支持,帮助树立战胜疾病的信心,使其保持情绪稳定,积极配合治疗。教会患者服地高辛前自测脉搏,当脉搏在60次/分以下时暂停服药,到医院就诊。当发现体重或症状有变化时亦应及时就诊。

(修订日期:2017 - 02 - 15)

第九节　心肌梗死的自救

如果家中有人突然呼吸急促、恶心、紧张、焦虑、左侧胸痛放射至前臂,或大汗淋漓,或上腹部阵痛,都要高度怀疑心脏病突发。尤其是有冠心病及心肌梗死的老人,更需家人救护。心肌梗死是冠心病常见的临床表现,也是最为危险的类型,是由于严重而持久的心肌急性缺血引起的部分心肌坏死,故症状比心绞痛严重,不仅波及范围大、持续时间长,而且危及生命。

一、症状

突发心前区剧烈疼痛伴恶心、呕吐、大汗,突然晕厥意识丧失。

二、在急救车到来之前应该做的事

1. 急呼急救车救助

2. 保持安静,减缓患者的紧张情绪

3. 宽衣解扣,让患者处于较舒适的姿势,如患者呼吸困难,不要强迫其平卧

4. 如果患者心跳、呼吸停止,要尽快施行心脏复苏术

(1) 检查患者有无知觉,若无知觉又处于俯卧位,则小心将其翻转成仰卧位。

(2) 保持患者呼吸道通畅,使其头向后仰,防止舌根堵住喉部。

(3) 如果没有触摸到颈动脉搏动,立即施行胸外心脏按压,方法是患者仰卧,救护者右手掌平放于患者胸骨左侧,左手压住右手掌,两肘伸直,有节奏地垂直下压患者胸骨,每分钟按压100次,一压一放至心跳恢复为止。

(4) 人工呼吸:若患者无呼吸,应马上进行口对口人工呼吸2次。救护者先深吸一口气,捏住患者鼻子,对着患者的口将气吹入肺中,直到患者恢复呼吸。

(5) 家中只有一人救护时,每按压心脏30次以后,口对口吹气2次,且每2分钟检查1次颈动脉有无搏动。

(修订日期:2017－02－15)

第十节　心肌梗死溶栓的教育

一、溶栓的适应证

（1）无条件施行介入治疗或患者就诊延误，转送患者到可施行介入单位将会错过再灌注时机，如无禁忌，应立即行溶栓治疗。

（2）两个或两个以上相邻导联 ST 段抬高（胸导联≥0.2mV，肢导联≥0.1mV），或病史提示急性心肌梗死伴有左束支传导阻滞，起病时间＜12小时，患者年龄＜75岁。

（3）ST 段显著抬高二尖瓣关闭不全患者，年龄＞75岁，经慎重权衡利弊考虑。

（4）急性 ST 段抬高型心肌梗死，发病时间已经达12～24小时，但仍有进行性缺血性胸痛，广泛 ST 段抬高者也可考虑。

二、溶栓的禁忌证

（1）既往发生过出血性脑卒中，6个月内发生过缺血性脑卒中或脑血管事件。

（2）中枢神经系统受损，有颅内肿瘤或畸形。

（3）近期2～4周有活动性内脏出血。

（4）未排除主动脉夹层。

（5）入院时有严重且未控制的高血压＞180/110mmHg 或有严重高血压病史。

（6）目前正在使用的抗凝药物或已知有出血倾向。

（7）近期有2～4周创伤史，包括头部外伤；创伤性心肺复苏时间＞10分钟。

（8）近期有＜3周外科大手术；近期曾有不能压迫部位的大血管穿刺术。

三、溶栓药物的选择

溶栓药物的选择一般为尿激酶、链激酶和重组组织型纤维蛋白溶酶原激活剂（替奈普酶、阿替普酶）。

四、溶栓再通的标志

（1）心电图抬高的ST段于2小时内回降＞50%。

（2）胸痛2小时内基本消失。

（3）2小时内出现再灌注性心律失常。如短暂的加速性室性自主节律，房室或束支传导阻滞突然消失，或下后壁心梗的患者出现一过性的窦性心动过缓，窦性传导阻滞或低血压状态。

（4）血清CK－MB酶峰值提前出现（14小时内）等。

五、溶栓后并发症

（1）全身出血不止（如眼结膜出血、鼻出血、牙龈出血、消化道出血、尿道出血、呼吸道出血等）。

（2）脑出血。

（3）溶栓后无效，出现恶性心律失常，病情继续恶化。

（4）药物过敏。

（5）溶栓后再次发生梗死。

六、溶栓时的配合

（1）绝对卧床休息，注意保暖，有疼痛者及时告知护士予以止痛治疗；保持环境安静，勿受刺激。

（2）密切心电监护，观测生命体征、神志、尿量，保持静脉通路的畅通。

（3）密切观察是否发生并发症，如心脏破裂、室壁瘤、乳头肌功能失调或断裂、再次栓塞。

（4）供给足够的氧气，一般给予3～4L/min,病情稳定后持续吸氧1～2L/min。

（5）配备抢救物品、除颤仪、气管插管盘。

七、溶栓后的教育

（1）积极治疗高血压、高脂血症、糖尿病等。

（2）合理调整饮食，适当控制进食量，禁忌刺激性食物及戒烟酒，少摄入动物脂肪及胆固醇较高的食物。

（3）避免各种诱发因素，如紧张、劳累、情绪激动、便秘、感染等。

（4）注意劳逸结合，当病程进入康复期后可适当进行康复锻炼，锻炼过程中应注意观察是否有胸痛、呼吸困难、脉搏增快，甚至心律失常等。一旦出现血压及心电图的改变，应停止活动，并及时就诊。

（5）按医嘱服药，随身常备硝酸甘油等保护冠状动脉的药物，并定期门诊复查。

八、活动时间循序渐进

（1）急性期绝对卧床一周，保持静态，避免搬动；第二周可坐起和离床站立，可在室内行走。如心电图稳定，没有胸痛的患者活动时间可以提早。

（2）以有氧运动为主，如步行、慢跑、骑自行车、打太极拳等，以不引起任何不适、心率增加10～20次/分为准。若运动时心率增加超过20次/分、收缩压降低超过15mmHg或出现心律不齐，则应减少运动量，回到前一阶段。

（3）运动应有序、有度并持之以恒地进行。初始运动时间是6～10分钟，随着对运动的适应和心功能的改善，可逐渐延长每次运动持续时间至30～60分钟。

（修订日期：2017－02－15）

第十一节　大隐静脉曲张

下肢静脉曲张指仅涉及大隐静脉,浅静脉伸长、迂曲而呈曲张状态,多见于持久站立工作者、体力活动强度高者、久坐者。

一、引起静脉曲张的原因

静脉壁薄弱、静脉瓣膜缺陷及浅静脉内压升高,是引起浅静脉曲张的主要原因。静脉壁薄弱和静脉瓣膜缺陷,与遗传有关,长期站立、重体力劳动、妊娠、慢性咳嗽、习惯性便秘等后天因素,使瓣膜承受过度的压力而逐渐松弛,不能紧密关闭。

二、症状

主要表现:下肢浅静脉扩张、迂曲,下肢沉重、有乏力感。可出现踝部轻度肿胀和足靴区皮肤营养性变化(皮肤色素沉着、皮炎、湿疹、皮下脂质硬化和溃疡形成)。

三、主要治疗方法

1. 非手术治疗
患肢穿医用弹力袜使静脉处于萎瘪状态。避免久站、久坐,间歇抬高患肢。非手术疗法仅能改善症状。
2. 手术治疗
诊断明确且无禁忌证者都可施行手术治疗。

四、术前的准备

(1)患者必须树立战胜疾病的信心,减轻焦虑和不安,保持心情舒畅,以良好的心理状态迎接手术治疗。

（2）为减少术后因咳嗽而引起的切口疼痛，请患者必须戒烟、注意保暖，尽量少外出，避免感冒、咳嗽的发生。

（3）为全面了解患者的身体状况，评估患者的体质能否耐受手术治疗，患者需要做各方面的检查，如血、尿、粪、肝肾功能检查，心电图，胸片，B超等，请患者做好配合工作。

（4）术前一日护士会给患者做一些术前准备工作，如备皮、做皮试、发手术衣，指导有关注意事项（如取下假牙、金银首饰等）。患者如有药物过敏史，请务必告知护士。当日下午手术室护士、麻醉科医生会来会诊，所以请患者不要随意外出，如有需要请向主管医生、责任护士请假。

（5）请患者休息时抬高患肢30°，利于静脉淋巴回流，减轻水肿，注意保护患肢皮肤，避免搔抓外伤。

（6）患者术前需要做下肢静脉瓣膜功能试验、下肢深静脉回流试验，必要时做下肢静脉造影检查，以利于医生选择合适的手术方法，请患者积极配合。

（7）如患者同时还伴有小腿溃疡则要经药处理，待溃疡面感染基本控制后方可进行手术。

（8）夜间保证睡眠充足，精力充沛。如明晨手术，今晚八时起开始禁食，夜十二时开始禁饮；明天下午手术的话明晨摄入清淡饮食后开始禁食禁饮。

（9）术前10分钟需要准备带入手术室的药物、向患者核对等一些准备工作，患者需要和护士配合。

五、术后的注意事项

（1）大隐静脉高位结扎加抽剥术后用弹力绷带包扎，要求松紧适宜，太紧影响血运，可发生皮下出血，太松不能起压迫作用，以肢体有紧绷感，但足趾处无麻木、胀痛为宜，如有不适感，请及时反映。一般弹力绷带加压包扎2天后拆除膝关节以上部分。对膝关节以下部分绷带及切口敷料过一周后再拆除。建议拆除绷带后每日坚持穿着医用弹力袜并持续3～6个月，以防止下肢血液淤积，夜间休息时脱下。

（2）手术后请患者早期活动，次日可下地行走，以防下肢静脉血栓形成，但时间不宜过长。植皮者应卧床一周，休息时下肢抬高30°，且踝部垫枕，以利于下肢静脉回流，同时避免长久站立或过重体力劳动。3～6个月后需要长时间站立活动时建议穿着医用弹力袜，预防静脉曲张复发。

（3）若发现肢体肿胀、疼痛，瘀血或伤口渗血等情况，请报告医生及护士。

（4）术后患肢可能有轻度肿胀，为正常现象，通常2～8周可缓解。如肿胀较严重，可在睡觉时抬高患肢促进静脉回流。

（5）术后患侧腿迂曲、静脉变硬，皮肤下有结节，皮下可触及条索是术后早期改变，经3～6个月后可逐渐软化消失。

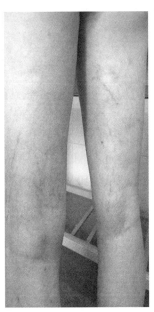 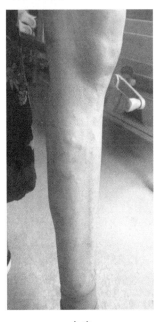 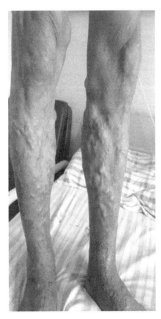

        轻度   中度   重度

（修订日期：2017 - 02 - 15）

第十二节 痔

痔是人类常见病、多发病，习惯称为痔疮。男女均可得此病，女性发病率高于男性，且任何年龄都可发病，在我国有"十人九痔"的说法。

一、病因

（1）生理解剖学原因：直肠静脉血液循环不畅。

（2）腹内压力增加：如腹内肿瘤、子宫肿瘤、卵巢肿瘤、前列腺肥大、妊娠、饮食过饱或蹲厕过久等，都可使腹内压增加，妨碍静脉的血液回流。

（3）肛门感染：如急慢性感染发炎。

（4）遗传因素：静脉壁先天性薄弱，抵抗力减低。

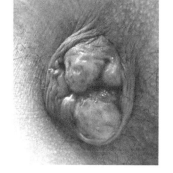

（5）职业因素：人久站或久坐，长期负重远行，影响静脉回流。

（6）局部刺激和饮食不节制。

二、一般表现

一般有排便时出血、肿块脱出、疼痛、瘙痒等表现。

三、住院后的注意事项

（一）术前

1. 心理调节

请患者务必保持情绪稳定，保证充足睡眠，以最佳的身心状态配合治疗。如果患者吸烟喝酒，请戒烟戒酒。

2. 肠道准备

为预防手术并发症，术前一日控制进食，中午进软食，多饮水，每日摄水

1500～2000mL以软化大便,晚上进流食。手术前晚护士将为患者灌肠,目的是清洁肠道,请患者不必紧张。

3. 皮肤准备

如果患者感觉到肛门部疼痛不适,可用热水坐浴,以改善局部血液循环,减轻疼痛。保持肛门清洁,每次便后用高锰酸钾溶液坐浴。

(二)术后

1. 观察

术后可能会出血较多,请患者及患者的家属注意观察伤口有无出血。如果患者出现面色苍白、出冷汗、头昏、心慌,并有肛门下坠、胀痛和急迫排便感,且排便时排出大量鲜血和血块,请立即报告医生或护士,以便于及时止血治疗,避免出血加重导致失血性休克。

2. 疼痛护理

手术后切口引起疼痛,有时伤口内敷料填塞过多也可加剧伤口疼痛。请患者如实向医生及护士表达疼痛程度,必要时吃止痛药。

3. 饮食

请患者在护士的指导下进食。术后摄入无渣或少渣半流质食物,如豆腐、粉丝、土豆泥等,同时适当增加菜汤或果汁,补充维生素C。

4. 坐浴指导

坐浴后按需更换敷料,即遵循"排便→坐浴→换药"的顺序。护士将教患者正确配制坐浴溶液的方法,即用高锰酸钾片(规格:0.1g/片或0.2g/片)配制成1:5000的高锰酸钾溶液(0.1g规格的每片放500mL水,0.2g规格的每片放1000mL水),一般配制2000～3000mL。用工具将高锰酸钾片搅拌使其充分溶解,勿用手直接搅拌,以防止手部皮肤着色和灼伤。坐浴水温一般以43～46℃为宜,时间是每次20～30分钟,保证肛门部伤口浸入溶液内。

5. 排尿指导

由于麻醉及手术原因,患者可能会出现排尿困难,请不要紧张,护士会指导患者采用热敷、按摩、听水声等方法诱导排尿,且多数患者经诱导可自行排尿。若上述方法无效,可插导尿管排出尿液,减轻不适感。

四、出院后的注意事项

(1)出院后患者可以正常工作和学习,避免劳累,避免长期静坐,适当加强运动,以促进肠蠕动和血液回流。饮食要有规律,多摄入新鲜蔬菜和水果,多饮水。养成定时排便的习惯,保持大便通畅,预防疾病复发。

（2）积极治疗咳嗽等使腹内压增加的因素。

（3）可以用自我按摩的方法改善肛门局部血液循环。一种方法是有意识地向上收缩肛门,早晚各1次,每次做30个。这是一种内按摩的方法,经常运用可以改善静脉回流,对于痔疮预防和自我治疗均有一定作用。另外一种是临睡前用手自我按摩尾骨尖的长强穴,每次5分钟,可疏通筋络,改善肛门血液循环。

（4）注意孕期保健。妇女妊娠后可致腹压增高,特别是妊娠后期,此种情况在胎位不正时尤为明显。因此,怀孕期间应定时去医院复查,遇到胎位不正时,应及时纠正。怀孕期间应适当增加活动,避免久站、久坐,并注意保持大便的通畅。每次大便后用温水熏洗肛门局部,改善肛门局部血液循环,这对于预防痔疮是十分有益的。

（5）如果患者在伤口未完全愈合时出院,请患者出院后坚持便后用1∶5000的高锰酸钾溶液或温水坐浴,同时观察伤口愈合情况,如发现局部有出血、便血、红肿、疼痛等,请及时复诊。

（修订日期:2017 - 02 - 15）

第十三节 冠状动脉介入治疗知识教育

冠状动脉造影是诊断冠状动脉粥样硬化性心脏病(冠心病)的一种常用且有效的方法,是一种较为安全可靠的有创诊断技术,现已广泛应用于临床,被认为是诊断冠心病的"金标准"。

一、适应证

(1)不明原因的胸痛,无创性检查不能确诊,临床怀疑冠心病。

(2)不明原因的心律失常,如顽固的室性心律失常或新发传导阻滞,有时需冠状动脉造影排除冠心病。

(3)不明原因的左心功能不全,主要见于扩张型心肌病或缺血性心肌病,两者鉴别往往需要行冠状动脉造影。

(4)经皮冠状动脉介入治疗或冠状动脉旁路移植术后复发心绞痛。

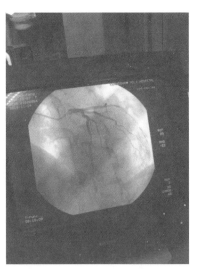

(5)先天性心脏病和瓣膜病等重大手术前,年龄>50岁,易合并有冠状动脉畸形或动脉粥样硬化,可以在手术的同时进行干预。

(6)无症状但疑有冠心病或某些职业人员(如飞行员、汽车司机、警察、运动员及消防队员等)。

二、禁忌证

(1)对碘或造影剂过敏。

(2)有严重的心肺功能不全、不能耐受手术者。

（3）未控制的严重心律失常，如室性心律失常。

（4）电解质紊乱。

（5）严重的肝、肾功能不全者。

三、术前准备

（1）做碘过敏试验：因为造影剂是一种含碘的溶液，有些患者对碘过敏，所以检查前要做碘过敏试验。

（2）在检查当天早上禁食，但可以服药。如果患者的检查安排得比较晚，可以摄入适量早餐。

（3）检查前取下身上所有饰品，当天早上请换上手术衣裤，解好大小便，在病房等待。

（4）常规做好左手留置针穿刺。

（5）心理护理：请患者不要担心和害怕，检查部位不切开皮肤，只用穿刺针进行，而且局部会使用麻药。患者的感觉和平时打针差不多，不会很痛。但在操作过程中，若有胸闷、胸痛等不适，请及时告诉医生。

（6）冠状动脉造影的血管入路：冠状动脉造影多取四肢动脉为入路，尤其是经皮穿刺桡动脉最常用，也可穿刺股动脉或肱动脉。

四、术后的常规处理

（1）检查后需要一名陪护（家属或保姆均可）协助患者。

（2）穿刺侧腕关节制动6小时，6小时后松开加压包扎的绷带。抗凝剂应用较多者制动24小时，术后4小时松1次绷带，24小时后解除，如使用桡动脉加压器的于术后1小时 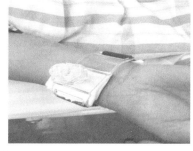 松1次，连续松5次，24小时后解除桡动脉加压器。

（3）检查后若有头晕、心悸、出汗、打哈欠、穿刺部位出血或有瘀斑，请及时告诉医生或护士。

（4）检查后少量多次饮开水，以使造影剂尽快排出，可摄入易消化食物。

五、药物指导

1. 阿司匹林肠溶片

口服剂量100mg,遵医嘱服药。作用:抑制血小板聚集。不良反应:胃肠道出血、口腔黏膜出血、眼出血、颅内出血等。服药时间:早饭后服用。

2. 氯吡格雷

作用:抑制血小板聚集。不良反应:胃肠道出血、眼出血、颅内出血、腹泻等。服药时间:不宜空腹服用,一般要求坚持服用9个月至1年,必要时加用胃黏膜保护剂,如奥美拉唑。长期使用此种抗血小板药物,可减少血液内各种物质在病变部位的沉积,进而减少病变的再狭窄。

3. 他汀类药

他汀类药如阿托伐他汀等,口服剂量根据医嘱执行。作用:降低胆固醇。不良反应:肝功能受损、横纹肌溶解等。服药时间:宜在睡前服用,注意定期复查肝、肾功能。严格控制血脂水平,可以延缓冠脉斑块的形成,可有效防止冠心病的复发。

六、健康指导

(1)合理安排饮食。饮食宜清淡,避免油腻饮食,晚饭的量宜少,少食甜食。限制饮食,每餐保持在八分饱即可。烹调菜肴时,应尽量不用猪油、黄油、骨髓油等动物油,最好用花生油、豆油、菜籽油等植物油。应尽量减少肥肉、动物内脏及蛋类的摄入,增加不饱和脂肪酸含量较多的海鱼、豆类的摄入。可适当摄入一些瘦肉、鸡肉、鱼肉。

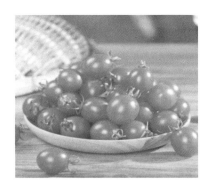

(2)高血压是冠心病的重要危险因素,因此要控制饮食中能引起血压升高的物质的量,例如盐摄入得越多,血压就越高。冠心病患者饮食宜清淡,对于盐的摄入量每人每天以不超过6g为宜,提倡多摄入新鲜蔬菜水果,以提高膳食中钾、钙及纤维素的含量。蔬菜中含有大量的果酸,果酸有降低胆固醇的作用。

(3)患者应戒烟、戒酒,不饮浓茶和浓咖啡。吸烟不但与冠心病的发生发展密切相关,而且是介入术后支架再狭窄的独立危险因素。吸烟使血液中的一氧化碳浓度上升,血液携氧能力下降,血小板聚集,易引发冠心病,故患者必须戒烟。大量饮酒能引起肝硬化,影响肝脏功能,使脂肪代谢紊乱,促使动脉粥样硬化。

（4）如出现胸痛、胸闷、出汗、气短、头晕或虚弱、心慌、心悸(有心跳不规则感),立即来院就诊。

（修订日期:2017 – 02 – 15）

第十四节　心脏起搏器植入知识教育

一、心脏起搏器植入术的定义

心脏起搏器植入术是将人工心脏起搏系统(脉冲发生器和电极导线)植入到人体内,经电极导线将脉冲发生器的电流引入心脏,刺激心脏兴奋,继而收缩产生跳动,恢复泵血功能的一种手术。

二、哪些患者应做心脏起搏器植入术

1. 房室传导阻滞

具有三度房室传导阻滞和进展性二度房室传导阻滞的患者,有心动过缓症状的二度房室传导阻滞患者。

2. 慢性双束支和三束支阻滞

表现为间歇性三度房室传导阻滞及二度Ⅱ型房室传导阻滞的患者,交替出现的束支传导阻滞的患者。

3. 急性心肌梗死

急性心肌梗死后的持续性二度房室传导阻滞伴随双侧束支传导阻滞,或三度房室传导阻滞的患者。

4. 窦房结功能不全

有心动过缓症状的窦房结功能障碍,包括频发窦性停搏在内的患者。有症状的窦房结功能不全患者。

5. 其他

(1) 特发性窦房结功能障碍,心率<40次/分,症状和心动过缓之间有明确关系的患者。

(2) 有不能解释的晕厥,但窦房结功能不全已确诊,或在电生理检查时可被诱发的患者。

（3）血管迷走性晕厥的患者,由颈动脉刺激引起的复发性晕厥的患者。在无抑制窦房结和房室传导药物治疗的情况下,很轻的颈动脉窦压迫可导致心室停搏>3秒者。

三、起搏器的类型

（1）单腔起搏器:起搏电极导线单独植入心房或心室。

（2）双腔起搏器:起搏电极导线分别植入心房和心室。

（3）多腔起搏器:起搏电极导线除常规植入右心房和右心室外,通常尚需通过心脏静脉植入电极导线以分别起搏左心房和(或)左心室。

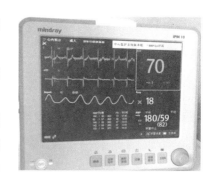

四、术前宣教

（1）安装起搏器前一天,请患者在床上训练使用便盆或尿壶,因为术后要绝对卧床。

（2）为防止感染,局部皮肤备皮。根据手术时间安排,禁食4小时,换好手术衣裤。

五、术后宣教

（1）卧床24～48小时,术侧肩关节制动3天,但要活动腕关节和肘关节。24小时后可在床旁活动,1周后再逐渐增加活动量,抬臂、扩胸或"爬墙"。

（2）沙袋压迫6～8小时,必要时遵医嘱延长压迫时间。

（3）心电监护,监测起搏和感知功能。

（4）饮食以清淡、易消化为主,保持大便通畅。

（5）预防感冒,防止剧烈咳嗽使电极移位。

六、出院宣教

（1）保持良好的生活习惯,合理安排生活,心情要开朗、乐观,保持情绪稳定,少生气,戒烟酒,进食不宜过饱,保证充足睡眠。应细心保护埋置起搏器处的皮肤,避免外力撞击,否则会影响起搏器的寿命。

(2)教会患者自测脉搏,测脉搏时应示指、中指、无名指三指并拢,用指腹轻轻按压所触的动脉,以能清楚触到脉搏为宜,时间至少1分钟。如果出现脉搏与心率不一致,或出现与安装起搏器前相同的症状,如头晕、眩晕、胸痛、气促、呃逆、抽搐等,应立即就医。或者穿刺处伤口出现发热、疼痛或有液体流出等症状,也应尽快与医生联系。

(3)术后1~3个月要避免剧烈的运动,可适当进行日常工作和家务活动,也可选择适当的体育锻炼,如散步、慢跑、练气功、种花等低强度活动。手术侧肢体要避免高举、大幅度活动,以避免脉冲发生器和导线发生移位。3~6个月后,体质好的中青年可恢复工作,老年患者如不合并其他严重的心脏病,活动量以不出现气促、胸闷、胸痛和下肢浮肿为度。

(4)坚持必要的药物治疗,治疗心脏的原发病。心脏起搏器不能根治心脏的原发病,因而患者不能麻痹大意,仍需服用冠心病、高血压病等的药物。

(5)术后1个月、3个月、半年、1年时应联系医生随诊起搏器的工作情况,此后每半年或1年随诊1次。在起搏器应用6~7年后,应每半年或3个月随诊1次,听从医生意见决定是否更换起搏器。

(6)高、低频电器工作时会抑制起搏器发放脉冲,使起搏器停止工作,一般家庭电器如冰箱、微波炉等不会影响起搏器,但应避免与身体有直接震动或接触、会发出电磁波的电器,如电动按摩床、电钻、电磁炉、剪草机或电热毯等。不要靠近工作中的电磁理疗仪、电气烧灼仪等,补牙不宜用电钻,不宜做频谱或电磁波等理疗。

(7)尽量不要靠近高磁场的区域,如有大型电机、变电站、雷达天线、电视广播发射天线、高压电缆或工业磁铁等的区域。

(8)一些医疗设备如手术电刀、心脏除颤器、伽马射线仪器、透热疗法仪器以及冲击碎石仪器和经皮电刺激仪等可能会影响起搏器工作,治疗前应向医师讲明安装起搏器情况。除了特殊的磁共振相容的起搏器外,其他所有安装过起搏器的患者都禁止做磁共振检查。

(9)现在市面上的移动电话一般不会影响心脏起搏器工作,但为安全起见,使用移动电话时应使移动电话距离心脏起搏器15cm以上,尽量应用安装起搏器侧的对侧接听电话。

(10)若患者安装的起搏器设有夜间心跳变慢的功能,当患者所到访的国家与患者原居住地有时间上的差异,在出国前应向医生咨询并调整起搏器。

（11）应妥善保存患者的心脏起搏器植入卡,由于心脏起搏器由金属制成,当过飞机安检时应出示心脏起搏器植入卡以证明。另外,若有突发事件,起搏器植入卡可使医务人员了解患者的资料以作出正确的判断。

（修订日期:2017 - 02 - 15）

第十五节　支架植入术知识教育

一、定义

经皮冠状动脉介入治疗(percutaneous coronary intervention,PCI),是指经心导管技术疏通狭窄甚至闭塞的冠状动脉管腔,从而改善心肌血流灌注的治疗方法。

二、适应证

对于慢性稳定型冠心病有较大范围心肌缺血证据的患者,介入治疗是缓解症状的有效方法之一。

对于不稳定心绞痛和ST段抬高型心肌梗死的高危患者,提倡尽早介入治疗。

对于急性ST段抬高型心肌梗死患者,早期治疗的关键在于开通梗死相关血管,尽可能挽救濒死心肌,降低患者急性期的死亡风险并改善长期预后。

急诊PCI一般在急性心肌梗死发病12小时内进行。

三、禁忌证

(1)只有小面积的缺血心肌。

(2)缺乏客观缺血证据。

(3)预测病变扩张成功率低。

(4)有严重的心肺功能不全、不能耐受手术者,或有未得到控制的严重心律失常,如室性心律失常、电解质紊乱。

(5)严重的肝、肾功能不全者。

四、术前准备

1. 完善检查

实验室检查、胸片、超声心动图。

2. 穿刺部位准备

穿刺股动脉应检查两侧足背动脉搏动情况并标记,以便术中、术后观察对照。留置针避免出现在术侧上肢。

3. 术前用药

术前口服抗血小板聚集药物如阿司匹林肠溶片和氯吡格雷;术前一夜可向医务人员索要安眠药物,以保证充足睡眠;术前行碘过敏试验。

4. 配合训练

指导患者进行呼吸、闭气、咳嗽训练,以便术中其能顺利配合手术。进行床上排便、排尿训练,避免术后因卧位不习惯引起的排泄困难。

5. 饮食护理

术前无须禁食,术前一餐以六成饱为宜,防止进食过饱造成的术中呕吐、误吸。可进食米饭、面条等,不宜摄入牛奶、海鲜和油腻食物,以免术后卧床出现腹胀或腹泻。

6. 心理护理

请患者不要担心和害怕,检查部位不切开皮肤,只用穿刺针进行,而且局部会使用麻药。患者的感觉和平时打针差不多,不会很痛。但在操作过程中,若有胸闷、胸痛等不适,请及时告诉医生。

五、PCI的血管入路

PCI多取四肢动脉为入路,尤其是经皮穿刺桡动脉最常用,也可穿刺股动脉或肱动脉。

六、PCI术后的常规处理

(1) 心电监护:监测血压、心律、心率的变化。

(2) 行12导联心电图,与术前对比。

(3) 检查后需要1名陪护(家属或保姆均可)以协助患者。

(4) 穿刺侧腕关节制动6小时,6小时后松开加压包扎的绷带。抗凝剂应用较多者制动24小时,术后4小时松1次绷带,24小时后解除,如使用桡动脉加压器的于术后1小时松1次,连续松5次,24小时后解除桡动脉加压器。经股动脉行PCI术后患者卧床24小时,避免做屈髋动作。

(5)观察术侧末梢皮肤颜色、温度及动脉搏动情况,观察穿刺处有无渗血、血肿。

(6)术后鼓励患者多饮水,以加速造影剂排泄;指导患者合理饮食,少量多餐,避免过饱;保持大便通畅,勿用力屏气。

(7)抗凝治疗的护理:术后常规给予低分子肝素针,注意有无出血倾向。

七、药物指导

1. 阿司匹林肠溶片

口服剂量100mg,遵医嘱服药。作用:抑制血小板聚集。不良反应:胃肠道出血、口腔黏膜出血、眼出血、颅内出血等。服药时间:早饭后服用。

2. 氯吡格雷

作用:抑制血小板聚集。不良反应:胃肠道出血、眼出血、颅内出血、腹泻等。服药时间:不宜空腹服用,一般要求坚持服用9个月到1年,必要时加用胃黏膜保护剂,如奥美拉唑。长期使用此种抗血小板药物,可减少血液内各种物质在病变部位的沉积,进而减少病变的再狭窄。

3. 他汀类药

如阿托伐他汀等,口服剂量根据医嘱执行。作用:降低胆固醇。不良反应:肝功能受损、横纹肌溶解等。服药时间:宜在睡前服用,注意定期复查肝、肾功能。严格控制血脂水平可以延缓冠脉斑块的形成,还可有效地防止冠心病的复发。

4. 注意事项

阿司匹林和氯吡格雷是非常重要的预防支架血栓的药物,绝不能自行停服,必须询问手术专家后再进行调整。

八、健康指导

(1)合理安排饮食。饮食宜清淡,避免油腻饮食,晚饭的量宜少,少食甜食。限制饮食,每餐保持在八分饱即可。烹调菜肴时,应尽量不用猪油、黄油、骨髓油等动物油,最好用花生油、豆油、菜籽油等植物油。应尽量减少肥肉、动物内脏及蛋类的摄入,多摄入不饱和脂肪酸含量较多的海鱼、豆类。可适当摄入瘦肉、鸡肉、鱼肉。

（2）高血压是冠心病的重要危险因素,因此要控制饮食中能引起血压升高的物质的量,例如盐摄入得越多,血压就越高。冠心病患者饮食宜清淡,盐的摄入量以每人每天以不超过6g为宜,提倡多摄入新鲜蔬菜水果,以提高膳食中钾、钙及纤维素的含量。蔬菜中含有大量的果酸,果酸有降低胆固醇的作用。

（3）患者应戒烟、戒酒,不饮浓茶和浓咖啡。吸烟不但与冠心病的发生发展密切相关,而且是介入术后支架再狭窄的独立危险因素。吸烟使血液中的一氧化碳浓度上升,血液携氧能力下降,血小板聚集,易引发冠心病,故患者必须戒烟。大量饮酒能引起肝硬化,影响肝脏功能,使脂肪代谢紊乱,促使动脉粥样硬化发生。

（4）患者根据病情和自身的情况选择适合自己的运动方式,如散步以每次45分钟至1小时为宜,活动时的心率控制在120次/分以下。打太极拳适合于合并高血压的冠心病患者。不提倡冬季清晨散步。

（5）复查时间:术后每1、3、6、9个月复查血、尿、便常规,凝血功能、血脂和离子水平。长期口服抗血小板药物(氯吡格雷等)可能引起血细胞下降,因此定期抽血化验是必需的。术后9～12个月复查冠脉造影检查,以了解手术部位是否再狭窄或有新发现的血管狭窄现象。

（6）如出现胸痛、胸闷、出汗、气短、头晕或虚弱、心慌、心悸(有心跳不规则感),立即来院就诊。

（修订日期:2017－02－15）

第四章
消化系统疾病教育

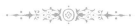

第一节　上消化道出血

一、定义

上消化道出血是指 Treitz 韧带以上的消化道，包括食管、胃、十二指肠、胰、胆道病变引起的出血，以及胃空肠吻合术后的空肠病变出血。出血的原因可为上消化道疾病或全身性疾病。

二、发生原因

（1）胃肠道局部病变：如消化性溃疡、急性胃黏膜病变、恶性肿瘤、糜烂性胃炎、门脉高压性胃病等。

（2）出血性疾病：如过敏性紫癜、血友病、白血病等。

（3）感染性疾病：胆道感染性出血等。

三、住院期间的注意事项

1. 体位与保持呼吸道通畅

大出血时患者取平卧位并将下肢稍抬高。呕吐时头偏向一侧，防止窒息或误吸，保持呼吸道通畅。

2. 饮食指导

（1）饮食治疗原则：急性大出血伴恶心、呕血者应禁食。少量出血无呕血者，可摄入温凉、清淡流质。出血停止后改为营养丰富、易消化、无刺激性的半流质、软食，少量多餐，逐步过渡到正常饮食。

（2）少量多餐，定时定量：每天5～7餐，每餐量不宜多。少量多餐可中和胃酸，减少胃酸对溃疡面的刺激，又可供给营养，有利于溃疡面的愈合。

（3）减少刺激性食物：禁食一些对胃黏膜有损伤、增加胃酸分泌的食物，如粗粮、芹菜、韭菜、雪菜、竹笋及干果等，还有咖啡、浓茶、烈酒、浓肉汤等；禁食易产气的食物,如地瓜、土豆、过甜的点心等;禁食生冷食物,如大量冷饮、凉拌菜等;禁食坚硬的食物,如腊肉、火腿、香肠、蚌肉等;禁用强烈刺激性的调味品,如胡椒粉、咖喱粉、芥末、辣椒油等。

(4)选择细软、易消化的食物:如牛奶、鸡蛋、豆浆、鱼、瘦肉等,经加工烹煮使其变得细软、易消化,对胃肠无刺激。选择易消化的食物,如粥、面条、馄饨等。

(5)烹调方法:患者所吃的食物必须切碎煮烂。可选用蒸、煮、软烧、烩、焖等烹调方法,不宜用油煎、炸、爆炒、醋熘、凉拌等方法加工食物。

(6)其他:进食时应心情舒畅、细嚼慢咽,有利于消化。

3. 休息与活动

少量出血者应卧床休息。大出血者绝对卧床休息,采取合适体位并定时变换体位,注意保暖。病情稳定后,逐渐增加活动量。

4. 安全护理

轻症患者可起身活动,可上厕所。但应注意有活动性出血时,患者常因有便意而至厕所,在排便时或便后起立时晕厥。患者坐起、站起时应动作缓慢,出现头晕、心慌、出汗时立即卧床休息并告知护士;必要时由护士陪同如厕或暂时改为在床上排泄。对重症患者应多巡视,用床栏加以保护。

5. 生活护理

限制活动期间,协助患者完成个人日常生活活动,例如进食、口腔清洁、皮肤清洁、排泄。卧床者特别是老年人和重症患者注意预防压疮。呕吐后及时漱口。排便次数多者注意肛周皮肤的清洁和保护。

四、出院后的注意事项

1. 养成健康的生活习惯

注意饮食卫生和饮食的规律;摄入营养丰富、易消化的食物;避免过饥或暴饮暴食;避免粗糙、刺激性食物,或过冷、过热、产气多的食物、饮料;应戒烟、戒酒。

生活起居有规律,劳逸结合,保持乐观情绪,保证身心得到休息;避免长期精神紧张、过度劳累。

2. 在医生指导下用药,以免用药不当

3. 适当进行体育锻炼,增强体质

4. 识别出血并及时就诊

患者及家属应学会早期识别出血征象及应急措施:出现头晕、心悸等不适,或呕血、黑便时,立即卧床休息,保持安静,减少身体活动;呕吐时取侧卧位以免误吸,并立即送医院治疗。

5. 原有症状加重者,要引起警惕,及时就医

6. 慢性病者定期门诊复查

(修订时间:2017 - 02 - 15)

第二节　消化性溃疡

消化性溃疡主要指发生于胃和十二指肠的慢性溃疡,即胃溃疡和十二指肠溃疡。

一、表现

(1)腹痛:上腹部疼痛,可为钝痛、灼痛、胀痛甚至剧痛,或呈饥饿样不适感。疼痛部位多位于中上腹部,偏右或偏左。

(2)反酸、恶心、呕吐、食欲减退等消化不良症状。

(3)失眠、多汗、脉缓等自主神经功能失调表现。

二、发生原因

(1)长期饮浓茶、烈酒,食用过冷、过热、过于粗糙的食物。

(2)长期服用大量非甾体消炎药,如阿司匹林、吲哚美辛(消炎痛)等,另外烟草中的尼古丁可破坏吸烟者的胃黏膜屏障或影响胃黏膜的血液循环。

(3)幽门螺杆菌感染。

(4)其他疾病影响:心力衰竭、肝硬化、糖尿病、甲状腺疾病、胃癌、胃息肉等。

三、并发症

(1)出血。出血是消化性溃疡最常见的并发症,轻者表现为黑便、呕血,重者可出现周围神经衰竭,甚至低血容量性休克,应积极抢救。

(2)穿孔。剧烈腹痛,多自上腹开始迅速蔓延至全腹,腹肌强直,有明显压痛和反跳痛,肠鸣音减弱或消失,部分患者出现休克,往往表现为腹痛规律发生改变,变得顽固而持久,疼痛常放射至背部。

(3)幽门梗阻。患者可感上腹部饱胀不适,疼痛于餐后加重,且有反复大量呕吐,呕吐物为酸腐味的宿食,大量呕吐后疼痛可缓解。

（4）癌变。

四、健康指导

1. 生活方面的注意问题

精神因素对溃疡病的发生、发展有一定影响,所以日常要保持乐观情绪,生活规律,注意劳逸结合,避免过劳、紧张,按时进餐,保持消化道的正常功能。

2. 饮食方面的注意问题

（1）细嚼、慢吞,使食物与唾液充分搅拌,有利于稀释或中和胃酸。

（2）溃疡活动期少量多餐,每日4～5餐。避免餐间吃零食和睡前进食,病情稳定时三餐餐间不吃零食。

（3）饮食注意营养,选择有营养、易消化的食物,如小米粥、面条、馄饨、鱼、蛋汤、豆腐等。应避免食用机械性和化学性或刺激性强的食物,如生、冷、硬、粗纤维多的蔬菜、水果,如洋葱、韭菜、芹菜等。

（4）溃疡活动期禁酒,禁高脂、咖啡、浓茶等食物。

（5）进食不宜过饱,临睡前不饱餐,防止胃酸分泌过多。

五、出院后的注意事项

1. 养成健康的生活习惯

（1）避免暴饮暴食或不规则进食,刺激性食品以及偏食,进食过快、过烫、过冷等不良饮食习惯。

（2）养成定时、定量进餐的好习惯,避免过量甜食及过度饱餐。

（3）减少精神负担,保持乐观情绪。

（4）戒烟酒。

2. 正确服用药物

服药方法:十二指肠球部溃疡坚持服药6周为1个疗程,胃溃疡坚持服药8周为1个疗程,按医嘱用药。溃疡病要在医师指导下治疗,症状缓解后仍需坚持一段时间维持治疗,预防本病复发,定期复诊。切记治疗期间慎用或禁用某些解热镇痛药,如消炎痛、阿司匹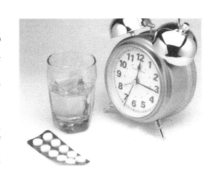

林及肾上腺皮质激素类药物。

3. 患者出院后需要急诊就医的情况

如再出现反酸、嗳气、上腹痛,发现黑便,呕吐物咖啡色或上腹胀,呕吐隔餐食物或突然剧痛且药物不缓解,均要急诊就医,以免延误病情。

（修订时间：2017 - 02 - 15）

第三节　慢性胃炎

慢性胃炎是指不同病因引起的慢性胃黏膜炎性病变或萎缩性病变。

一、一般表现

嗳气、呃逆、食欲不振、恶心、呕吐、反酸、胃灼热等。少数患者还可伴有精神神经系统症状,如精神紧张、心情烦躁、情绪低落、失眠、心悸、健忘等。

二、发生原因

1. 幽门螺杆菌感染

多见于急性胃炎之后,胃黏膜病变经久不愈而发展为慢性浅表性胃炎。主要指幽门螺杆菌感染。

2. 刺激性物质

长期饮烈性酒、浓茶、浓咖啡等刺激性物质,可破坏胃黏膜保护屏障而发生胃炎。

3. 药物

有些药物如保泰松、消炎痛、辛可芬及水杨酸盐、洋地黄等可引起慢性胃黏膜损害。

4. 口腔、咽部的慢性感染

三、如何保护胃

记住以下六点,要时刻保护自己的胃。

1. 定时定量

每日三餐定时,到了规定时间,不管肚子饿还是不饿,都应主动进食,避免过饥或过饱,使胃保持有规律的活动。

2. 温度适宜

饮食的温度应以"不烫不凉"为度,否则,过烫过冷的食物进入胃部之后,都会刺激胃黏膜,久而久之,易引发胃病。

3. 细嚼慢咽

对食物充分咀嚼,使食物尽可能变"细",以减轻胃的工作负担。咀嚼的次数愈多,随之分泌的唾液也愈多,这对胃黏膜有保护作用。

4. 饮水择时

最佳的饮水时间是早晨起床空腹时及每次进餐前1小时。餐后立即饮水会稀释胃液,汤泡饭也会影响食物的消化,导致腹胀。

5. 多甘多暖

甘味食物能滋补脾胃,比如山药、小米、南瓜等食物,都具有很好的补益脾胃的作用,且可以提高免疫力。

6. 适当补充维生素C

维生素C对胃有保护作用,胃液中保持正常的维生素C的含量,可有效发挥胃的功能,保护胃部,增强胃的抗癌力。

四、饮食上的注意事项

(1) 戒刺激性的食物(咖啡、酒、肉汁、辣椒、芥末、胡椒等),刺激性的食物会刺激胃液分泌或是使胃黏膜受损。

(2) 戒酸性食物(凤梨、橙子、橘子等),酸性食物宜在饭后1小时后食用,可减轻对胃黏膜的刺激。

(3) 戒产气性食物(萝卜、土豆、红薯、汽水、可乐等),产气性食物会引起腹胀不适。

(4) 戒辛辣刺激性的食物(辣椒、花椒、大蒜等)、油炸的食物(炸鸡、烧烤等)及生冷食物(冰淇淋等从冰箱中取出的食物)等。

(5) 戒含纤维较多的食物,如豆类和豆制品、蔗糖、芹菜、韭菜等。一定要忌食花生,花生会引起严重的消化不良,使症状加重。

(6) 饮食宜多摄入些高蛋白食物(牛肉、鸡蛋、鱼虾等)及高维生素食物(番茄、油菜、菠菜、胡萝卜等)。

(7) 饮食宜清淡。可以用蒸、熬、煮、烩等方法烹调食物,将食物煮熟,使之易消化。

五、日常指导

（1）急性发作时应注意卧床休息，减少活动，请勿紧张。病情缓解后，可适当锻炼，如慢跑、练瑜伽、游泳，以增强机体免疫力。注意保暖。

（2）每日晨起、睡前、进食前后刷牙或漱口，保持口腔清洁，可增加食欲。

（3）避免服用大量对胃黏膜有刺激的药物，如阿司匹林、去痛片等药物，否则会增加胃病复发机会。

（4）出院后，保持生活规律，劳逸结合，注意饮食卫生和营养，养成有规律的饮食习惯。遵医嘱服药，定期复查。

（修订时间：2017 - 02 - 15）

第四节 食管癌

食管癌是临床上常见的一种消化道恶性肿瘤,主要是鳞状上皮癌,其次是腺癌,还有少量癌肉瘤和未分化癌等。食管癌以胸中段发生最多,约占半数;下段次之;上段发生最少。病理形态上分5型,即髓质型、溃疡型、伞型、缩窄型和腔内型。

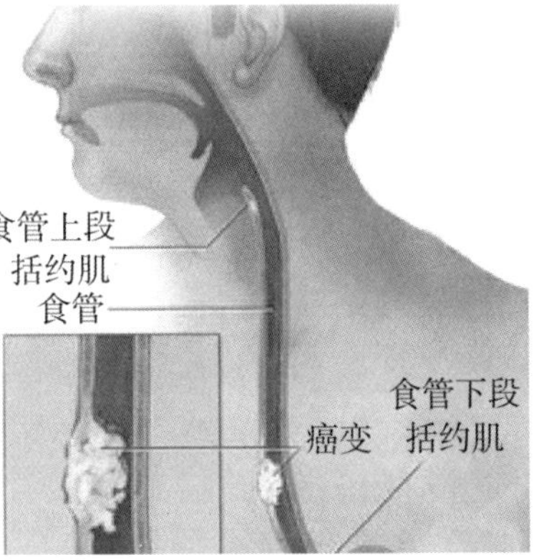
食管上段
括约肌
食管
食管下段
括约肌
癌变

一、发生原因

我国是食管癌高发地区之一,男多于女,发病年龄多在40岁以上。食管癌的病因至今尚未明确,可能与下列因素有关:(1) 化学物质,如长期食用亚硝胺含量较高的食物;(2) 生物因素,如真菌;(3) 缺乏某些微量元素,如钼、铁、锌、氟、硒等;(4) 缺乏维生素,如维生素A、维生素B_2、维生素C;(5) 嗜烟酒、过烫和过硬的食物,口腔不洁、有炎症或创伤等慢性刺激;(6) 遗传易感因素等。

二、一般表现

早期症状常不明显,但在吞咽粗硬食物时可能有不同程度的不适感觉,包括咽下食物哽噎感,胸骨后烧灼样、针刺样或牵拉摩擦样疼痛。食物通过缓慢,并有停滞感或异物感。哽噎停滞感常通过吞咽口水后缓解消失。症状时轻时重,进展缓慢。中晚期时表现为进行性咽下困难,先是难咽干的食物,继而是半流质食物,最后水和唾液也不能咽下。

三、术前的注意事项

1. 饮食调理

宜选择高蛋白、高热量、高维生素流质或半流质饮食(如奶、蛋等),观察进食反应。若感到食管黏膜有刺痛时,可给予清淡无刺激的食物;若不易摄入较大、较硬的食物,可食半流质或水分多的固体食物,如酸乳酪、香蕉等。仅能摄入流质而营养状况较差者遵医嘱接受静脉营养。

2. 消化道准备

(1)保持口腔清洁:口腔是消化道的起始部分,是食管的门户,口腔内细菌可随食物或唾液进入食管,在梗阻或狭窄部位停留、繁殖,易造成局部感染,影响术后吻合口愈合,因此,进食后应及时漱口,如有口腔疾病,应积极治疗。

(2)术前3日改流质饮食,术前一日禁食。

(3)术前晚清洁灌肠,术日晨常规留置胃管。

(4)其他准备:除剔除腋毛和胸部皮肤准备外,有时还需准备颈部和腹部皮肤。术前常规交叉配血。

3. 术前戒烟

术前戒烟2周,可减少呼吸道分泌物,防止术后肺炎、肺不张等并发症,有利于术后恢复。

4. 术前练习

(1)深呼吸:取半卧位或坐位,闭嘴用鼻子尽最大力气吸气后憋气1~3秒,呼气时缩唇成鱼嘴样,让气体从鱼嘴状口唇缓慢呼出,呼吸比例为吸:呼=1:(2~3),尽量做到深吸慢呼,每天锻炼2~4次,7~8分钟/次。

(2)咳嗽的技巧:深吸气后憋气1~3秒,然后张口收缩腹部用力咳嗽。

5. 练习床上使用便器

练习床上使用便器,以备术后卧床期间排大便。

四、术后的注意事项

1. 术后当天

(1)手术结束后回病房,去枕平卧,头偏向一侧,6小时后垫枕头,床头抬高15°~30°。

(2)术后给予心电监护,观察血压、心率、氧饱和度变化。正常值:血压(90~140)/(60~90)mmHg,心率60~100次/分,呼吸16~24次/分,血氧饱和度在95%以上。监测体温变化,体温在38.5℃以下均属正常,因为有外科吸收热。

(3)术后给予吸氧,3~4升/分,注意观察患

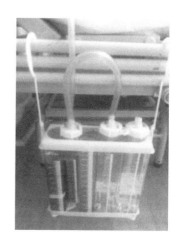

者呼吸情况,不要让患者自己调节氧气表。

(4)术后将留置胸腔引流管、尿管,防止脱出、牵拉、折叠、堵塞,且翻身或下床时妥善安置。胸腔引流瓶距伤口60~100cm,1小时左右挤压1次。不要自己倾倒引流瓶内的液体,要由护士操作。尿袋位置低于尿道口。

(5)术后由于麻醉和手术原因,肠蠕动被抑制,需放置胃管引流胃液,并禁饮食。胃管接负压吸引器,要保持负压,开关打开引流通畅,固定牢固,更换体位时要注意保护好防止脱出,否则会影响手术效果。术后当天可引流出少量的血性液体或咖啡色液体。

(6)术后咳嗽非常重要,一方面咳痰,另一方面使肺复张,所以即使没痰,也要经常咳嗽及深呼吸,并按术前指导的方法进行,约1小时咳嗽4~5次,不要影响睡眠,刀口疼痛时可按压刀口,唾液及痰不要下咽。

(7)术后置镇痛泵,翻身时防止脱出,如果效果不佳影响睡眠,应通知医生或护士。

(8)手术当日患者清醒后,可在床上做四肢的运动。方法如下:握拳放松连续1分钟,每日4次;上肢屈伸,每日4次,每次10分钟;下肢屈、伸、抬高运动,按摩腿部肌肉,每日4次,每次10分钟。

2. 术后第1天

(1)术后若去ICU的患者术后第1天病情稳定,可转至病房,白天以半卧位为主,睡眠时床头抬高15°,将头、肩、背部抬高以防止胃内容物反流。

(2)禁饮食,做口腔护理2次/日,清洁口腔,静脉输入高营养液。

(3)更换引流瓶液体,引流管2小时挤压1次,雾化吸入2次/日,拍背增加咳痰的有效性。

(4)活动按手术当天的方法进行,可以坐起,护士指导协助排痰。

(5)尿管可夹闭,患者有尿意时开放。

(6)保护好胃管和胸腔引流管。

3. 术后第2~3天

胸腔引流24小时少于50mL、无气体溢出、呼吸音清,可拔除胸腔引流管。拔管后若出现胸闷、呼吸困难、刀口渗液,应及时通知医生或护士。镇痛泵无药后由医生拔出,当天拔除尿管,尽早排尿,若不能排尿,应告之。按摩下腹部促进肠蠕动。输液前后都可下床在床边活动。下肢做微屈伸运动,防止下肢静脉栓塞。按摩腿部肌肉,每日4~5次,每次10分钟。

4. 手术4天以后

（1）置十二指肠营养管者按医生的指导注入葡萄糖盐水,开始慢滴,无不适可注入米汤(无米粒)、粥、果汁、菜汁等流质。注入量第1天500mL,可分2～3次滴注,以后每天根据耐受量增加至1500～2000mL。滴入时的温度以与体温近似为宜。

（2）无十二指肠营养管者,术后5～10天,已基本度过了手术创伤期,胃肠功能开始逐步恢复,表现为有食欲、肛门排气(俗称放屁)。拔胃管2小时后可以先喝少量白开水(3～5汤匙),逐渐增加至30～50mL,如无明显不适,可摄入米汤、蛋汤、鲜奶、鱼汤和各类家禽煨的汤,每次100～200mL,每天5～7次。

（3）术后第二周,静脉输注液体渐停,已下床活动,食量逐渐增加。但此期只能少食多餐,以易消化的无渣食物为主(如稀饭、面条、鸡蛋羹、豆腐等),尤其是一些术前食量大的人切忌大量进食。

（4）正常饮食阶段一般从术后的第4周开始。此时,大多数患者已出院在家休息,由自己的亲人照顾。这时可尽量扩大饮食范围(除油炸食物和甜食),除医师出院时特别强调不能食用的食物外都可摄入,并可做一些适当的体力活动,以利消化吸收。该期有少数患者可能会出现上腹饱胀、腹泻、吐酸水等症状,饭前15～30分钟可口服吗丁啉20mg(2片),1天3次。如用药后症状仍不缓解,可到医院诊治。

五、出院后的注意事项

（1）按时服用医生开的出院带药,定时复查。

（2）出院后注意饮食的合理性,应多食高热量、高蛋白、易消化的食物。

少食多餐,每天5～6次,每次不要吃得过饱。每次流食少于300mL。不可暴饮暴食。①禁食辛辣有刺激性的食物,如辣椒、生葱、姜、蒜等;②禁食粗糙、过硬、过烫的食物;③禁食霉变、腐烂变质的食物,少食熏烤及腌制的食物;④禁烟酒。

（3）养成良好的睡眠习惯,睡觉时要将肩背部垫高,上身保持一定角度(≥15°),并且睡觉前2小时不能进食,以防胃内容物反流至口腔,进而进入气管、肺内,造成反流性食管炎或肺部感染。

（4）出院后若出现进食困难、憋气、伤口感染、伤口有渗出液等情况,应及时来院就诊。

（修订日期:2017－02－15）

第五节　胃癌

胃癌在我国各种恶性肿瘤中居首位,好发年龄在50岁以上,男性发病率明显高于女性,男女比例约为2:1。

一、发生原因

(1) 饮食问题。经常摄入烟熏的、烤炙的、腌制的食物容易发病。

(2) 遗传因素。亲人有胃癌的,其发病率明显高于普通人群2～3倍。调查发现A型血发病率较其他血型高20%左右。

(3) 幽门螺杆菌感染(一种细菌感染)是引发胃癌的主要因素之一。

(4) 可能发展为癌症的疾病:慢性萎缩性胃炎、胃息肉、胃溃疡,残胃炎、胃黏膜上皮细胞的异型增生。

二、一般表现

(1) 早期胃癌:无明显症状,部分患者可有上腹隐痛、嗳气、反酸、食欲减退等类似胃炎症状。

(2) 中期胃癌:上腹痛和体重减轻为最常见。

(3) 晚期胃癌:消瘦、精神差,可能全身转移。

三、住院后的注意事项

1. 术前

(1) 术前患者需要摄入高热量、高蛋白、易消化的食物,如鱼、瘦肉、蛋类等,同时避免辛辣、刺激性的食物,如患者不能进食或有呕吐的,会给患者静脉补液。

（2）患者每次便后均查看颜色及性状,如发现有大便颜色变黑的情况,应及时告诉医生护士。

（3）为了明确诊断,希望患者能配合各项检查。

（4）一般患者,常规需口服和爽2000mL清洁肠道,在2小时内喝完,以防失效,可配合腹部按摩和行走。如没解大便,及时告知护士。

（5）如有幽门梗阻者需要胃肠减压、禁食、术前3天洗胃,术前晚需要清洁灌肠,以利愈合;没有梗阻者在术日晨需要插胃管。

2. 术后

（1）术后患者会留有胃管和减压器、颈内或锁骨下深静脉导管、一根或两根腹腔引流管、导尿管等,请千万不要随便牵拉,尤其是在翻身活动时更要妥善保护,千万不要滑脱出。请千万不要自行拔管!

（2）禁食期间护士会在患者留置的胃管中滴入肠内营养液,切忌自行调节滴速,在滴注过程中如有腹痛、腹胀、恶心呕吐、腹泻等不适,及时通知医护人员。

（3）拔除胃管当日少量饮水,每次4～5汤匙,1～2小时1次;第2天摄入少量流质,每次50～80mL,每天5次;第3天摄入全量流质,每次100～150mL,如蛋汤、菜汤、鱼汤等,若进食后无腹痛、腹胀则第4天可摄入半流质,如稀饭、面条、肉末、菜糊等。10～14天可摄入软食,少食产气食物,忌生、冷、硬和刺激性食物,应少量多餐,以软食为主,5～6餐/日,逐步恢复正常饮食。

（4）行胃大部切除术者,则应避免摄入过甜、过咸、过浓、过热的食物,进食后平卧休息10～20分钟,以防引起头晕、出汗、心慌等不适;如果进食后感觉上腹部饱胀不适,则进食后活动半小时至1小时。

（5）术后如需做化疗,患者要按医嘱接受,希望患者坚持完成所有疗程。

（6）早期胃癌预后好,5年生存率达82%～95%,Ⅱ期55%,Ⅲ期15%～30%,Ⅳ期2%。

四、出院后的注意事项

（1）饮食调节:应做到定时、定量、定餐,温度适宜。饮食应少量多餐、富含维生素、易消化,忌摄入生、冷、硬、油煎、酸、辣的食物,浓咖啡、浓茶,及易胀气的食物。戒烟酒。

（2）请正确服药,避免服用对胃黏膜有损害性的药物,如阿司匹林、消炎痛、激素等。

（3）出院后注意保持心情舒畅,适当活动,避免疲劳。

（4）定期复查:术后化疗、放疗期间定期门诊复查,术后初期每3个月复查1次,或每半年复查1次,至少复查5年,若有腹部不适、胀痛、未能放屁或解大便等表现时,应随时复查。

（修订日期:2017－02－15）

第六节　炎症性肠病

炎症性肠病指病因未明的炎症性肠病,包括溃疡性结肠炎和克罗恩病。主要病变为肠道的炎症,病变有反复发作的倾向。可有腹痛、腹泻、体重下降,甚至脓血便等表现。

一、发生原因

现在大多认为本病是一种自身免疫性疾病。遗传因素在发病中占有一定的地位。感染可能是继发或为本病的诱发因素。

二、溃疡性结肠炎的一般表现

1. 腹泻

黏液脓血便是本病活动期的重要表现。轻者每天排便2～4次,粪便成糊状,可混有黏液、脓血,便血轻或无;重者腹泻每天可达10次以上,有大量脓血,甚至呈血水样粪便。

2. 腹痛

轻者或缓解期多无腹痛或仅有腹部不适,活动期有轻或中度腹痛,为左下腹或下腹的阵痛。特点:疼痛—便意—便后腹胀、食欲不振、恶心、呕吐等缓解。

常有结节性红斑、关节炎、口腔黏膜溃疡、慢性活动性肝炎等肠外表现。

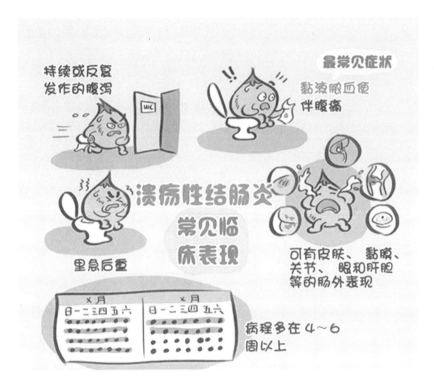

三、克罗恩病的一般表现

1. 消化道表现

（1）腹痛：最常见的症状，多位于右下腹或脐周，多为痉挛性阵痛伴肠鸣音增强，常于进餐后加重，排便或肛门排气后缓解。

（2）腹泻：早期为间歇性，后期为持续性。粪便多为糊状，一般无脓血及黏液。病变累及下段结肠或直肠，可有黏液血便和里急后重。

（3）瘘管形成：克罗恩病的特征性表现之一。①内瘘：通向肠管、肠系膜、膀胱、输尿管；②外瘘：通向腹壁和肛周皮肤。

（4）肛门、直肠周围病变：包括肛门直肠周围瘘管、脓肿形成、肛裂。

2. 全身性表现

发热及出现衰弱、消瘦、贫血、低蛋白血症和维生素缺乏的表现。

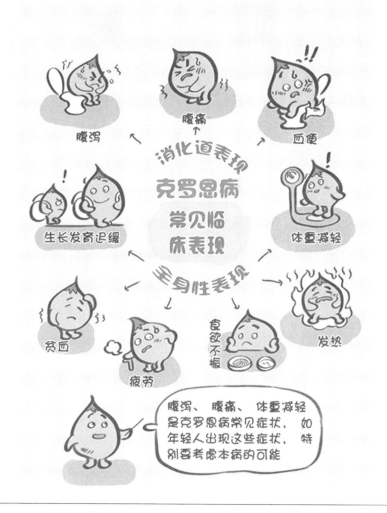

克罗恩病与溃疡性结肠炎的区别

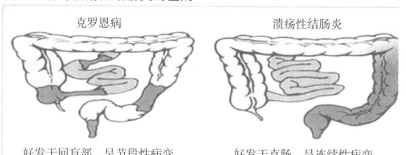

克罗恩病　　　　　　　　　　溃疡性结肠炎

好发于回盲部，呈节段性病变　　好发于直肠，呈连续性病变

四、饮食指导

（1）给予高能量、高蛋白饮食，以精致米面为主食，禁止食用粗杂粮和干豆类，如玉米面、小米、高粱米、红豆、绿豆等，可选用瘦肉、鱼、鸡、肝、蛋等优质蛋白质食物作为蛋白质的主要来源。禁止食用牛奶。

（2）限制脂肪和膳食纤维：应采用少油的食物和少油的烹调方法。避免食用油炸食品、油脂含量高的坚果（如核桃、夏威夷果等），避免食用含刺激性和纤维多的食物，如辛辣食物、白薯、萝卜、芹菜、生蔬菜及水果、粗杂粮和带刺激性的葱、姜、蒜等。避免食用冷饮、水果、多纤维的蔬菜及其他刺激性食物，忌食牛乳和乳制品。

（3）膳食安排：①急性发作时采用流质或者少渣半流质，如米汤、蒸蛋、藕粉等。必须禁食牛奶、蛋类及海鲜，可食用山药、胡萝卜、土豆、西葫芦等少纤维素类食物，若要食用，可将蔬菜、水果制成果汁、菜汁等再食用。少渣半流质可选用含优质蛋白的鱼肉、瘦肉、蛋类制成软而少油的食物，如芙蓉粥、果泥、菜泥等。烹调方法以烩、蒸、煮、炖为主，少用或不用调味料。②对病情严重不能口服者，可用鼻饲或者静脉营养支持。③定时定量，少量多餐：为减轻肠道负担，以少食多餐方式补充营养摄入量。

五、出院后的注意事项

（1）注意饮食有节。腹痛、腹泻者，宜食少渣、易消化、低脂肪、高蛋白食物；对可疑不耐受的食物，如虾、蟹、鳖、牛奶、花生等尽量避免食用。

（2）应忌食辣椒及冷冻、生冷食品，戒除烟酒嗜好。

（3）暴发型、急性发作和严重慢性患者，应卧床休息。

（4）注意衣着，保持冷暖适宜。

（5）长期反复发作或持续不稳定的患者，保持心情舒畅安静。

（6）注意劳逸结合，避免劳累。适当进行体育锻炼以增强体质，预防肠道感染。

（7）一旦有肠道感染，及早治疗。

（修订时间：2017-02-15）

第七节 大肠癌

一、定义

大肠癌包括结肠癌及直肠癌,是常见的消化道恶性肿瘤之一。

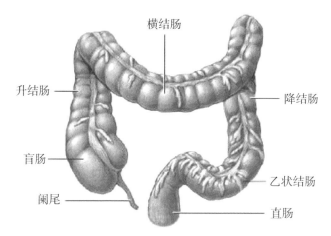

二、发生原因

确切病因尚不明确,可能与以下因素有关。

1. 饮食习惯

大肠癌的发生与高脂肪、高蛋白和低纤维饮食有关,此外过多地摄入腌制食物,而维生素、微量元素及矿物质的缺乏均可增加发病率,因此要多吃新鲜的果蔬。

2. 遗传因素

有20%～30%的大肠癌存在遗传因素,家里人患有癌症的要注意喽。

3. 癌前病变

如绒毛状腺瘤及家族性肠息肉病变成癌症的可能性最高,要当心哦。

三、可以查出疾病的检查

（1）直肠肛门指诊是诊断直肠癌最直接和主要的方法。

（2）实验室检查：大便检查（隐血试验）、抽血化验肿瘤指标。

（3）电子结肠镜是诊断大肠癌最有效、最可靠的方法。

（4）CT、钡灌肠。

四、症状和表现

大肠癌的常见症状有便血、腹痛、腹部肿块、腹水等。当然出现上述症状不等于就得了大肠癌，因为其他许多疾病均可能有这些症状，但是一旦出现这些情况，特别是持续有这样表现的人，必须尽快就诊，以便明确病因，尽早治疗。还要强调的是许多早期大肠癌并没有症状，千万不可认为没症状就是没病。早期癌手术（甚至可以在肠镜下手术）后五年存活率可达90%，而晚期癌仅10%。

五、住院后的注意事项

1. 手术前

（1）患者需要增加营养，进行健康调理。医护人员会根据病情，给患者输液。饮食上请患者选择高蛋白、高维生素、高热量、易于消化的少渣食物，如鱼肉、蛋类、瘦肉类。同时需注意保持大便通畅，留意大便的颜色、形状，如有血便较多、稀便、头晕，请及时反映。

（2）配合医生做好肠道准备，术前一晚需服用泻药，有时需要灌肠，可引起腹泻，请患者不必紧张。术前肠道准备的清洁程度与术后能否顺利恢复有密切的关系，务必请患者配合。

2. 手术后

（1）术后患者可能会留有胃肠减压管、颈内深静脉导管、一根或两根腹腔引流管、导尿管等，请千万不要随便牵拉，尤其是在翻身活动时更要妥善放置。很多管子是拔了后插不回去的，因此千万要防止滑脱出！请千万不要自行拔管！

（2）术后患者需要禁食数天，可以进食后护士会指导患者先摄入流质，如米汤、菜汤、枣汤等，因牛奶、豆浆易产气，先不吃或少吃，之后逐渐改半流质，如面条、稀饭等，1周后可摄入软食，3周左右可摄入少渣的普通食物。饮食上宜选用易消化、少刺激性的食物，避免胀气食物如洋葱、豆类。

（3）如果患者是有造口的，在出院前请患者或家属务必学会如何护理造口。同时患者在进食时宜选用易消化食物，避免太稀、易产气和粗纤维食物，以蛋、鱼为好，另加菜汤，使大便保持干燥。

六、出院后的注意事项

（1）活动。劳逸结合，掌握活动量，以不疲劳为宜。

（2）饮食。患者出院后维持均衡的饮食，荤素搭配，少量多餐，注意食材新鲜，用炖或者煮的烹饪方法，不吃咸肉、火腿、香肠、咸鱼等腌制品；多摄入富含维生素、脂肪低的食物，避免生、冷、硬及辛辣刺激的食物。

（3）复诊。指导患者做好出院后结肠造口的护理，每周扩张造口1～2次，持续2～3个月，护士会指导患者如何扩肛。如发现造口变得狭窄、排便困难、腹痛，应及时来院检查处理。出院后每隔2～3个月复查1次。

（4）坚持完成各疗程的放疗、化疗等巩固性治疗，预防复发。

（5）早期大肠癌预后好，5年生存率达90%，Ⅱ期为70%，Ⅲ期为50%，Ⅳ期为10%。

（修订日期：2017－02－15）

第八节　腹股沟疝

腹股沟疝分为斜疝和直疝两种。疝囊经过腹壁下动脉外侧的内环突出,向内、向下、向前斜行经过腹股沟管,再穿出腹股沟管浅环,并进入阴囊,称为腹股沟斜疝。疝囊经腹壁下动脉内侧的直疝三角区直接由后向前突出,不进入阴囊,称为腹股沟直疝。

一、发生原因

先天性的解剖异常:鞘突下段在婴儿出生后不久成为睾丸固有鞘膜,其余部分即自行萎缩闭锁而遗留一纤维索带。如鞘突不闭锁或闭锁不完全,就成为先天性斜疝的疝囊。右侧睾丸下降比左侧略晚,鞘突闭锁也迟,故右侧腹股沟疝较多。

后天性腹壁薄弱或缺损:任何腹外疝,都存在腹横筋膜不同程度的薄弱或缺损。腹内压力增高为引起腹股沟疝的主要原因。

二、一般表现

主要的表现是腹股沟区有一突出的肿块。有的患者开始时肿块较小,疝环处会有坠胀感,一旦肿块明显,并穿过浅环或进入阴囊,就比较容易诊断。

三、主要的治疗方式

1. 非手术治疗

1岁以下婴幼儿可暂时不进行手术,因为婴幼儿腹肌可随躯体生长逐渐强壮,有疝自行消失的可能。

2. 手术治疗

腹股沟疝最有效的治疗方法是手术修补。手术方式可归纳为下述三种。

(1) 传统的修补术:手术的基本原则是疝囊高位结扎、加强或修补腹股沟管管壁。

（2）无张力修补术：无张力修补术是在无张力情况下，利用人工高分子材料网片进行修补，具有术后疼痛轻、恢复快、复发率低等优点。

（3）经腹腔镜疝修补术：具有创伤小、术后疼痛轻、恢复快、复发率低、无局部牵扯感等优点。

四、手术前的准备

（1）患者必须树立战胜疾病的信心，减轻焦虑和不安，保持心情舒畅，以良好的心理状态迎接手术治疗。

（2）术前2周禁止吸烟，有气管炎、支气管炎、慢性咳嗽等及时治疗控制。

（3）为全面了解患者的身体状况，同时评估患者的体质能否耐受手术治疗，患者需要做各方面的检查，如血、尿、粪、肝肾功能检查，心电图，胸片，B超等，请患者做好配合。

（4）多食粗纤维食物，保持大便通畅。

（5）术前一日护士会给患者做一些术前准备工作，如备皮、发手术衣，指导有关注意事项（如取下假牙、金银首饰等）。患者如有药物过敏史请务必告知护士。当日下午手术室护士、麻醉科医生会来会诊，所以请患者不要随意外出，如有需要请向主管医生、责任护士请假。

（6）备好紧身三角裤。

（7）夜间保证睡眠充足，精力充沛。如需明晨手术，今晚八时起开始禁食，夜十二时开始禁饮；若明天下午手术，则明晨摄入清淡饮食后开始禁食禁饮。

五、手术后的注意事项

（1）术后6小时改半坐卧位，减轻腹壁张力和切口疼痛，利于切口愈合。患者咳嗽时嘱其用双手按压切口以减轻疼痛，鼓励并协助其下床活动。

（2）密切观察敷料包扎情况及阴囊红肿情况，术后第2天改穿紧身内裤，起到托起阴囊的作用，可避免阴囊内积血，减轻阴囊肿胀。

（3）饮食：以清淡、易消化的食物为宜，多食水果、蔬菜等粗纤维食品，以预防便秘，禁食辛辣、刺激性食品。保持大便通畅。

（4）出院后注意休息，可适当活动及参加体育锻炼，如做保健操、打太极拳、散步、慢跑等。养成良好的生活习惯。适当的运动不仅促进健康，还能改善患者的情绪。一般3个月内避免重体力劳动。

（5）注意保暖，避免感冒和咳嗽。有排尿及排便困难者应及时治疗。

（修订日期：2017－02－15）

第九节 胆道疾病

一、胆囊的作用

1. 储存胆汁

非消化期间胆汁储存在胆囊内,当消化需要的时候,再由胆囊排出。

2. 浓缩胆汁

大部分水和电解质,由胆囊黏膜吸收返回到血液,留下胆汁中有效成分储存在胆囊内。

3. 分泌黏液

胆囊黏膜能分泌稠厚的黏液保护胆道黏膜。

4. 排空

进食后胆囊收缩,将胆囊内胆汁排入十二指肠。

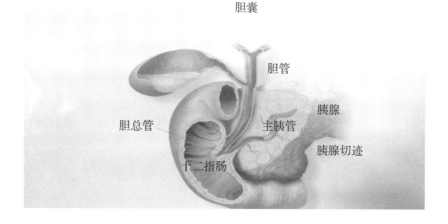

二、胆囊结石的发生原因

胆囊结石的成因非常复杂,与多种因素有关,任何影响胆固醇与胆汁酸和磷脂浓度比例及造成胆汁瘀滞的因素都能导致结石形成。如某些地区和种族的居民、女性、激素、肥胖、妊娠、高脂肪饮食、长期肠外营养、糖尿病、高脂血症、胃切除或胃肠吻合手术后、回肠末端疾病和回肠切除术后、肝硬化、溶血性贫血等。在我国经济发达城市及西北地区,胆囊结石发病率相对较高,这可能与饮食习惯有关。

三、胆囊结石的症状

大多数患者可无症状,称为无症状胆囊结石,胆囊结石的典型症状为胆绞痛,只有少数患者出现,其他常表现为急性或慢性胆囊炎。

1. 胆绞痛

典型的发作是在饱餐、摄入油腻的食物后或睡眠中体位改变时,由于胆囊收敛或结石移位加上迷走兴奋,结石嵌顿在胆囊壶腹部或颈部,胆囊排空受阻,胆囊内压力升高,胆囊强力收缩而发生绞痛。疼痛位于右上腹或上腹部,呈阵发性,或者持续疼痛阵发性加剧,可向右肩部和背部放射,部分患者因剧痛而不能准确说出疼痛部位,可伴有恶心、呕吐。首次胆绞痛出现后,约70%的患者一年内会再发作,随后发作频率会增加。

2. 上腹隐痛

多数患者仅在进食过多、食用油腻食物、工作紧张或休息不好时感到上腹部或右上腹隐痛,或者有饱胀不适、嗳气、呃逆等,常被误诊为“胃病”。

四、引起肝内外胆管结石的原因

肝外胆管结石的诱因有胆道感染、胆道梗阻、胆管节段性扩张、胆道异物(如蛔虫残体、虫卵、缝线线结)等。

肝内胆管结石又称肝胆管结石,是我国常见而最难治愈的胆道疾病。其病因复杂,主要与胆道感染、胆道寄生虫、胆汁停滞、胆管解剖变异、营养不良等有关。

五、胆囊结石的哪些情况需要手术治疗

①胆石数量多及结石直径≥2cm;②胆囊壁钙化或磁性胆囊;③伴有胆囊息肉>1cm;④胆囊壁增厚(>3mm)即伴有慢性胆囊炎;⑤儿童胆囊结石:无症状者,原则上不手术。

六、腹腔镜手术的优点

腹腔镜下胆囊切除术具有恢复快、损伤小、疼痛轻、疤痕不易发现等优点。

七、手术前的准备

（1）患者必须树立战胜疾病的信心，减轻焦虑和不安，保持心情舒畅，以良好的心理状态迎接手术治疗。

（2）为了提高对手术的耐受力，患者需要增加营养，要保证高热量、高蛋白食物的摄入，如患者不能进食，医生会考虑静脉补充营养。

（3）为了减少术后并发症的发生，请患者戒烟。在术前练习在床上使用便器，及有效正确的咳嗽方法(取坐位，双脚着地，身体前倾，或取半卧位，双手环抱枕头；进行数次深呼吸；再深吸一口气，屏气3～5秒，进行2～3次短促而有力的咳嗽)，学习松弛疗法，如深呼吸、听音乐等。

（4）为减少术后因咳嗽而引起的切口疼痛，请患者必须戒烟、注意保暖，尽量少外出，避免感冒、咳嗽的发生。

（5）为全面了解患者的身体状况，同时评估患者的体质能否耐受手术治疗，需要给患者做各方面的检查，如血、尿、粪、肝肾功能检查，心电图，胸片，B超等，请患者做好配合。

（6）术前一日护士会给患者做一些术前准备工作，如备皮、做皮试、发手术衣，指导有关注意事项(如取下假牙、金银首饰，做好肠道准备工作等)。患者如有药物过敏史，请务必告知护士。当日下午手术室护士、麻醉科医生会来会诊，所以请患者不要随意外出，如有需要，请向主管医生、责任护士请假。

（7）夜间保证睡眠充足，精力充沛。如需明晨手术，今晚八时起开始禁食，夜十二时开始禁饮；若明天下午手术，则第2天晨进清淡饮食后开始禁食、禁饮。

（8）术日晨患者必须换好手术衣裤，戴好手术袖带，取下活动假牙、发夹及金银首饰，贵重物品交家属或护士长保管，排尽尿液，安心等待手术。

（9）术前10分钟需要将准备药物带入手术室、向患者核对等一些准备工作，患者需要和护士配合。

八、术后的注意事项

（1）肝胆疾病的患者，术中一般采用全麻的手术方式。手术结束返回病房后,一般会指导患者平卧6小时,头偏向一侧,以防口腔内分泌物阻塞呼吸道。6小时后改为半卧位,此体位有利于呼吸,可减轻腹部切口缝合的张力,避免疼痛,有利于切口的愈合,还有利于腹腔引流管的引流以及恢复期体质虚弱的患者向站立过渡。

(2)患者在术后可能会出现伤口疼痛、腰酸背痛、口干等不适,患者可以用术前指导的松弛术来减轻疼痛,必要时可以用止痛剂。

(3)全麻术后呼吸道分泌物增多,请患者配合护士正确咳嗽、雾化吸入以促进排痰,防止肺部并发症的发生。同时术后可能会出现发热,这一现象属于外科吸收热,请患者不要着急,一般在3~7天后会自行消退。

(4)手术后早期下床活动以促进肠功能恢复,利于早日康复。患者可以在护士的帮助下,及早进行床上活动,如翻身、咳嗽、做四肢的屈伸动作等,以后可根据自身情况,逐步行床上自由活动→床边活动→在帮助下行床下活动→自行床下活动。不要因为害怕疼痛而不敢翻身活动等,这样会导致皮肤发红、破溃以致褥疮的发生。

(5)手术后患者身上会有伤口,还可能有引流管,患者千万不要自己撕抓伤口敷料和引流管,应保持切口清洁干燥,如有敷料渗液明显、敷料不慎掉落等情况,应及时告知医务人员,医务人员会通知医生帮患者更换。伤口一般在7~10天拆线,如患者感到局部有不适,请及时反映。保持引流管通畅,防止扭曲、折叠、滑脱等。下床活动时应妥善安置引流袋,保持引流袋的位置低于伤口,以防引流袋内液体倒流而引起感染。

九、出院的注意事项

出院后如有一根腹腔引流管(T管)带回,请患者根据护士的指导做好相应的护理和更换。出院后一周间歇行夹管护理,起初白天行间断夹管,夜间开放;无不适后白天延长夹管时间;后仍无不适,白天关闭,夜间开放;到最后,白天夜间均关闭直至拔管。如有腹痛、腹胀及恶心、呕吐等现象出现,应马上开放导管,仍不能缓解者应及时就诊。

出院后请患者保存好病历档案及出院小结,按医生预约的时间来院复诊、拆线或拔管。

患者出院后如仍需用药,请注意按医生嘱咐进行服用并按时服用。服药阶段如出现不适,请患者及时到医院就诊。

十、饮食指导

（1）多摄取高纤维的食物，如蔬菜、水果、完全谷物等。

（2）限制胆固醇的摄取量。不摄入内脏、蛋黄等富含胆固醇的食物。

（3）多补充维生素K，多吃菠菜、花椰菜等。

（4）禁食易产生气体的食物，如马铃薯、甘薯、豆类、洋葱、萝卜、汽水饮料，以及酸性的果汁、咖啡、可可等。

（5）对于牛奶，只限于饮用脱脂奶。

（6）多摄入富含维生素A的黄绿色蔬菜，如胡萝卜、菠菜、油菜、西兰花。

（7）烹调食物少用煎、炸，多采用煮、炖、清蒸的方式。

（8）禁食脂肪含量多的高汤及美乃滋。

（9）口味尽量清淡，调味料应有所节制。

（10）避免食用加工食品和高糖分的食物。

（修订日期：2017－02－15）

第十节　急性胰腺炎

急性胰腺炎是指胰腺分泌的消化酶引起胰腺组织自身消化的化学性炎症。临床主要表现为急性上腹痛、发热、恶心、呕吐、血和尿淀粉酶增高,重症伴腹膜炎、休克等并发症。

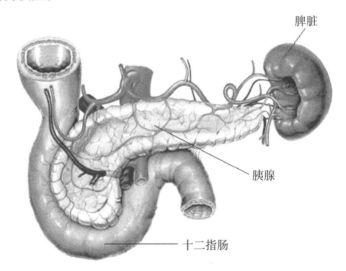

脾脏

胰腺

十二指肠

一、发生原因

（1）胆道疾病,由胆石症、胆囊炎和胆道蛔虫症引起。

（2）酗酒和暴饮暴食。

（3）胰管梗阻,如胰管结石、肿瘤等。

（4）十二指肠乳头邻近部位的病变。

（5）感染。

（6）其他因素,如手术与创伤等。

二、一般表现

（1）腹痛：为本病的主要表现和首发症状，常在暴饮暴食或酗酒后突然发生。疼痛剧烈而持续，呈钝痛、钻痛、绞痛或刀割样痛，可有阵发性加剧。腹痛常位于中上腹，向腹背部缓解。

（2）恶心、呕吐及腹胀：起病后多出现恶心、呕吐，大多频繁而持久，吐出食物和胆汁，呕吐后腹痛并不减轻。常同时伴有腹胀，甚至出现麻痹性肠梗阻。

（3）发热：多数患者有中度以上发热，一般持续3～5天。

（4）血淀粉酶增高：血淀粉酶一般在起病后6～12小时开始升高，48小时后开始下降，持续3～5天。

（5）水、电解质及酸碱平衡紊乱：多有轻重不等的脱水，呕吐频繁者可有代谢性碱中毒。

（6）低血压和休克：见于急性坏死性胰腺炎，极少数患者可突然出现休克，甚至发生猝死。

三、内科治疗的注意事项

防治休克，改善微循环、解痉、止痛，抑制胰酶分泌，抗感染，营养支持，预防并发症的发生，加强重症监护的一些措施等。

（1）防治休克，改善微循环。应积极补充液体、电解质和热量，以维持循环的稳定和水、电解质平衡。

（2）抑制胰腺分泌，禁食和胃肠减压：多数患者需禁食1～3天，明显腹胀者需行胃肠减压。

（3）解痉止痛，应定时给予止痛剂。

（4）营养支持。急性重型胰腺炎时，机体的分解代谢快、炎性渗出、长期禁食、高热等，患者处于负氮平衡并有低蛋白血症，故需营养支持。

（5）抗生素的应用。抗生素在急性胰腺炎中的应用，是综合性治疗中不可缺少的内容之一。

（6）对腹腔内有大量渗出者，芒硝外敷。用棉质布料缝制成40cm×25cm的布袋，将芒硝研粉装入袋中并封口，用中单

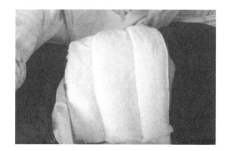

包裹固定贴敷于中上腹部皮肤,使其与皮肤充分接触,待融化后予以更换,常规每日2次。若患者衣被被融化的芒硝浸湿,应及时给予更换,避免给患者带来不适。

四、饮食方面的注意事项

1. 急性期

患者在急性期内应禁食、禁水,可静脉补充营养及电解质。对于轻型胰腺炎患者,禁食3天左右,若腹痛缓解、淀粉酶正常、肠鸣音恢复,自觉饥饿感,可以试饮水,无加重则逐步恢复。鼓励多饮水,促进毒素的排出,再过渡到无脂流质(包括水果汁如西瓜汁、梨汁,及各种易消化清淡的汤类,如米汤、面汤、绿豆汤、菜汤)、低脂半流质(素馄饨,以及新鲜蔬菜)、软食、普食,但严格限制高脂以及高蛋白饮食,同时注意避免产气多的食物,忌暴饮暴食,戒烟酒、忌浓茶,坚持少量多餐原则,每日5～6餐。

2. 恢复期

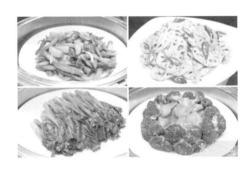

饮食一般采用高碳水化合物、低脂肪饮食。少食多餐,以每日5～6次为宜,以淀粉类食物为主,辅以适量优质蛋白,以修复胰腺受损的细胞。禁食含脂肪多的食物,如肥肉、动物油、油炸食品、肉松、坚果等。可食用含脂肪少的动物食品,如鱼虾、鸡肉、豆制品等。注意烹调方法,如煮、熬、蒸等,少用油或者不用油。同时要注意补充维生素,特别是脂溶性维生素。

五、出院后的注意事项

(1) 避免暴饮暴食,选择易消化、低脂、无刺激性的食物,如小米粥等,多食蔬菜、水果,忌食油腻性食物,如肥肉、花生、芝麻、油酥点心、油炸食品等。

(2) 积极治疗胆道疾病,如胆道结石或狭窄、胆道寄生虫等,改变吃生鱼的不良饮食习惯。

(3) 避免喝酒。

(4) 注意身体锻炼,增强体质。腮腺炎病毒、肝炎病毒感染时易累及胰腺,如未有抗体者,应及时接种疫苗。

（5）避免使用一些药物。如口服避孕药,长期应用雌激素和维生素A、利尿剂、消炎痛、硫唑嘌呤等,均可诱发本病。

（6）保持心情舒畅。

（修订时间:2017 - 02 - 15）

第十一节　肝硬化

肝硬化是各种病因长期反复损伤肝细胞,导致肝细胞变性坏死的一种慢性、弥漫性的肝脏病变。

在我国肝硬化较多见,大多数为肝炎后肝硬化,少部分为酒精性肝硬化和血吸虫性肝硬化。早期由于肝脏代偿功能较强可无明显症状,后期则由于肝脏自身的损害累及多重器官。肝硬化早期经过积极防治,可以逆转或不再进展,但晚期将严重影响患者生活质量,甚至危及生命。

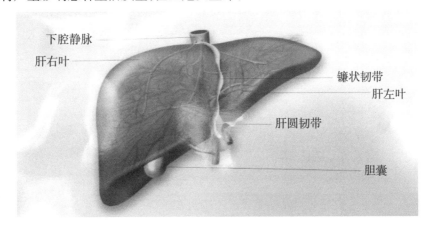

一、症状表现

根据临床表现可分为肝功能代偿与失代偿期,但两期分界并不明显或有重叠现象。

1. 肝功能代偿期症状较轻

常缺乏特异性。以疲倦乏力、食欲减退、消化不良为主,同时可有恶心、厌油、腹部胀气、上腹不适、隐痛及腹泻。

2. 肝功能失代偿期症状显著

主要表现为肝功能减退和门脉高压的一些病理表现。如消瘦乏力、精神不振,重症者皮肤干枯、粗糙,面色灰暗或黝黑,常有贫血、舌炎、口角炎、夜盲、多发性神经炎、浮肿、消化道出血倾向、内分泌失调等。

二、病因

引起肝硬化的病因很多,其中主要是病毒性肝炎,如乙肝、丙肝等。同时还有酒精肝、脂肪肝、胆汁淤积、药物、营养等方面的因素长期损害肝脏。

1. 肝炎病毒

最常见的是乙型肝炎病毒、丙型肝炎病毒及丁型肝炎病毒的感染。乙型肝炎病毒感染者有部分人发生慢性乙型肝炎,而慢性乙型肝炎又有少部分发展为肝硬化。急性丙型肝炎约一半发展为慢性肝炎,其中10%~30%会发生肝硬化。丁型肝炎病毒依赖乙型肝炎病毒方能发生肝炎,有部分患者可发展为肝硬化。

2. 酒精因素

长期大量饮酒导致肝细胞损害,发生脂肪变性、坏死,肝脏纤维化,严重者发生肝硬化。

3. 胆汁淤积

长期慢性胆汁淤积,导致肝细胞炎症及胆小管反应,甚至出现坏死,形成胆汁性肝硬化。

4. 瘀血因素

长期反复的慢性心功能不全、缩窄性心包炎及肝静脉阻塞可引起肝脏瘀血,使肝细胞缺氧而坏死、变性,终致肝硬化。其中由心脏引起的肝硬化称心源性肝硬化。

5. 药物或化学毒物因素

长期服用某些药物,如辛可芬、甲基多巴等可导致药物性肝炎,最后发展为肝硬化。长期接触某些化学毒物,如四氯化碳、砷、磷等可引起中毒性肝炎,发展为肝硬化。

6. 代谢紊乱

铜代谢紊乱,见于肝豆状核变性。铁代谢紊乱,见于血友病。半乳糖血症、纤维性囊肿病、糖原贮积病、酪氨酸代谢紊乱症、遗传性出血性毛细血管扩张症,以上情况与遗传代谢缺陷有关,均可导致肝硬化。

7. 寄生虫感染

血吸虫感染在我国南方多见,可导致血吸虫病,并进一步引起肝脏纤维化导致肝硬化。人体感染华支睾吸虫后治疗不及时可发生肝硬化。

8. 先天梅毒性肝硬化

孕妇感染梅毒后经胎盘传染给胎儿所致。

9. 其他因素

高度营养不良可致肝硬化,还有少部分肝硬化的原因不明。

三、并发症

肝硬化往往因并发症而死亡,上消化道出血为肝硬化最常见的并发症,而肝性脑病是肝硬化最常见的死亡原因。因此肝硬化的治疗原则是合理安排饮食营养、改善肝功能、抗肝纤维化治疗,积极防治并发症。并发症有肝性脑病、上消化道大量出血、感染、原发性肝癌、肝肾综合征、门静脉血栓形成、呼吸系统损伤。

四、治疗

一般来说,治疗原则如下。

1. 饮食治疗

肝硬化患者应合理安排饮食及营养,有利于恢复肝细胞功能,稳定病情。应给予高蛋白,以减轻体内蛋白质分解,促进肝脏蛋白质的合成,维持蛋白质代谢平衡。足够的热量与高维生素供应,既保护肝脏,又增强机体抵抗力,减少蛋白质分解。一般主张食物热量供给的来源,按蛋白质20%、脂肪及碳水化合物各40%分配。肝功能减退,脂肪代谢障碍,要求低脂肪饮食,否则易形成脂肪肝。高维生素及微量元素丰富的饮食,可以满足机体需要。

2. 病因治疗

根据早期肝硬化的特殊病因给予治疗。血吸虫病患者在疾病的早期采用吡喹酮进行较为彻底的杀虫治疗,可使肝功能改善,脾脏缩小。动物实验证实经吡喹酮早期治疗能逆转或中止血吸虫感染所致的肝纤维化。对于酒精性肝病及药物性肝病,应终止饮酒及停用中毒药物。

3. 一般药物治疗

根据病情的需要补充多种维生素。另外,护肝药物如肌苷为细胞激活剂,可在体内提高 ATP 的水平,转变为多种核苷酸,参与能量代谢和蛋白质合成。

4. 改善肝功能和抗肝纤维化

5. 积极防治并发症

五、肝硬化的预防护理

为"肝"铸就"防线"。在我国最常见的病因是病毒性肝炎,主要是乙型病毒性肝炎,其次为丙型肝炎,所以预防本病首先要重视病毒性肝炎的防治。早期发现和隔离患者,给予积极治疗。注意饮食,营养合理,节制饮酒,加强劳动保健,避免各种慢性化学中毒也是预防的积极措施。对于有上述病因而疑有肝硬化者应及时进行全面体检及有关实验室检查,争取在代偿期得到合理积极治疗,防止向失代偿期发展。

1. 积极预防

肝硬化是由不同原因引起的肝脏实质性变性而逐渐发展出来的一个后果。要重视对各种原发病的防治,积极预防和治疗慢性肝炎、血吸虫病、胃肠道感染,避免接触和应用对肝脏有毒的物质,减少致病因素。

2. 情绪稳定

肝脏与精神情志的关系非常密切。情绪不佳、精神抑郁、暴怒激动均可影响肝的机能,加速病变的发展。树立坚强意志,心情开朗,振作精神,消除思想负担,会有益于病情改善。

3. 动静结合

肝硬化代偿功能减退,并发腹水或感染时应绝对卧床休息。在代偿功能充沛、病情稳定期可做些轻松工作或适当活动,进行有益的体育锻炼,如散步、做保健操、打太极拳、练气功等。活动量以不感觉到疲劳为度。

4. 用药从简

盲目过多地滥用一般性药物,会加重肝脏负担,不利于肝脏恢复。应慎用或忌用对肝脏有害的药物,如异烟肼、巴比妥类。

5. 戒烟忌酒

酒能助火动血,长期饮酒,尤其是烈性酒,可导致酒精性肝硬化。因此,饮酒可使肝硬化患者病情加重,并容易引起出血。长期吸烟不利于肝病的稳定和恢复,可加快肝硬化的进程,有促进肝癌发生的危险。

6. 饮食调护

以低脂肪、高蛋白、高维生素和易于消化的饮食为主。做到定时、定量、有节制。早期可多吃豆制品、水果、新鲜蔬菜,适当摄入糖类、鸡蛋、鱼类、瘦肉;当肝功能显著减退并有肝昏迷先兆时,应对蛋白质摄入量进行适当控制,提倡低盐饮食或忌盐饮食。食盐每日摄入量不超过1.5g,饮水量在2000mL内。严重腹水时,食盐摄入量应控制在500mg以内,水摄入量在1000mL以内。应忌辛辣刺激和坚硬生冷食物。

(修订日期:2017 - 02 - 15)

第十二节　原发性肝癌

原发性肝癌是指肝细胞或肝内胆管细胞发生癌变,为我国常见恶性肿瘤之一,其死亡率在消化系统恶性肿瘤中列第3位,仅次于胃癌和食管癌,起病隐匿,早期缺乏典型症状。经甲胎蛋白普查出的早期病例无任何症状和体征,称为亚临床肝癌。一旦出现症状,就诊者病程大多已进入中晚期。

一、症状

1. 肝区疼痛

半数以上患者有肝区疼痛,多呈持续性钝痛或胀痛,因肿瘤迅速生长使肝包膜绷紧所致。若肿瘤侵犯横膈,疼痛可放射至右肩;如肿瘤生长缓慢,则无或仅有轻微钝痛。当肝表面癌结节包膜下出血或向腹腔破溃,可表现为腹痛突然加剧,有急腹症的表现;如出血量大,则会引起晕厥和休克。

2. 消化道症状

常有食欲减退、腹胀,也可有恶心、呕吐、腹泻等。

3. 全身症状

有乏力、进行性消瘦、发热、营养不良,晚期患者可呈恶液质等。少数患者由于肿瘤本身代谢异常,进而导致机体内分泌代谢异常,可有自发性低血糖、红细胞增多症、高血钙、高血脂等伴癌综合征的表现。对于肝大伴有此类表现的患者,应警惕肝癌的存在。

4. 转移灶症状

肿瘤转移可引起相应的症状,如转移至肺可引起胸痛和血性胸水;胸腔转移以右侧多见,可有胸水征;骨骼和脊柱转移,可引起局部的压痛或神经受压症状;颅内转移可有相应的神经系统症状和体征。

二、体征

1. 肝大

肝呈进行性肿大,质地坚硬,表面及边缘不规则,有大小不等的结节或巨块,常有不同程度的压痛。如癌肿突出于右肋弓下或剑突下,上腹可呈现局部隆起或饱满;如癌肿位于膈面,则主要表现为膈抬高而下缘可不大;如癌肿压迫血管,致动脉内径变窄,可在腹壁上听到吹风样血管杂音。

2. 黄疸

一般在晚期出现,由于肝细胞损害,或癌肿压迫,侵犯肝门附近的胆管,或癌组织和血块脱落引起胆道梗阻所致。

3. 肝硬化征象

肝癌伴肝硬化门脉高压者可有脾大、静脉侧支循环形成及腹水等表现。腹水一般为漏出液,也可有血性腹水出现。

三、并发症

1. 肝性脑病

肝性脑病常为肝癌终末期的并发症,约1/3的患者因此死亡。

2. 上消化道出血

上消化道出血约占肝癌死亡率的15%。肝癌常因合并肝硬化或门静脉、肝静脉癌栓致门静脉高压,引起食管胃底静脉曲张破裂出血。也可因胃肠道黏膜糜烂、凝血功能障碍等而出血。

3. 肝癌结节破裂出血

约10%的肝癌患者因癌结节破裂出血致死。肝癌组织坏死、液化可致结节自发破裂,其也可因外力而破裂。如限于包膜下,可形成压痛性包块,破入腹腔可引起急性腹痛和腹膜刺激征。

4. 继发感染

本病患者在长期消耗或因放射、化学治疗而致白细胞减少的情况下,抵抗力减弱,加之长期卧床等因素,容易并发各种感染,如肺炎、败血症、肠道感染等。

四、健康指导

(1)疾病的指导。注意饮食和饮水卫生,做好粮食保管,防霉去毒,保护水源,防止污染。应用乙型和丙型病毒性肝炎疫苗,预防病毒性肝炎和肝硬化。积极宣传和普及肝癌的预防知识,定期对肝癌高发区人群进行普查,以预防肝癌发生和早期诊断肝癌。

（2）患者的一般指导。向患者和家属介绍肝癌的有关知识及并发症的识别方法,以便随时发现病情变化,及时就诊。按医嘱服药,忌服损肝药物。指导患者保持乐观情绪,建立积极的生活方式,有条件者可参加社会性抗癌组织活动,增加精神支持,以提高机体抗癌功能。保持生活规律,注意劳逸结合,避免情绪剧烈波动和劳累,以减少肝糖原分解及乳酸和血氨的产生。指导患者合理进食,饮食以高蛋白、适当热量、高维生素为宜,避免摄入高脂、高热量和刺激性食物,使肝脏负担加重。有恶心、呕吐时,服用止吐剂后少量进食,增加餐次,尽量增加摄入量。如有肝性脑病倾向,应减少蛋白质摄入。戒烟、戒酒,减轻对肝的损害。

（修订日期:2017 - 02 - 15）

第十三节 肝硬化上消化道出血

肝硬化是一种影响全身功能的慢性疾病,因各种致病因素长期、反复作用于肝脏,使肝细胞呈慢性进行性弥漫性损害,以门静脉高压和肝功能损害为主要临床表现。

肝硬化代偿期的临床症状以乏力、食欲不振最为突出;失代偿期时,除有肝功能减退的临床表现外,还可表现为腹水、脾大及食管胃底静脉曲张。其中,在不良因素的作用下,因曲张的食管胃底曲张静脉破裂引起的上消化大出血常危及患者的生命。因此,做好肝硬化患者上消化道出血的预防与护理是关乎患者生命安全的重要保障。

一、诱因与预防

肝硬化上消化道出血是由肝硬化患者的食管胃底曲张静脉破裂所致,常见诱因有进食不当(如食用粗糙、生硬、带有骨刺的食物),其次为呕吐、剧咳、呃逆、便秘、腹胀等不良因素。

肝硬化上消化道出血的预防措施,除积极治疗肝脏疾病外,最重要的是消除出血的诱因。根据上述各种常见不良因素,对患者的病情进行密切观察,发现诱因时,及时处理,以防引起大出血。

另外,应指导肝硬化患者科学饮食,如以高热量、高蛋白、高维生素、易消化的食物为主,可采用少量多餐的方式进食,避免摄入刺激性强、粗纤维多、较硬的食物及带有碎骨刺的肉类。当发现患者进食不当,应及时劝阻。呕吐患者可服用胃复安、吗丁啉等药物止吐;呃逆者可用药物或穴位封闭的方法止呃。此外,还应提醒患者保持大便通畅。

二、护理要点

1. 出血时的护理

当发现正在出血的患者时,应立即对其进行抢救,迅速建立静脉通道,嘱患者绝对卧床休息;做好配血准备,为及时输血争取时间。同时,保持患者呼吸道通畅,将出血患者的头部偏向一侧,以防血液反流阻塞呼吸道引起窒息,可给予患者氧气吸入。此外,还应按医嘱迅速为其补充血容量,进行各种止血治疗及用药等抢救措施。输液开始时,速度宜快、可加压,必要时,通过测定中心静脉压来调整输液速度和输液量,以防因输液、输血过多引起急性肺水肿,老年患者尤其要注意。

2. 病情观察

密切观察大出血患者的病情及发展,动态观察患者的生命体征、面色、神志变化。可根据病情,每30分钟至1小时测量生命体征1次,并详细记录;有条件者进行心电、血压监护。观察患者的呕血、粪便的颜色、次数、量、性状,正确、及时估计出血量及程度,准确记录24小时出入量,还应密切观察大出血后引起的腹水、肝性脑病、肝肾综合征等严重并发症,出现异常时及时请医生处理。

3. 治疗用药

出血患者的止血措施有药物和非药物之分。药物止血时,护士应及时调整用药速度,保持血液中的有效浓度。此外,还要观察用药后的疗效和不良反应,如血管加压素可引起高血压、心律失常或心肌缺血,所以,用药速度宜缓慢,高血压患者禁忌使用血管加压素。若用三腔管止血,则应掌握使用三腔管的注意事项及操作方法。放置三腔管后要及时放气,一般在放置24小时后食管囊应放气15～30分钟,同时放松牵引,并将三腔管向胃内送入少许,以解除胃底贲门压力,以防局部黏膜糜烂坏死。3～4天后,若患者停止出血,可放气留管,再观察24小时后仍无出血者,即可拔管。拔管前口服液体石蜡20～30mL,使黏膜与管外壁润滑后再缓慢拔出。拔管后,仍要继续观察病情,看有无出血现象。

4. 饮食护理

患者出血时应禁食。在止血1～2天后可渐摄入高热量、高维生素流食,限制钠和蛋白质摄入,以防诱发肝性脑病和加重腹水。

饮食不当是诱发再出血的主要原因之一,所以进食要细嚼慢咽,禁食粗糙、坚硬、刺激性的食物,以防损伤曲张静脉而再次出血;禁食期间应通过静脉补充的方式保持患者的热量供给,补充电解质和营养素,维持水电解质平衡,积极预防和纠正体液不足。

5. 心理护理

发现患者出血时,要安排患者卧床休息,保持安静,并向患者说明休息对于止血的重要性;消除患者的紧张、恐惧心理,因为紧张、恐惧的心理能使肾上腺素分泌增加、血压升高,可能诱发和加重出血。对精神过于紧张的患者可给予镇静剂,如安定等,但忌用吗啡和苯巴比妥等药物。此外,应及时清除呕血或黑便后的血液或污物等。

(修订日期:2017 - 02 - 15)

第十四节　肝性脑病

肝性脑病过去称肝性昏迷,是严重肝病引起的、以代谢紊乱为基础的中枢神经系统功能失调的综合征,其主要临床表现是意识障碍、行为失常和昏迷。

门体分流性脑病强调门静脉高压,门静脉与腔静脉间有侧支循环存在,从而使大量门静脉血绕过肝脏流入体循环,是脑病发生的主要机理。亚临床或隐性肝性脑病指无明显临床表现和生化异常,仅能用精细的智力试验和电生理检测才可作出诊断的肝性脑病。

一、临床表现

肝性脑病的临床表现往往因原有肝病的性质、肝细胞损害的轻重以及诱因的不同而很不一致。急性肝性脑病常见于急性重症肝炎,有大量肝细胞坏死和急性肝功能衰竭,诱因不明显,患者在起病数日内即进入昏迷直至死亡,昏迷前可无前驱症状。

慢性肝性脑病多是门体分流性脑病,由门体侧支循环和慢性肝功能衰竭所致,多见于肝硬化患者和(或)门腔分流手术后,以慢性反复发作性木僵与昏迷为突出表现,常有摄入大量高蛋白食物、上消化道出血、感染、放腹水、大量排钾利尿等诱因。在肝硬化终末期所见的肝性脑病起病缓慢,昏迷逐步加深,最后死亡。

二、肝性脑病护理

1. 一般护理

对肝性脑病患者要设专护,床上安床挡;对躁动者用约束带,以保证患者的安全。备好抢救物品和药品。取舒适体位并定时变换,防止产生褥疮。做好口腔护理,保持呼吸道通畅,防止口腔、呼吸道、泌尿系统感染。吸氧,必要时头置冰帽、降低颅内温度,减少脑细胞耗氧,保护细胞功能。保持大便通畅,减少肠道细菌产氨。建立静脉通路,及时合理用药。注意严格控制液体输入速度,防止稀释性低钾及低钠血症、心力衰竭、肺水肿以及脑水肿的发生。

2. 饮食

严格控制蛋白质摄入量,以高糖补充热能,待病情改善,逐步增加蛋白质供给。

3. 密切观察病情,及时去除诱发因素

(1) 在失代偿性肝硬化患者的治疗过程中,注意观察意识变化,及时发现和处理前驱症状,如有无欣快、抑郁、言语不清、健忘、行为异常、嗜睡、扑翼样震颤等。

(2) 对上消化道出血患者,应立即止血并补充新鲜血液。出血停止后应采用生理盐水或弱酸性溶液清理肠内积血,以减少肠内氨的产生和吸收。

(3) 发现感染,选用有效的抗生素控制炎症。

(4) 对水肿和腹水患者,利尿应注意保钾和排钾利尿剂交替使用,防止电解质紊乱,发现低钾、低钠血症时要及时纠正。

(5) 慎重使用镇静剂,选用对肝毒性小的药物,以减少肝损害。

(6) 大量排放腹水,腹腔压力骤降,门静脉瘀血,使入肝血流减少,导致肝细胞缺氧坏死,可诱发和加重肝性脑病,注意掌握放腹水的速度和量,并及时补充丢失的蛋白质。放腹水时应边放边束紧腹带。

(修订日期:2017 - 02 - 15)

第十五节 消化内镜下微创治疗介绍

一、消化内镜下微创治疗的种类

（1）内镜黏膜下切除术。

（2）内镜黏膜下剥离术。

（3）内镜黏膜下挖除术。

（4）内镜胃壁全层切除术。

（5）内镜经黏膜下隧道肿瘤切
除术。

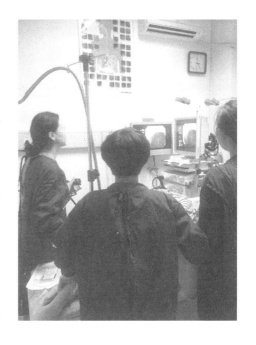

（6）经口内镜下环形肌切开术。

（7）食道静脉曲张破裂大出血时
套扎治疗。

（8）硬化剂治疗。

（9）组织胶注射。

（10）上消化道异物取出。

（11）食管良性肿瘤狭窄内镜下扩
张、支架放置术。

（12）十二指肠乳头切开引流、碎石取石，鼻胆管引流等。

二、最常见的消化内镜下微创治疗

最常见的消化内镜下微创治疗有黏膜切除、黏膜剥离。

三、消化内镜下微创治疗的术前告知

术前抽血，检查血常规、血型、出凝血时间、肝肾功能、心电图等。

1. 胃镜下治疗

禁食禁饮8~12小时,保证良好的休息,术前更换手术衣,摘除金银首饰及假牙,带干毛巾一块。

2. 肠镜下治疗

术前2天一般需要选择无渣饮食,即不吃青菜、芹菜等纤维多的食物。检查前一天尽量吃一些流质或半流质,如牛奶、稀饭或面条等。

四、肠道清洁的准备

1. 准备

行肠镜检查(手术治疗)前应按医生要求服用一些特殊的泻药以清洁肠道。

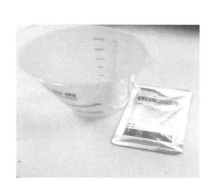

(1)没有便秘的患者检查前4~6小时开始服用和爽(肠道清洁药物)。

(2)有长期便秘或糖尿病的患者,服用泻药时间最好提前。如果患者有长期便秘,最好向医师说明,应在检查前3天开始连续服用少量乳果糖口服溶液,以达到较好的肠道准备。

和爽(复方聚乙二醇电解质溶液)的服用方法:将和爽(137.5g)溶于1600L凉开水中搅拌均匀,再加温水至2000mL。每隔15分钟口服150mL(1纸杯的容量为150mL),在2小时内喝完。在服用泻药半小时左右后出现腹泻,通常在7~10次,直到没有可见固体粪便渣。

2. 肠道清洁标准

大便呈无色稀水样,没有固体粪便、粪渣。

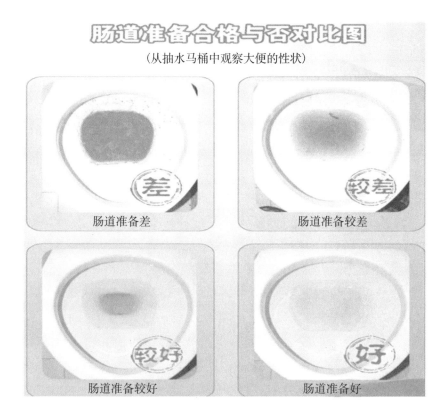

肠道准备合格与否对比图

（从抽水马桶中观察大便的性状）

肠道准备差　　　　　　　肠道准备较差

肠道准备较好　　　　　　肠道准备好

五、关于肠镜检查的注意事项

（1）因肠镜检查后有可能需要肠镜下做息肉电切等治疗，如平时有服用阿司匹林、氯吡格雷、华法林等抗凝药，一定要向医师说明。60岁以上老人检查前最好做好心电图、凝血功能检查。

（2）检查过程中要往结肠腔内注气使肠道充分鼓起来，所以肠镜检查后腹胀是正常的，可待结肠内气体排出后进食。

（3）如果患者常规服用降压药，可以在服用缓泻剂前1小时服用。糖尿病患者因为没有进食，所以不要服用降糖药；非糖尿病患者如果出现低血糖表现时，可适当喝一些白糖水（白糖水没有颜色，不会影响肠镜检查）。

（4）如果患者在月经期，请向医师说明，重新预约时间，错开月经再做肠镜检查。

六、术后要告知的注意事项

（1）鼻塞给氧、心电监护，密切观察患者的病情变化，包括生命体征变化，有无腹痛、腹胀及消化道出血，若有异常，可能意味着有出血或穿孔迹象，并及时向医生反映。

（2）患者需绝对卧床休息24小时，2周内避免过度体力劳动，医护人员协助家属做好患者的生活护理。术后禁食24小时，24～72小时可摄入温凉流质饮食，3天后可食半流质，并逐步过渡到软食。嘱患者1次进食避免过饱，禁食粗糙、辛辣、生冷、刺激性食物。培养良好的饮食习惯，是促进创面愈合的关键。禁食期间反复交代严格禁食对防止出血、穿孔的必要，开放饮食后注意监督饮食从流质到半流质逐步恢复，避免过热、粗糙刺激的食物。

（3）心理护理：告知患者手术顺利，消除其焦虑，增强其信心。

（4）并发症的护理。

①出血是最常见的并发症，内镜黏膜下剥离术术中出血的患者占7%，迟发性出血的患者占总数的6%，术中出血：内镜黏膜下剥离术治疗肯定会发生出血，一般内镜下治疗，出血都会得到有效控制；术后出血：内镜黏膜下剥离术治疗后出血多发生在术后2个月内，需严密观察生命体征变化，观察有无呕血和黑便，如出血量少，可遵医嘱给予药物止血，如出血量大，积极配合医生内镜下止血。

②内镜黏膜下切除术穿孔发生率很低，内镜黏膜下剥离术相对偏高，几乎所有穿孔均在术中内镜下发生，迟发性穿孔发生率低。小穿孔可使用内镜下钛夹。胃肠减压和广谱抗生素等非手术治疗，大的穿孔则需立即行手术治疗。

七、出院后的注意事项

出院前应交代按溃疡愈合处理，坚持用药、定期随诊，嘱患者选择细软、易消化的食物，多吃新鲜蔬菜及水果，避免辛辣、刺激性食物，少量多餐，保持生活规律，心情舒畅；出院后口服质子泵抑制剂和胃黏膜保护剂直至溃疡愈合，2个月后复诊胃镜以了解溃疡愈合情况及明确局部是否复发。如果内镜黏膜下剥离术完整切除肿瘤，以后应2年随访胃镜1次以及时发现新生病灶。如果肿瘤未能被完整切除或切除的病灶界限不清，但符合淋巴结阴性的肿瘤，术后至少3年内应每6个月复诊1次胃镜以及时发现局部复发。

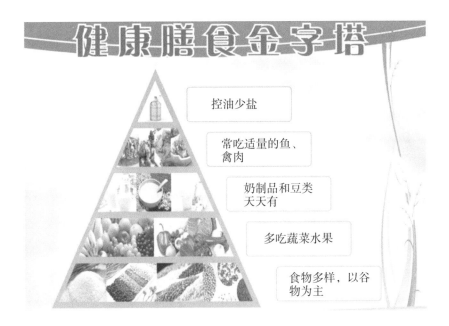

健康膳食金字塔

控油少盐

常吃适量的鱼、禽肉

奶制品和豆类天天有

多吃蔬菜水果

食物多样，以谷物为主

（修订时间：2017 - 02 - 15）

第十六节 留置"T"管出院宣教

一、留置"T"管的目的

（1）引流胆汁及残余的结石,减轻胆道压力。

（2）支撑胆道,防止胆总管切口瘢痕形成导致管腔狭窄。

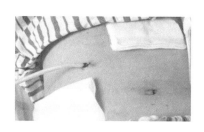

（3）作为术后行胆道造影或纤维胆道镜取石的重要途径。

二、带有"T"管患者的出院注意事项

（1）饮食指导,选择高蛋白、高热量、富含维生素、易消化的低脂饮食。少食牛奶、豆浆等产气食物,避免辛辣刺激的食物,忌油腻、忌饮酒,宜少量多餐,忌暴饮暴食。

（2）保持心情愉快,适当锻炼,勿提重物,穿着宽松的衣服,避免盆浴,淋浴时可用塑料薄膜覆盖局部。

（3）妥善固定"T"管,防止扭曲、折叠或脱出。平卧时引流袋应低于腋中线,站立或者活动时引流袋不可高于腹部引流口平面,防止胆汁逆流造成逆行性感染。

（4）定时观察胆汁的颜色、性状、量。若混浊,则表示有感染,有泥沙样沉淀提示有结石,出现血性胆汁提示有胆道出血,应及时就诊。

（5）请患者根据护士的指导做好相应的护理和更换。出院后一周间歇行夹管护理,起初白天行间断夹管,夜间开放;无不适后,白天延长夹管时间;后仍无不适,白天关闭,夜间开放;到最后,白天夜间均关闭直至拔管。如有出现腹痛、腹胀及恶心、呕吐等现象,应马上开放导管,仍不能缓解者应及时就诊。

（6）出院后请患者保存好病历档案及出院小结,按医生预约的时间来院复诊、拆线或拔管。

（修订日期:2017－02－15）

第五章
内分泌系统疾病教育

第一节 糖尿病

糖尿病(diabetes mellitus,DM)是由遗传和环境因素相互作用而引起的一组以慢性高血糖为共同特点的代谢异常综合征,是因胰岛素分泌或作用的缺陷,或者两者同时存在而引起的碳水化合物、蛋白质、脂肪、水和电解质等代谢紊乱。随着病程延长可出现多系统损害,导致眼、肾、神经、心脏、血管等组织的慢性进行性病变,引起功能缺陷及衰竭。重症或应激可发生酮症酸中毒、高渗性昏迷等急性代谢紊乱。

一、发生原因

（一）1型糖尿病

1. 遗传因素

1型糖尿病有一定的家族聚集性。有研究报告双亲有糖尿病史,其子女1型糖尿病发病率为4%～11%;兄弟姐妹间1型糖尿病的家族聚集性的发病率为6%～11%;同卵双生子1型糖尿病发生的一致性不到50%。

2. 环境因素

1型糖尿病发生常与某些感染有关或在感染后随之发生。常见的感染原有腮腺炎病毒、风疹病毒、巨细胞病毒、麻疹病毒、流感病毒、脑炎病毒、脊髓灰质炎病毒、柯萨奇病毒等,但病毒感染后,糖尿病的易感性或抵抗性可能由先天决定。

（1）1型糖尿病的自然发病过程如下所示。

第一期(遗传易感性):与HLA某些位点有关。

第二期(启动自身免疫反应):胰岛B细胞损伤。

第三期(免疫学异常):循环中可出现多种针对胰岛B细胞的自身抗体,胰岛素分泌功能尚维持正常。

第四期(进行性胰岛B细胞功能丧失):随着病情发展,通常先有胰岛素分泌第一相降低,之后随着胰岛B细胞数量减少,胰岛素分泌功能下降,血糖逐渐升高,但仍能维持糖耐量正常。

第五期(临床糖尿病):患者有明显血糖升高,出现糖尿病的部分或典型症状。胰岛素中仅残存少量(约10%)胰岛 B 细胞分泌胰岛素。需使用胰岛素治疗。

1 型糖尿病发病多年后,多数患者胰岛 B 细胞完全破坏,胰岛素水平极低,失去对刺激的反应。

(二) 2型糖尿病

2 型糖尿病的病因不是十分明确,现一般认为是具有强烈的遗传性或为多基因遗传异质性疾病,环境因素有肥胖、活动量不足和老龄化等。其发病主要是由于胰岛素抵抗为主伴胰岛素分泌不足,胰岛素抵抗一般先于胰岛素分泌障碍;或胰岛素分泌不足为主伴或不伴有胰岛素抵抗。虽然 2 型糖尿病具有遗传异质性,但大多数伴 2 型糖尿病和空腹高血糖的患者特征性表现为胰岛素抵抗、胰岛素分泌障碍和肝脏葡萄糖产生增加。

二、一般症状

(一) 代谢紊乱症候群

(1) 三多一少:多尿(每天2～3L)、多饮、多食、体重减轻。

(2) 皮肤瘙痒:由高血糖和末梢神经病变导致。女性外阴瘙痒。

(3) 其他:四肢酸痛、麻木、腰痛、阳痿等。

(二) 并发症

(1) 急性并发症:糖尿病酮症酸中毒、高渗性非酮症糖尿病昏迷、感染。

(2) 慢性并发症:糖尿病大血管病变、糖尿病微血管病变、糖尿病神经病变、糖尿病足。

(三) 糖尿病的诊断标准

诊断标准	静脉血浆葡萄糖水平
糖尿病症状＋随机血糖	≥11.1mmol/L
空腹血浆血糖	≥7.0 mmol/L
葡萄糖负荷后2小时血糖	≥11.1mmol/L
无糖尿病症状者,需改日重复检查,但不做第3次口服葡萄糖耐量试验	

注:空腹的定义是必须8小时没有热量的摄入;随机是指1天当中的任意时间而不管上次进餐的时间及食物摄入量的多少。

三、治疗要点

糖尿病治疗强调早期、长期、综合治疗及治疗方法个体化的原则。综合治疗包括两个含义:糖尿病教育、饮食治疗、运动锻炼、药物治疗和自我监测5个方面,以及降糖、降压、调脂和改变不良生活习惯4项措施。治疗目标是通过纠正患者不良的生活方式和代谢紊乱,防止急性并发症的发生和减低慢性并发症的风险,提高患者生活质量和保持良好心理状态。

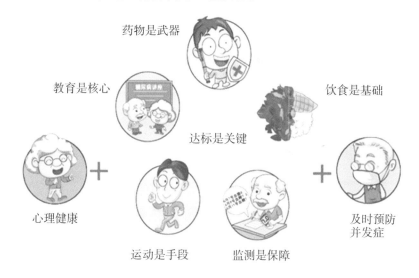

(一) 健康教育

健康教育是重要的基本治疗措施之一,包括糖尿病防治专业人员的培训、医务人员的医学继续教育、患者及其家属和民众的卫生保健教育等,后者尤为重要。应在各级政府和卫生部门领导下,以自身保健和社区支持为主要内容,共同参与糖尿病的预防、治疗、教育、保健计划。良好的健康教育能充分调动患者的主观能动性,使其积极配合治疗,有利于疾病控制达标,防止各种并发症的发生和发展,提高患者的生活质量。

(二) 饮食治疗

合理的饮食控制是治疗糖尿病的最基本措施,不论糖尿病类型和病情轻重或有无并发症,也不论是否使用药物治疗都应该严格控制饮食,进餐定时定量,保持理想体重,稳定血糖,减缓并发症的发生与发展。

合理的饮食结构:蛋白质占15%～20%,脂肪占25%～30%,碳水化合物占50%～60%,维生素、无机盐要充足。健康的糖尿病饮食需要蛋白质、脂肪和碳水化合物的均衡。这三种营养成分提供身体需要的能量。

适当增加食物纤维的摄入,因高纤维饮食如绿豆、海带、荞麦面、玉米面、燕麦面、高粱米、菠菜、芹菜、豆芽,可以有降低餐后血糖,改善葡萄糖耐量,减少胰岛素的用量以及降低血脂的作用,能减缓糖尿病患者的饥饿感,能刺激消化液分泌及促进肠蠕动,预防便秘的发生。

饮食宜缓,不要暴饮暴食,不能咀嚼急咽。咀嚼是食物消化的第一道工序,只有第一道工序加工得好,食物到了胃肠才能更好地被消化吸收。

1. 大豆、植物油、水果

大豆是糖尿病患者较理想的食物,这是因为它所含的营养物质成分有益于糖尿病患者,但伴有肾病和痛风的患者不宜食用。

植物油为较理想的烹调用油(玉米油、葵花籽油、花生油、豆油)。动物油、动物内脏、肥肉、动物的皮(猪皮、鸡皮、鸭皮、鱼皮)等脂肪、胆固醇含量高,尽量不吃。花生、瓜子、核桃仁属油脂坚果类,进食时应予等量份交换,尽量少吃。尽量减少食盐的摄入量:每日食盐的用量最好控制在6g以内。

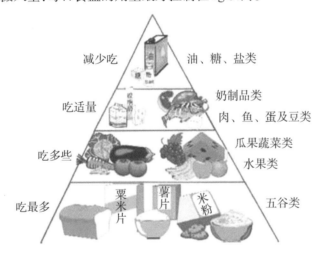

2. 糖尿病患者如何选用水果

虽然水果含有丰富的维生素、无机盐和膳食纤维,但水果也含碳水化合物,比如果糖等这些糖类消化、吸收较快,升高血糖的作用比粮食的要好,所以对于血糖较高、尿糖呈现阳性的患者来说最好暂时不要食用。血糖稳定(空腹血糖<7mmol/L,餐后血糖<10mmol/L)时1~2周后食用。食用水果要定量。一般来说,糖尿病患者1天可以食用水果150~200g。食用水果的时间宜安排在两正餐之间,不要在餐后马上食用水果。

3. 糖尿病患者外出就餐

每次外出就餐前应当事先做好安排、准备。如果正在使用降糖药及胰岛素，外出时应当带上药品，按医嘱准时用药。就餐时还需要注意下列问题。

要了解自己每天应摄入的食品类别和数量，外出就餐要做到心中有数，不可大吃大喝、暴饮暴食。

选菜之前，要对将要食用的食物的内容和制作方法有所了解，尽量避免选用含糖，用油炸、煎等烹调方法制作的菜肴。

在选择饮料时，应该选择矿泉水、苏打水、茶，而忌含糖饮料和烈性酒。

建议做好饮食日记，要求记录摄入的每种食物量和摄食经过，每周记1次，每月记数天或较长一段时间。

（三）运动疗法

糖尿病患者不宜参加剧烈的比赛和剧烈的运动，而应进行有一定耐力、持续缓慢消耗的运动，选择自己喜爱的运动，如快走、慢跑、跳舞、游泳、骑车、爬山、各种球类运动等。

应从第一口饭算起的饭后45～60分钟开始运动，每次运动30～60分钟，每周4次以上。运动时达到稍乏力、微汗、有运动的欲望的运动量是适宜的，达到无运动的感觉、心率无变化的运动量是不足的。若出现乏力、大汗淋漓、无再运动欲望，这样的运动量就过大了。好的运动是由三步骤组成的：①热身5～10分钟；②全身运动持续20～45分钟；③舒展、放松持续5～10分钟。

运动的注意事项为：①运动时间和运动强度相对固定，循序渐进。②注射胰岛素的患者，运动前应将胰岛素注射在腹部。③有条件者最好在运动前和运动后各测1次血糖。④运动中出现胸痛胸闷的症状，应停止运动，找医生咨询。⑤选择路面平整、空气新鲜的场地。最好与他人一起运动，防止意外。⑥选择合脚的运动鞋和棉袜；运动前、中、后注意饮水。⑦随身携带糖果或饼干，以防低血糖。⑧随身携带糖尿病身份卡片。⑨运动后仔细检查双脚，发现红肿、青紫、水泡、血泡、感染等，应及时处理。

（四）自我监测

糖化血红蛋白：2～3个月1次。肝、肾功能及血脂情况：每半年1次。

尿常规：每月1次。尿微量白蛋白：每半年1次。心血管功能：每半年1次。眼底：每半年至一年1次。神经功能：每半年1次。建立血糖自我监测日记。

患者应有自己的血糖自我监测日记，并养成每天记录的良好习惯。

血糖自我监测内容应包括：①监测血糖、糖化血红蛋白的日期、时间、与进餐的关系、测试结果；②注射胰岛素或服口服降糖药的时间、种类、剂量；③低血糖症状出现的时间，与药物、进食或运动的关系，症状的体验等；④每次去医院看病时应带好血糖自我监测日记，并与医生讨论如何调整治疗。

（五）药物治疗

1. 口服药治疗

口服药治疗主要包括促胰岛素分泌剂（磺脲类和非磺脲类）、增加胰岛素敏感性药物（双胍类和胰岛素增敏剂）和α-葡萄糖苷酶抑制剂。

2. 胰岛素治疗

胰岛素的注射途径：①静滴；②皮下注射。注射工具有胰岛素专用注射器、胰岛素笔、胰岛素泵。

胰岛素注射的注意事项：①正确用药；②胰岛素保存：未开封的胰岛素存放于冰箱2～8℃冷藏保存，正在使用的胰岛素常温下（不超过25～30℃）可使用28～42天（具体情况根据胰岛素种类放置），无须放入冰箱，应避免过冷、过热、太阳直晒、剧烈晃动等，否则可因蛋白质凝固变性失效；③注射部位的选择与更换。

注射前的注意事项：①先备饭菜后注射；②注射前洗手并保持注射部位清洁，注射后按时进餐，切忌注射后不进食或未进食就运动；③注射前要检查笔芯中药液的性状、有效期，预混胰岛素和中效胰岛素注射前请先摇匀（先轻轻滚动注射笔10次，再来回上下颠倒注射笔10次，直到液体呈均匀的白色混悬液）；④常用注射部位：腹部（避开脐周2.5cm），上臂外侧，大腿前侧、外侧，臀部，应轮换部位，2次注射间距1cm，避免在硬结或疤痕的部位注射，同一注射部位的每月注射次数不能超过1次；⑤要用75%酒精消毒，待干后注射，注射完毕后针头要在皮肤下停留10秒以上，再拔出针头；⑥须进行运动者，不要在上臂或大腿注射；⑦注射完毕后要旋下针头，不要连带针头一起贮藏注射笔，针头1次一换，严禁重复使用。

胰岛素的不良反应：低血糖反应、过敏反应、注射部位皮下脂肪萎缩或增生、水肿、视力模糊。

四、低血糖的症状及预防

如果血糖太低，或者下降速度过快，机体就会释放出肾上腺素，产生低血糖症状,如发抖、紧张、出汗、急躁易怒、焦虑、头痛、饥饿感、乏力等。这时需要吃一些含糖或淀粉的东西,比如3～4块水果糖、半杯橘子汁、3大块方糖、1杯脱脂牛奶。当患者渡过了低血糖反应后,如果是午夜或离患者的下一餐至少还有1个小时,患者还需要进食淀粉或蛋白质食物,以防再次发生低血糖。如果患者是因α-葡萄糖苷酶抑制剂引起的低血糖,那就需要使用纯的葡萄糖(片剂或凝胶)、蜂蜜治疗低血糖。

任何时候都要佩戴医疗救助卡,上写患者姓名、地址、联系人电话、所患疾病,以方便急救人员及时找到并了解患者的基本信息。

五、出院后的注意事项

1. 病情监测指导

指导患者3～6个月复检糖化血红蛋白。血脂异常者每1～2个月监测1次,如无异常每6～12个月。监测1次体重,每1～3个月测1次。每年全面体检1～2次,以尽早发现慢性并发症。指导患者学习和掌握监测血糖、血压、体重指数的方法,了解糖尿病的控制目标。

2. 用药与自我护理指导

①指导患者口服降糖药及胰岛素的名称、剂量、给药时间和方法,教会其观察药物治疗疗效和不良反应。对于使用胰岛素的患者,应教会患者或其家属掌握正确的注射方法。②指导患者掌握饮食、运动治疗的具体措施及调整的原则和方法;教会患者生活规律,戒烟酒,注意个人卫生。③指导患者正确处理疾病所致的生活压力,树立起与糖尿病做长期斗争及战胜疾病的信心。④指导患者及家属掌握糖尿病常见急性并发症的主要临床表现、观察方法及处理措施。⑤指导患者掌握糖尿病足的预防和护理措施。

六、预后

糖尿病为终身疾病,目前尚不能根治,并发大血管病变和微血管病变可致残、致死。早期和积极的抢救已使糖尿病酮症酸中毒的死亡率下降至5%以下,但老年患者和已有严重慢性并发症患者的死亡率仍很高。如代谢控制良好,可减少或延迟并发症的发生和发展,提高生活质量。所以患者一旦患了糖尿病,要坚持治疗。

(修改日期:2017-02-15)

第二节　甲状腺功能亢进症

　　甲状腺功能亢进症简称甲亢,是指由多种病因导致甲状腺腺体本身产生过多甲状腺激素而引起的甲状腺毒症。甲状腺毒症是指组织暴露于过量甲状腺激素条件下发生的一组临床综合征。根据甲状腺的功能状态,甲状腺毒症可分为甲状腺功能亢进类型和非甲状腺功能亢进类型。

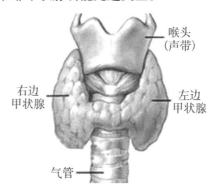

一、临床表现

　　多数起病缓慢,少数在感染或精神创伤等应激后急性起病。典型表现有甲状腺激素分泌过多所致高代谢症候群、甲状腺肿及眼征。老年和小儿患者的表现多不典型。

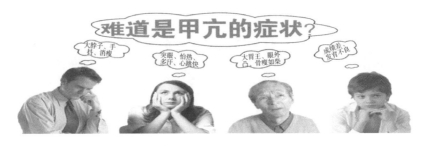

（一）甲状腺毒症表现

1. 高代谢综合征

由于甲状腺激素分泌增多导致交感神经兴奋性增高和新陈代谢加速，患者常有疲乏无力、怕热多汗、多食善饥、消瘦等，甲状腺危象时可有高热。甲状腺激素促进肠道糖吸收，加速糖的氧化利用和肝糖原分解，使患者发生糖耐量减低或使糖尿病加重；甲状腺激素促进脂肪合成、分解与氧化，加速胆固醇合成、转化及排泄，使血中总胆固醇降低；甲状腺激素使蛋白质分解增强致负氮平衡，体重下降，尿肌酸排出增多。

2. 精神神经系统

神经过敏、多言好动、焦躁易怒、紧张不安、失眠、记忆力减退、注意力不集中、有时有幻觉甚至精神分裂症表现。可有手、眼睑和舌震颤，腱反射亢进。偶尔表现为淡漠、寡言。

3. 心血管系统

（1）心动过速：常为窦速，90～120次/分，休息和睡眠时仍快，为本病的特征之一。

（2）心律失常：期前收缩较常见，房性为主，可为房颤，偶有房室传导阻滞。

（3）心音和杂音：心尖部S1增强，SMⅠ～Ⅱ级，偶可闻及舒张期杂音。

（4）心脏肥大和扩大：可发生心衰。

（5）血压变化：脉压增大，可有周围血管征。

4. 消化系统

食量提高，肠蠕动加快→消化吸收不良→大便频繁→脂肪泻。营养失调＋T3、T4升高→肝→肝大、谷氨酰转移酶升高、黄疸。

5. 运动系统

T3、T4升高→负氮平衡→骨骼肌、心肌、眼肌萎缩→甲亢性肌病→周期性瘫痪。总之，运动系统的异常有急慢性甲亢性肌病、重症肌无力、周期性瘫痪，还可有骨质疏松。

6. 生殖系统

月经减少、闭经、阳痿、生殖能力下降。

7. 造血系统

外周血白细胞计数偏低，分类淋巴细胞比例增加，单核细胞数增多。血小板寿命较短，可伴发血小板减少性紫癜。

（二）甲状腺肿大

双侧对称性肿大,随吞咽上下移动,质软,有震颤及血管杂音,胸骨后甲状腺肿,可不大。

眼征:有25%～50%患者伴有眼症,其中突眼为重要而特异的体征之一。按病因可分为单纯性突眼和浸润性突眼。具有的眼部症状:怕光、复视、视力下降、异物感、胀疼、刺疼、流泪、高度突眼→不能闭合→睡不闭目→感染。

（三）特殊临床表现

1. 甲状腺危象

主要诱因:①应激状态,如感染、手术、放射性碘治疗等;②严重躯体疾病,如心力衰竭、低血糖、急腹症;③口服过量甲状腺激素制剂;④严重精神创伤;⑤手术中过度挤压甲状腺。

表现:高热,体温＞39℃,心动过速（140～240次/分）常伴有房颤或房扑,烦躁不安、大汗淋漓,消化道症状（厌食、恶心、呕吐、腹泻、脱水）,休克、昏迷,可有心衰及肺水肿。

2. 甲亢性心脏病

一般认为具有下列情况之一者排除其他心脏原因时,可考虑甲亢性心脏病:①心律失常（主要指房颤）;②心脏增大;③心力衰竭;④二尖瓣脱垂;⑤心绞痛;⑥显著心电图改变并以循环系统症状为主。

3. 淡漠型甲亢

淡漠型甲亢见于老年人,起病隐匿,患者常神志淡漠、嗜睡、反应迟钝、明显消瘦、恶病质,有时仅有消化道症状或不明原因的心律失常。

4. T3型甲亢

血清中T4正常,T3增高,一般病情较轻。

5. 局限性胫前黏液性水肿

皮肤大多呈对称性,早期呈皮肤增厚,粗而变韧,皮肤如橘皮样或树皮样。

6. 妊娠期甲状腺功能亢进症

7. Graves眼病

8. 亚临床型甲状腺功能亢进症

二、放射性¹³¹I治疗后如何护理

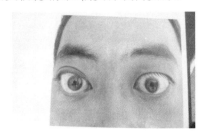

¹³¹I治疗甲亢是一种疗效好的方法,但

是,医护人员工作中应加强健康教育,并注意以下几点。

(1) 抽血查 T3、T4 前 1 周禁止使用阿司匹林、苯妥英钠、地塞米松等药物,以免影响检查结果。

(2) 做甲状腺吸 ^{131}I 率前 4~6 周至服 ^{131}I 治疗后 1 个月均要低碘饮食。禁食含碘丰富的海带、海蜇、苔菜、发菜、海鱼等。食用碘盐炒菜前,要先将盐放在烧开的食油内除去碘。某些药物(如碘喉片)也要避免服用。皮肤消毒禁用碘酒、碘附等碘制剂。

(3) 抗甲状腺药(如甲巯咪唑、卡比马唑)应停用 2~4 周。安眠药要遵医嘱,保泰松、肾上腺皮质激素(泼尼松、地塞米松等)、利舍平、普鲁本辛、利尿剂(如呋喃苯酸)等,应停用 1 周再做检查。

(4) 口服治疗药物后,要使用有专用下水道的厕所,利于排泄物的集中储存及排放。

(5) 治疗后 2~3 天内一般无特殊反应,个别人有胃部不适、心慌等,必要时肌肉注射胃复安 10mg,即可缓解。2~3 周时症状逐渐改善。

(6) 出院指导:①适当休息,避免过多活动和情绪波动。②必要时可加用抗甲状腺药物,不影响其他疾病的治疗。③出院后 1 个月内,避免高碘食物如海带、紫菜、海鱼等,少吃辛辣食物及少触碰烟酒,多吃高蛋白食物和含丰富维生素的水果。④^{131}I 治疗后 1 周内不应与小孩密切接触,应保持 1m 以上距离。女患者 6 个月内不宜妊娠。⑤出院 3 个月后门诊定期复查。

三、健康指导

1. 生活护理

保持环境安静,避免嘈杂。应安排通风良好的环境,夏天使用空调,保持室温凉爽而恒定。协助患者完成日常的生活自理,如洗漱、进餐、如厕等。对大量出汗的患者,加强皮肤护理,应随时更换浸湿的衣服及床单,防止其受凉。

2. 饮食护理

应给予高热量、高蛋白、高维生素及矿物质丰富的饮食。主食应足量,可以增加奶类、蛋类、瘦肉类等优质蛋白,多摄取新鲜蔬菜和水果。给予充足的水

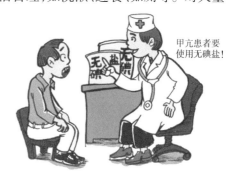

分,每天饮水2000～3000mL以补充出汗、腹泻、呼吸加快等所丢失的水分,但对并发心脏疾病者应避免大量饮水,以防止因血容量增加而诱发水肿和心力衰竭。禁止摄入刺激性的食物及饮料,如浓茶、咖啡等,以免引起患者精神兴奋。减少食物中粗纤维的摄入,以减少排便次数。避免食用含碘丰富的食物,包括海带、紫菜、海苔、海蜇等。食物中不加含碘的盐。外食者,可以把菜先用汤洗一洗再吃,以减少盐分。

3. 心理指导

患者及其亲属应了解其情绪、性格改变是暂时的,可因治疗而得到改善。鼓励患者表达内心感受,理解和同情患者,建立互信关系。保持居室安静和轻松的气氛,避免提供兴奋、刺激的消息,以减少患者激动、易怒的精神症状。鼓励患者参加团体活动,以免其因社交障碍产生焦虑。

4. 眼部护理

采取保护措施,预防眼睛受到刺激和伤害。外出戴深色眼镜,减少光线、灰尘和异物的侵害。经常以眼药水湿润眼睛,避免过度干燥;睡前涂抗生素眼膏,眼睑不能闭合者用无菌纱布或眼罩覆盖双眼。

5. 坚持遵医嘱按剂量、按疗程服药,不随意减量停药

服用抗甲状腺药物的开始3个月,每周查血象1次,每隔1～2个月做甲状腺功能测定,每天清晨卧床时自测脉搏,定期测量体重,脉搏减慢、体重增加是治疗有效的标志。若出现高热、恶心、呕吐、不明原因腹泻、突眼加重等,警惕甲状腺危象可能,应及时就诊。对妊娠期甲亢患者,应指导其避免各种会对母亲及胎儿造成影响的因素,宜选用抗甲状腺药物治疗,禁用^{131}I治疗,慎用普萘洛尔。产后如需继续服药,则不宜哺乳。

6. 戒烟

如果甲状腺机能亢进患者抽烟,会让眼睛的病变(眼突)更难治疗。

7. 避免用碘酒

若有外伤,避免用碘酒擦拭伤口。虽然外伤所用碘酒应该是量小的,但还是尽量避免比较好。

(修改日期:2017-02-15)

第三节　甲状腺肿瘤

甲状腺是长在人体器官前面的一个像蝴蝶的器官,和神经、血管有密切的联系。它是人体最大的内分泌腺。甲状腺肿瘤是常见病、多发病,其中绝大多数是良性腺瘤,少数为癌,女性甲状腺良性肿瘤的发病率较男性高2~4倍。

一、发生原因

1. 甲状腺素原料(碘)的摄入异常

高原、山区居民因食物中缺碘可引起甲状腺素原料(碘)的摄入异常。

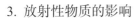

2. 内分泌紊乱

特别是女性朋友要注意避免应用雌激素。

3. 放射性物质的影响

已经证明头颈部放射线是甲状腺肿瘤的重要致病因素,如X线,特别是儿童,应尽量避免头颈部照射X线。

4. 遗传因素

甲状腺肿瘤的发生可能与遗传因素有关。

二、一般表现

甲状腺像一只蝴蝶,停落在我们的颈前方,一般情况下从外表处不能看见它,如果它出现肿大或有结节就会被看见,而且可以发现它能够随着吞咽动作上下移动。

三、住院后的注意事项

1. 术前

（1）请患者保证有充分休息及睡眠时间，宜听音乐、看书报，保持心情平静，避免精神刺激。如果患者睡眠较浅或不易入睡，请告诉医生、护士，我们会根据情况给患者使用镇静剂。

（2）如果患者患有甲亢，那么由于疾病因素，其体内能量消耗很大，需要补充能量，故应摄入高热量、高蛋白和含丰富维生素的食物，同时禁止浓茶、咖啡、烟酒等以及刺激性食物。

（3）充分的术前准备是手术成功的关键，甲亢患者术前2周服用碘剂，有利于手术，但碘剂可刺激口腔、胃黏膜，使患者发生恶心呕吐等不良反应，请患者遵从护士指导，按时在饭后服用。

（4）请患者积极配合术前各项检查。

（5）术前3天护士会指导患者训练手术体位：双肩垫高20～30cm，挂头平卧2小时，每天1～2次，以免术后头痛、脖子酸。

2. 术后

（1）请患者在护士指导下进食。术后第1天可摄入温凉半流质，进食时要量少慢咽，避免呛咳引起创口出血。初期吞咽食物时出现咽喉部轻微疼痛为正常现象，不必顾虑。

（2）术后颈部创口内常置负压引流管1～2根，引流管后接一个球袋子，球要瘪着，以把创口内积血引流出。要注意固定引流管，避免扭曲滑脱。请千万不要自行拔管！

（3）术后如有气促、呼吸困难、手足麻木、声嘶等症状，请立即报告医生、护士，以防窒息等并发症发生。

（4）功能锻炼。为促进颈部功能恢复，术后患者在切口愈合后可逐步进行颈部活动，直至出院后3个月。颈部淋巴结清扫者，在切口愈合后即应开始肩关节和颈部的功能锻炼，可进行摇头晃脑式、抖肩式运动，并随时保持患侧上肢高于健侧的体位，以防肩下垂。

（5）如果患者是做甲状腺全部切除手术，则术后应长期服用甲状腺素片，不能间断或停服。如有声嘶者应做发音锻炼，以促进另一侧声带代偿。

四、出院后的注意事项

1. 休息

劳逸结合、适当休息和活动,以促进各器官的功能恢复。

2. 饮食

(1) 饮食营养均衡,摄入高蛋白、低脂肪、低糖、低碘、高维生素食物,由少吃多餐到定时定量。多吃新鲜蔬菜、水果。

(2) 甲状腺肿瘤的饮食禁忌:油腻,辛辣,煎炸食品。禁烟禁酒,忌紫菜、海带等含碘丰富的饮食。忌郁闷、愤怒、急躁、忧愁,坚持心情开朗。还应该定期复查。

(3) 甲状腺肿瘤术后宜用橘子、枇杷、荔枝、梨、杏子、香菇等化痰利咽、软坚散结。

3. 心理调适

正确面对疾病症状和治疗,合理控制自我情绪。

4. 用药指导

遵医嘱口服甲状腺素片,甲状腺全切除者应遵医嘱坚持服用甲状腺素制剂,以预防肿瘤复发;注意定期复查血象。术后需加行放射治疗者应遵医嘱按时治疗。

5. 复诊

患者出院后应定期门诊复查甲状腺功能,若出现心悸、手足震颤、抽搐等症状,及时就诊。

(修订日期:2017 - 02 - 15)

第六章
泌尿系统疾病教育

第一节　尿路感染

　　尿路感染根据感染发生的部位,分为上尿路感染及下尿路感染,上尿路感染主要是肾盂肾炎,下尿路感染主要是膀胱炎。尿路感染好发于女性,外阴部不洁净、全身抵抗力低下、不洁性交均是感染的诱因。单纯性尿路感染经积极的抗菌治疗后90%的患者可获得临床治愈,约10%可转为持续性细菌尿或反复发作。

一、临床表现

　　1. 膀胱炎

　　膀胱炎约占尿路感染的60%,患者主要表现为尿频、尿急、尿痛等膀胱刺激征,伴耻骨上不适。一般无全身毒血症状。常有白细胞尿,30%有血尿,偶有肉眼血尿。

　　2. 急性肾盂肾炎

　　临床表现因炎症程度不同而差异较大,多数起病急骤,表现如下。

　　(1)全身表现:常有寒战、高热,伴有头痛、全身酸痛、无力、食欲减退。轻者全身表现较少,甚至阙如。

　　(2)泌尿系统表现:常有尿频、尿急、尿痛等膀胱刺激症状,多伴有腰痛或肾区不适、肋脊角压痛和(或)叩击痛。可有脓尿和血尿。部分患者可无明显的膀胱刺激征,而以全身症状为主,或表现为血尿伴低热和腰痛。

　　(3)并发症:较少,当细菌毒力强、合并尿路梗阻或机体抵抗力下降时可发生肾乳头坏死和肾周脓肿。前者主要表现为高热、剧烈腰痛和血尿,可有坏死组织脱落随尿排出,发生肾绞痛;后者除原有肾盂肾炎加重外,常出现明显单侧腰痛,向健侧弯腰时疼痛加剧。

　　3. 无症状性尿菌

　　无症状性尿菌又称隐匿性尿感,即有真性菌尿但无尿路感染的症状。多见于老年人和孕妇,60岁以上老年人的发生率为10%,孕妇为7%。如不治疗,约

20%无症状性尿菌者可发生急性肾盂肾炎。

二、治疗方法

膀胱炎一般选用磺胺类或氟喹酮类。肾盂肾炎选用复方磺胺甲噁唑、喹诺酮类、氨基糖苷类、青霉素类、头孢菌素类抗生素。

三、健康指导

（1）尿路感染的患者要注意饮食调养。宜吃清淡、富含水分的食物,忌食韭菜、蒜、胡椒等辛辣、刺激性食品。食用新鲜蔬菜、水果。忌烟酒。多饮水,每天饮水2000mL以上。

（2）急性感染期尿路刺激症状明显,或伴有发热者,应卧床休息。如果症状减轻,体温恢复正常后可下床活动。

（3）平时加强体育锻炼,增强体质,提高机体的防御能力。

（4）观察尿路刺激症状(尿频、尿急、尿痛),观察尿色。

（5）抗菌治疗用药疗程一般为10～14天,也可用至症状完全消失,尿检阴性后再用药3～5天。急性膀胱炎用药1～3天。

（6）注意卫生,保持会阴的清洁,勤洗澡,勤换内裤,不要用池浴或盆浴。勤排尿,不宜经常憋尿。

（7）去除易感因素。如糖尿病、慢性肾脏疾病、高血压等多种慢性疾病及过度劳累将导致全身抵抗力下降,易引发尿路感染。

四、出院指导

（1）逆行感染是最常见的感染途径,注意外阴清洁卫生。

（2）积极防治全身性疾病如糖尿病、重症肝病、慢性肾病等;解除尿路梗阻如泌尿道结石、前列腺肥大等易感因素。

（3）本病治疗期间及停药后复查甚为重要,定期返院复查,遵医嘱复查尿常规和细菌培养。若有异常症状发生时(例如少尿、脓尿)应立即就医。

（4）多饮水、勤排尿是最简便而有效的预防措施;在行侵入性检查后应多饮水,并遵医嘱口服抗菌药,预防感染发生。

（5）每日应有适当的休息,避免过劳。

(修订日期:2017-02-15)

第二节　急性肾小球肾炎

急性肾小球肾炎(简称急性肾炎)起病急,是以血尿、蛋白尿、水肿、高血压为特征的肾脏疾病,可伴有一过性肾损害。多见于链球菌感染后,因感染导致机体免疫反应引起肾炎。

一、临床表现

本病起病多较急,轻者无明显临床症状,仅表现为镜下血尿及血清补体异常,严重者表现为少尿型急性肾衰竭,常在数月内自愈。

（1）尿量减少,每天400～700mL。

（2）血尿,多由肉眼血尿转为镜下血尿。

（3）水肿,多为晨起眼睑部水肿,可伴有双下肢水肿。

（4）高血压。

（5）肾功能异常。

二、治疗方法

治疗以卧床休息、对症处理为主,积极预防并发症和保护肾功能。

1. 一般治疗

急性期卧床休息,直至肉眼血尿消失、水肿消退及血压恢复正常,限制水钠摄入。

2. 对症治疗

经限制水钠摄入后仍水肿者,应适当使用利尿剂治疗,对血压仍旧高者给予降压治疗,防止心脑血管并发症。

3. 控制感染

有感染者应用抗生素。

4. 透析治疗

有透析指征及时予短期透析治疗。

三、健康指导

要卧床休息1个月,症状比较明显的卧床4～6周,直至水肿消退、肉眼血尿消失及血压恢复正常,方可逐渐增加活动。给予富有营养、低脂、高维生素、易消化的食物。

(1) 对水肿、高血压的患者,应限制入水量,应量出而入。对浮肿明显者,给予无盐饮食,浮肿减轻后摄入低盐饮食,一般每日不超过3g。

(2) 肾功能正常者的每千克体重的蛋白质摄入量应保持在每日1g,但蛋白血症时应限制摄入,给予优质低蛋白(如牛奶、蛋、瘦肉、鱼等)。

四、出院指导

(1) 应积极锻炼身体,增强体质。

(2) 预防上呼吸道感染,戒烟酒。

(3) 一旦有感染性疾病发生,应及时治疗,注意休息。

(4) 正确使用抗生素。严格掌握降压药的服用时间和方法,避免血压忽高忽低。

(5) 如有慢性感染病灶存在,如扁桃体炎、咽炎、龋齿及中耳炎,应及时彻底治疗。

(6) 食用富有营养、优质低蛋白(如牛奶、蛋、瘦肉、鱼等)、高维生素、易消化的食物。

(7) 即使症状完全消失,实验室检查完全恢复后1～2年之内,仍应定期随诊。

(修订日期:2017－02－15)

第三节 慢性肾小球肾炎

慢性肾小球肾炎简称慢性肾炎,由多种病因引起,临床上病情迁延不愈,是以蛋白尿、血尿、水肿、高血压为临床表现的肾小球疾病。以后缓慢持续进行发展,最终可发展为慢性肾衰竭。

一、临床表现

早期出现蛋白尿、血尿,早期水肿时有时无,多以眼睑和下肢的轻度水肿为主,晚期持续存在。多数患者可有不同程度的高血压,随着病情进展可逐渐出现夜尿增多,肾功能衰退最终可致慢性肾衰竭。

二、治疗方法

本病进展与保养和治疗密切相关,治疗上以防止或延缓肾功能进行性减退为主要目的,而不以消除蛋白尿及血尿为目标。

1. 饮食调整

给予优质低蛋白、低磷饮食。

2. 积极控制高血压

尿蛋白>1g/d者,血压控制在125/75mmHg以下;尿蛋白<1g/d者,血压控制在130/80mmHg以下。常用的药物有卡托普利、贝那普利、氯沙坦、氨氯地平。

3. 应用血小板解聚药

长期服用血小板解聚药可延缓肾功能衰退,常用双嘧达莫、阿司匹林。

4. 避免对肾脏有害的因素

感染、劳累可加重肾功能恶化,避免应用肾毒性药物(磺胺类、氨基糖苷类抗生素),及时治疗高脂血症、高尿酸血症。

三、健康指导

保持良好的心情,减轻心理负担,积极治疗,注意保养,以延缓肾功能的衰退。

(1) 宜食用含维生素B、维生素C多的食物如新鲜蔬菜、水果等。

(2) 肾功能不全氮质血症时应限制蛋白质的摄入量,每日每千克体重的蛋白质的摄入量为0.5~0.8g。予以优质蛋白,多食动物蛋白如牛奶、蛋类、鱼类和瘦肉。低蛋白饮食可减轻肾小球内高压、高灌注及高滤过状态,延缓肾小球硬化。

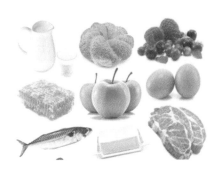

(3) 高血压、少尿、浮肿者限制水(约24小时尿量+每天500mL)、盐(每天小于3g)的摄入。

(4) 慢性肾炎发作,有明显水肿、高血压、肾病综合征和并发心肾功能不全者均卧床休息。好转后可起床活动,自理生活,但要避免劳累。

(5) 皮质激素和免疫抑制剂:常用强的松、环磷酰胺、雷公藤等。应用这些药物时,可引起白细胞减少、脱发、出血性膀胱炎等,如用药后出现这些症状请及时向医护人员报告。

(6) 服用降压药物:患者起床时先在床边坐数分钟,然后缓慢站起,以防眩晕和体位性低血压。经常或定时进行血压监测。

(7) 消肿利尿药:当尿量增多时,要常规补钾。严格准确地记录出入量,观察尿量、颜色、性状变化,同时监测电解质及肾功能的变化。

四、出院指导

(1) 愉快的心情,强调合理的生活起居,保证充足的休息和睡眠,适当进行体能锻炼,避免剧烈活动。

(2) 坚持药物及饮食治疗,不可随意中断。药物要在医生指导下服用,切勿自作主张,因大部分药物均从肾脏排泄,可增加肾脏负担,特别要避免使用对肾脏有损害的药物,如氨基糖苷类的庆大霉素等。

(3) 避免肾损害因素。因感染、劳累、妊娠、血压增高等均能导致肾功能急剧恶化,故要积极防治上呼吸道、皮肤及泌尿道的感染,避免劳累,做好安全避孕等。

（4）定期就诊复查,如出现水肿、尿异常、体重迅速增加等,应及时就诊。

（修订日期:2017 - 02 - 15）

第四节　慢性肾衰竭

慢性肾衰竭,是发生于各种慢性肾脏疾病末期的一种临床综合征,以代谢产物的潴留,水、电解质紊乱,酸碱平衡失调和全身各系统症状为主要表现,又称尿毒症。其根据损害程度分四期:肾储备能力下降期、氮质血症期、肾衰竭期、尿毒症期,相当于美国国家肾脏病基金会的慢性肾脏病2期(CKD2)、慢性肾脏病3期(CKD3)、慢性肾脏病4期(CKD4)、慢性肾脏病5期(CKD5)。

一、临床表现

慢性肾衰竭的病变十分复杂,可累及人体各个脏器,出现各种代谢紊乱,从而构成尿毒症的临床表现。

1. 水、电解质和酸碱平衡失调

高钾或低钾血症、高钠或低钠血症、水肿或脱水、低钙血症、高磷血症、代谢性酸中毒等。

2. 各系统症状

高血压、心室肥大、心力衰竭、心包炎、动脉粥样硬化、食欲不振、上腹饱胀、恶心呕吐、贫血和出血、疲乏、失眠、尿毒症脑病、皮肤瘙痒、内分泌失调、感染等。

二、治疗要点

延缓慢性肾衰竭的发展,应在慢性肾衰竭早期进行,包括:积极治疗原发病,饮食治疗,降血压治疗,对症治疗,应用红细胞生成素、维生素 D_3;积极预防和治疗并发症,中医中药治疗等。终末期肾衰竭唯一有效的治疗方法是肾脏替代疗法:腹膜透析、血液透析、肾脏移植。如患者能积极配合治疗、护理,有良好的医疗、生活、工作条件,可使病情比较稳定,并保持一定的工作能力。

三、健康指导

保持良好的心态,减轻心理负担,愉快地接受各种治疗,提高生活质量。饮食控制是治疗慢性肾衰的重要措施,因为饮食控制可以缓解尿毒症症状,延缓残余肾单位的破坏。

(1) 以50kg的患者为例,根据病情控制蛋白质的摄入量。对于CKD3期的患者,蛋白质摄入 $0.6\sim0.8$ g/(kg·d),如对于体重50kg的患者,每日限制在 $30\sim40$ g蛋白质。对于CKD4期的患者,蛋白质摄入 $0.4\sim0.6$ g/(kg·d),每日限制在 $20\sim30$ g蛋白质。对于CKD5期的患者,蛋白质摄入 $0.3\sim0.4$ g/(kg·d),每日限制在 $15\sim20$ g。要求50%以上的蛋白质必须是富含必需氨基酸的优质蛋白,如鸡蛋、瘦肉、牛奶、鱼等。尽量少食花生、黄豆及其制品等植物蛋白。

(2) 热量每日约需30kcal/(kg·d),以50kg的患者为例,每日制热量1500kcal,透析患者热量可为 $35\sim40$ kcal/(kg·d),可多食用黄油、植物油和食糖,以减少蛋白质的分解。食物应富含B族维生素、维生素C和叶酸以及锌、铁等元素。

(3) 除有水肿、高血压和少尿者要限制食盐摄入量($2\sim3$ g/d,无尿者 $1\sim2$ g/d),一般不严格限制钠的摄入。只要尿量超过1000mL又无水肿者,则不宜限制水和钾的摄入。给予低磷饮食,尽可能避免高磷饮食,如黄豆、猪肾、牛肝、鸡肝、鸡蛋黄、鲤鱼、鱿鱼、虾子等。

(4) 长期血液透析治疗者,应注意补充蛋白质,患者应摄取优质蛋白质 $1.2\sim1.4$ g/(kg·d),2次透析之间体重增加以不超过5%为宜,慎食含钾高的食物,如蘑菇、海带、豆类、莲子、榨菜、香蕉、橘子。透析时水溶性维生素 B_1 、维生素C可被透出,故要常规补充维生素B和维生素C。

(5) 在有严重贫血、出血倾向、心力衰竭及骨质疏松时,要注意卧床休息,保证充足的睡眠;在缓解期可适当活动,但应避免劳累及活动量过大。

四、出院指导

(1) 注意休息,避免劳累。由于钙代谢失常易引起骨质疏松,要注意安全,防止骨折。因有凝血异常,要防碰伤、跌伤。

(2) 因免疫功能低下,贫血、营养不良等易致感染,故要积极防治。

(3) 若有体重迅速增加,水肿、高血压和少尿者,应适当限制水、钠的摄入。

（4）血钾较高的患者避免摄入含钾丰富的食物,如香蕉、橘子、榨菜、马铃薯、冬笋、红枣干等;尽可能避免高磷饮食。

（5）定期随诊,每3个月1次,针对病情发展进行检测:如血红蛋白、白细胞计数、血尿素氮、血肌酐及电解质等。

（修订日期:2017 - 02 - 15）

第五节　肾病综合征

　　肾病综合征是指各种肾脏疾病所致的以大量蛋白尿、低蛋白血症、水肿和高脂血症为临床表现的一组综合征。它不是一独立的疾病,而是多种肾脏病的共同表现。并发症有感染、血栓及栓塞、急性肾功能衰竭、蛋白质及脂肪代谢紊乱。

一、临床表现

　　1. 大量蛋白尿

尿中见泡沫。化验24小时尿蛋白定量超过3.5g。

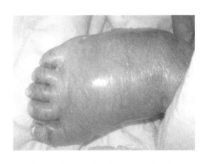

　　2. 低蛋白血症

血清白蛋白小于30g/L。

　　3. 水肿

水肿是肾病综合征最突出的体征,严重水肿可出现胸腔、腹腔、心包积液。

　　4. 高脂血症

高脂血症以高胆固醇血症最常见。

　　5. 并发症

并发症有感染、血栓、栓塞、急性肾衰竭。

二、治疗要点

治疗有一般治疗、对症治疗、抑制免疫与炎症反应、并发症治疗、中药治疗。

　　1. 一般治疗

卧床休息至水肿消退,适度保持床上及床旁活动。

　　2. 对症治疗

（1）利尿消肿:多数患者使用肾上腺糖皮质激素和限水、限钠及利尿药(包括氢氯噻嗪、呋塞米),静脉输注血浆或血浆清蛋白。

（2）降血压：贝那普利及其他降压药。

（3）降脂治疗：他汀类药物。

3. 抑制免疫与炎症反应

抑制免疫与炎症反应为肾病综合征的主要治疗方式。

（1）肾上腺糖皮质激素：肾上腺糖皮质激素可抑制免疫反应，常用泼尼松，开始口服剂量 $1mg/(kg \cdot d)$，$8 \sim 12$ 周后每 2 周减少原用量的 10%，当减至 $0.4 \sim 0.5mg/(kg \cdot d)$ 时，维持 $6 \sim 12$ 个月。激素采用全天量顿服。

（2）细胞毒药物常与激素合用，环磷酰胺为常用药，总量 $6 \sim 8g$ 后停药。

（3）环孢素用于激素抵抗和细胞毒素药物无效的难治性肾病综合征。

4. 并发症治疗

（1）感染：一般不主张常规使用抗生素，一旦发生感染，应选择敏感、强效及无肾毒性的抗生素进行治疗。

（2）血栓：当血液出现高凝状态时给予抗凝剂如肝素，并辅以血小板解聚药双嘧达莫。

（3）急性肾衰竭利尿无效且达到透析指征时行透析治疗。

5. 中药治疗

如雷公藤具有抑制免疫反应及系膜细胞增生的作用，可与激素及细胞毒性药物联合应用。

三、健康指导

（1）给予正常量[$1.0g/(kg \cdot d)$]的优质蛋白质，如鱼、鸡、瘦肉、蛋清、奶等。尽管患者丢失大量尿蛋白，但由于高蛋白饮食增加肾小球滤过率，可加重蛋白尿并促进肾脏病变进展，故目前一般不再主张应用。为达到使蛋白质能被机体利用的目的，应摄取足够的热量[不少于 $30 \sim 35kcal/(kg \cdot d)$]。

（2）水肿时应低盐（盐量 $<3g/d$）饮食。为减轻高脂血症，应少摄入富含饱和脂肪酸的饮食（动物油脂），而多吃富含不饱和脂肪酸的食物（如芝麻、油菜、植物油及鱼油）及富含可溶性纤维素的饮食（如燕麦、米糠及豆类）。

（3）严重水肿、低蛋白血症者应卧床休息，至水肿消失、一般情况好转后，可起床活动。严格准确地记录尿量，同时监测电解质及肾功能的变化。

（4）激素和免疫抑制剂：常用强的松、甲基强的松龙、环磷酰胺等。应用这些药物时，可引起白细胞减少、出血性膀胱炎等，如用药后出现这些症状，及时向医护人员报告。

（5）抗凝药物：注意观察用药后有无出血倾向，如发现皮肤、黏膜有出血，应及时报告医护人员，并限制活动，以防发生内脏出血。

四、出院指导

（1）按医嘱服药，注意不良反应及注意事项，有情况及时与医生联系。

（2）给予正常量［1.0g/(kg·d)］的优质蛋白质，选择高热量、高维生素、低脂饮食，水肿时应低盐(盐量＜3g/d)饮食。

（3）注意休息，预防复发，避免诱因：如劳累，感染，情绪激动，体温过高，应用对肾脏有损害的药物，未治疗彻底而结婚、妊娠等。

（4）防寒保暖，因寒冷可使肾血流量减少以致肾功能不全。

（5）定期随诊，及时准确留取24小时尿蛋白定量标本。

（修订日期：2017－02－15）

第六节　良性前列腺增生症

一、症状

前列腺增生,俗称前列腺肥大,多见于50岁以上的老年男性。

（1）尿频、尿急是最初症状,夜间较明显。

（2）排尿困难。进行性排尿困难是前列腺增生最重要的症状,轻者排尿迟缓、断续、尿后滴沥,重者排尿费力、射程缩短、尿线细而无力,终呈滴沥状。

（3）尿潴留。前列腺增生的任何阶段,可因受凉、劳累、饮酒等使前列腺突然充血、水肿,发生急性尿潴留。

（4）其他症状。若局部充血可发生无痛血尿;若并发感染或结石,可有尿急、尿痛等膀胱刺激症状;少数患者晚期可出现肾积水和肾功能不全表现。

二、治疗方法

（1）无明显症状或症状较轻者,一般无须治疗,需要密切随访。

（2）药物治疗。

（3）手术治疗。医生会根据患者的病情选择合适的手术方式。

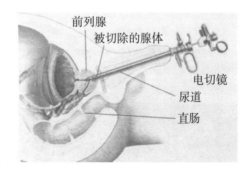

经尿道前列腺电切术是国际上被公认为治疗良性前列腺增生的金标准。

三、关于手术

1. 术前准备

术前避免过度劳累。吸烟患者请戒烟,并请家属协助监督执行。选择清淡、易消化、低脂、高蛋白和高维生素的饮食,如脱脂牛奶、鸡蛋、蔬菜、水果、鱼类等,少食多餐,以免加重心脏和胃肠道的负担。对于便秘的患者,鼓励多食高纤维素的食物,如全麦面包或谷类、芹菜、豆芽、韭菜等食物。增加饮水量和活动量,以保持大便通畅并指导练习床上排便。术前留置尿管者,多饮水,日饮水量达2000～3000mL,起到内冲洗的作用,防止尿路感染。下床活动时尿袋不能高于耻骨联合,以防尿液逆流引起感染。

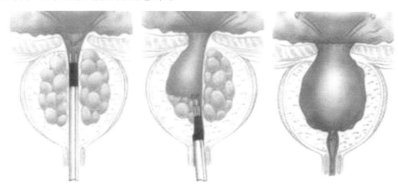

2. 术后注意事项

持续膀胱冲洗指导:术后立即用生理盐水持续冲洗膀胱的目的是将渗血及时冲洗干净,防止积存大量血块在膀胱,引起再次手术。患者及家属不能随意调节冲洗速度,冲洗过快可诱发膀胱自主性收缩,引起下腹胀痛不适,过慢则达不到冲洗作用。膀胱冲洗时间一般为3～5天,若流出液的颜色较重,为鲜红色时,应延长冲洗时间。停止冲洗后,多饮水,起到自冲洗尿路作用。

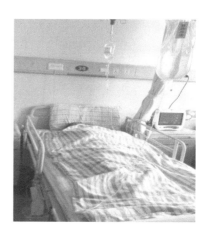

四、出院健康教育

1. 活动与休息指导

术后1个月内避免用力排便。习惯性便秘者应多饮水,日饮水量达2000～3000mL,多食高纤维的食物,必要时口服缓泻药或使用开塞露。3个月内不骑自行车、电瓶车,不走远路,不提重物,不要坐软凳及沙发,避免腹压增加导致出血。3个月后可适度进行性生活,防止前列腺过度充血。如有溢尿现象,患者要有意识地经常锻炼肛提肌,以尽快恢复尿道括约肌功能。其方法是吸气时缩肛,呼气时放松肛门括约肌。

2. 饮食指导

培养良好的饮食习惯,不食辛辣、刺激性食物,禁烟酒,少饮咖啡、浓茶,多饮凉开水,日饮水量达2000～3000mL,多选择高纤维和植物性蛋白,多食新鲜蔬菜、水果、粗粮、大豆、蜂蜜等,预防便秘。

3. 复诊指导

术后2～30天,由于术区凝固坏死的组织脱落,5%的患者可能出现血尿,但可自行消失。如出血严重,血块阻塞尿道,要及时到医院就诊。若出现排尿费力、尿线变细等尿道狭窄症状时,应及时就诊,做尿道扩张。

(修订日期:2017－02－15)

第七节　膀胱肿瘤

膀胱肿瘤发病率在我国泌尿生殖系统肿瘤中占第一位,高发年龄为50～70岁,男女之比为4:1,大多数患者的肿瘤仅局限于膀胱,只有15%～20%有区域淋巴结转移或远处转移。

一、病因

(1)长期接触某些致癌物质,如从事染料、纺织、皮革、橡胶、塑料、油漆、印刷等工作,发生膀胱肿瘤的危险性显著增加。

(2)吸烟,是最常见的致癌因素,吸烟量越大、吸烟史越长,发生膀胱肿瘤的危险性也越大。

(3)膀胱慢性感染与异物长期刺激,如膀胱结石、膀胱憩室、腺性膀胱炎等。

(4)其他。长期大量服用非那西丁类药,已证实可致膀胱癌。

二、症状

1. 血尿

血尿常表现为间歇性、无痛性肉眼血尿,多为全程血尿,偶发血块,是最常见和最早出现的症状。

2. 膀胱刺激征

膀胱刺激征表现为尿频、尿急、尿痛,常发生在肿瘤坏死、感染时。

3. 异常排尿

异常排尿可发生排尿困难、排尿中断、尿潴留等。

4. 疼痛

晚期肿瘤可发生膀胱区疼痛。

三、治疗方式

1. 手术治疗

有经尿道膀胱肿瘤切除术、膀胱部分切除术、根治性膀胱全切术等。经尿道膀胱肿瘤切除术是所有膀胱肿瘤治疗的首选方法,一般根据肿瘤生长情况选择合适的手术方式。因绝大多数的膀胱肿瘤会复发,对保留膀胱的患者,应定期行膀胱化疗药物灌注,以消灭残余的肿瘤细胞,降低术后复发的可能性。

2. 化学治疗

早期行膀胱灌注化疗,中晚期行全身化疗。

3. 放疗

放疗大多用于不宜手术的患者。

四、手术前的注意事项

(1) 饮食上请选择高蛋白、高维生素、高热量、易于消化的少渣食物,如鱼、蛋类、瘦肉类。

(2) 戒烟酒。

(3) 完善各项检查:膀胱镜检查后需多饮水,可能出现短时间血尿,不必惊慌。

五、手术后的注意事项

膀胱肿瘤电切或部分切除术后带回三腔留置导尿管,需膀胱持续冲洗,尿色转清后一般1～2天停止膀胱持续冲洗,术后可能出现膀胱收缩痛,使用解痉镇痛药物可缓解。

六、出院后的注意事项

1. 饮食指导

生活饮食要有规律,尽量不食辛辣和油腻的食物,多食新鲜蔬菜、水果,可以吃淡水鱼虾等加强营养。多饮水,每日2000～3000mL(约1个热水瓶的量)。

2. 活动与休息指导

注意休息,劳逸结合,不宜过度疲劳,保证充足睡眠。3个月之内避免重体力劳动或剧烈的活动,防止继发出血,3个月后可从事正常的工作和生活。

3. 坚持戒烟

4. 用药指导

按时接受膀胱灌注化疗药物。膀胱灌注时间为每周1次,8次为1个疗程,以后改为每月1次,共1～2年。每次药物留置于膀胱内1～2小时,每15～30分钟更换体位,平卧、俯卧、左侧卧、右侧卧。定时检查白细胞和血小板,配合免疫治疗可提高综合治疗疗效,延缓复发时间。

5. 尿路改道术自我护理指导

住院期间护士会指导患者或亲属正确使用尿袋和自我护理的方法,患者要经常更换内衣裤。鼓励患者倾诉内心的烦恼与痛苦,积极参与社会活动,逐渐恢复正常的生活。

6. 复诊指导

定期来院行尿常规和尿细胞学检查,发现小便颜色变红及时就医。定期做膀胱镜、B超、CT、放射性核素骨扫描检查,及早发现复发和转移病灶。

(修订日期:2017－02－15)

第八节　泌尿系结石

一、症状

泌尿系结石,俗称尿结石,包括肾结石、输尿管结石、膀胱结石及尿道结石。

主要表现为疼痛和血尿。结石伴感染时,可有尿频、尿痛等症状,也可有发热、畏寒、寒战等全身症状。严重时会导致无尿。

二、原因

1. 饮食因素

有资料表明,大量摄入动物蛋白(鱼虾、内脏等)、精制糖(白糖、红糖、方糖、蜂糖等),可增加结石形成的危险性。

2. 水分摄入

出汗过多,有利于尿结石的形成。

3. 疾病因素

如甲亢、高尿酸尿症和高草酸尿症等,以及尿路梗阻和感染等也是尿结石形成的因素。

4. 职业因素

有资料显示职业与尿石症的发病相关,如高温作业的人、飞行员、海员、外科医师、办公室工作人员等发病率较高。

5. 药物因素

如磺胺类药物(磺胺嘧啶、柳氮磺吡啶等)、皮质激素类药物(地塞米松等)、过多钙剂(补钙药品)等。

6. 环境因素

山区、沙漠、热带和亚热带地域尿结石发病率较高,这主要与饮食习惯及温度、湿度等环境因素有关。

三、治疗方法

（1）一般,小结石(直径<0.4cm,表面光滑的)都能自行排出,这时候就需要大量饮水,适当做些跳跃运动,改变一下饮食习惯(避免浓茶、咖啡,禁忌海鲜＋啤酒,菠菜＋豆制品,不宜多吃糖,多吃新鲜水果蔬菜,少吃动物内脏)。其中大量饮水(每日达2500～3000mL,相当于每日1个热水瓶的水量)是防止尿结石简单而有效的方法。

（2）体外冲击波碎石,俗称体外碎石,碎石效果与结石部位、大小、性质等因素有关,一般肾脏、输尿管上段直径<2.5cm者,成功率相对大一些。但是体外碎石也是有一定并发症的,比如血尿、发热、疼痛等。

（3）手术治疗。医生会根据患者的结石特点来选择合适的手术方式,包括输尿管软镜、输尿管硬镜、肾镜、膀胱镜及钬激光等方式,这些手术方式具有创伤小、恢复快等优点。

四、出院后的注意事项

（1）保持尿道口清洁,注意休息。出院后可能还会出现一段时间颜色较淡的血尿及轻微腰背部胀痛等,这些均属于正常现象,请勿紧张,如颜色加深、腰背部胀痛加剧时应及时来院就诊。

（2）体内置双J管的患者一般于术后4～6周来院拔除(一定要按时拔除),平时活动时避免做突然下蹲运动及四肢伸展动作,术后4周内避免剧烈运动及体力劳动,避免憋尿。

（3）平时多饮水,以增加尿量。日饮水量要在2500～3000mL,或以尿色始终维持淡黄色为宜。不宜饮用生水,养成及时排尿和多运动的习惯。

（4）合理饮食,少吃含草酸钙多的食物,如菠菜、芹菜、番茄、马铃薯、豆制品、动物内脏、咖啡、海制品等,应忌食辛辣食物,如酒、葱、蒜、姜等,养成良好的生活习惯。

（5）定期B超检查,观察有无残余结石或结石复发,若出现腰痛、血尿等症状,及时就诊。

（修订日期:2017－02－15）

第九节　包茎

一、包茎和包皮过长的区别

首先说一下,包皮有三种状态:正常、包茎和包皮过长。

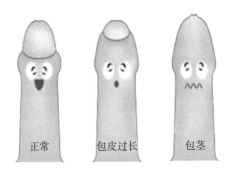

正常　　包皮过长　　包茎

（1）包皮过长:包皮较长,覆盖龟头,但在阴茎勃起或用手将包皮往下翻时龟头和尿道口能够露出来。

（2）包茎:包皮长且包皮口过小,阴茎勃起或用手将包皮往下翻时,龟头和尿道口无法露出。

二、哪些情况需要手术

包茎和包皮过长不一定要手术,有些是生长发育的正常情况。但是有以下情况要及时来院就诊,且极可能需要手术。

（1）男性儿童进入青春期后,如包皮口狭小,上翻时不能露出龟头和尿道口,且勃起时疼痛,这可能影响阴茎的发育。

（2）包茎清洁卫生困难,出现反复频繁发作的包皮龟头炎。

（3）男孩子在小便时,前端会像气球一样鼓起,尿尿也细得像一条线,虽能够尿出来,但是需要用力,因而容易造成泌尿道感染,而且可能会对肾脏造成影响。

男孩子的外生殖器在进入青春期后有个快速发育的过程,建议包皮手术在青春期前完成最好,最佳手术年龄为5～7岁。包皮术后不会对孩子造成不好的影响,反而会让阴茎发育有更大的空间,且清洁卫生也更方便。

三、关于手术

1. 手术方式

手术方式为包皮环切术。

2. 麻醉方式

对于非常配合的儿童,局部麻醉即可,术前不需要禁食禁饮。而对于欠合作或年龄小的,考虑全麻,术前禁食6～8小时,禁饮2～4小时。目前的麻醉药剂和麻醉方式越来越先进,若无绝对的麻醉禁忌,对娃娃的智力和生长发育均没有不良影响。

3. 术后注意事项

（1）术后1个月避免剧烈运动,尽量休息,以防止术后活动出血。

（2）年龄大的患者术后尽量少想或接触色情、淫秽杂志、网络图片及视频。因为接触这些东西导致阴茎勃起后,容易引起术后出血。

（3）尽量吃清淡食物,少吃辛辣、刺激性强的食物。

（4）术后需换药及使用抗生素。

（5）术后可能出现阴茎龟头不适,这是正常现象。一般过1周左右这种感觉就消失了。

（6）术后要保持局部清洁,只要不感染,切口一般在7～10天都能愈合,治疗结束后,最好穿紧身透气性好的内裤。

（7）如出现切口裂开、出血、排尿困难、发热等不适,及时到医院就诊。

四、清洗包皮的方法

（1）将包皮轻轻地撸下来,露出龟头和尿道口。

（2）涂上肥皂,将纱布打湿后轻轻地将包皮垢擦掉。

（3）用水冲洗干净。

（4）清洁后将包皮还原。

（修订日期:2017－02－15）

第十节　尿标本留取

一、尿常规、尿四联蛋白、尿轻链标本收集

清晨留取第1次尿液倒于试管(达试管2/3以上)送检。

二、24小时尿蛋白定量如何收集

(1) 实验日晨排尿弃去,记下此时的时间(比如6:00),以后的24小时尿液全部收集在一个有盖的桶内,至第2天同一时间(也是6:00)。不管有无尿意,均应排尿到桶内。

(2) 为防小便变质,在容器内加入防腐剂甲苯3~5mL(防腐剂应在第1次尿液倒入后再加,使之形成薄膜覆盖于尿液表面,防止细菌污染)。

(3) 正确记录24小时(桶内)的尿量。

(4) 摇匀24小时尿后留10mL左右于试管内,并告知护士总尿量,对护士复述留尿的方法,护士核对后送检。

三、尿培养标本

(1) 中段尿留取法:晨起由患者本人或护士协助消毒、清洁外阴、尿道口后,打开无菌容器盖子(不可触碰容器内壁包括盖子内壁,以防细菌污染),嘱患者排尿,弃去前段尿,用容器留取中间一段尿约10mL,盖好盖子送检。

(2) 由护士导尿留尿。

(修订日期:2017－02－15)

第七章
免疫系统疾病教育

第一节　系统性红斑狼疮

系统性红斑狼疮是一种自身免疫性结缔组织疾病,多见于青年女性,病因尚不完全清楚,目前认为与遗传、病毒感染、日光或紫外线、药物、寒冷、创伤及免疫功能紊乱有关。早期可仅单个器官受累,出现不规则低热,急性活动期可有高热,淋巴结肿大,脸部皮肤有蝶形红斑,口腔黏膜出现无痛性溃疡,肌肉关节疼痛。以后可扩展到多系统损害。

一、临床表现

临床表现多种多样,变化多端,其起病可为暴发性、急性或隐性。早期可仅侵犯1~2个器官,表现不典型,容易误诊,以后可侵犯多个器官,使临床表现复杂多样,多数患者呈缓解与发作交替病程。

1. 全身症状

活动期患者大多数有全身症状,疲倦、乏力、体重减轻等亦常见。

2. 皮肤与黏膜

约80%的患者可有皮肤损害,蝶形红斑是其最典型的皮肤改变,表现为鼻梁和双颊呈蝶形分布的红斑,有广泛或局限型斑丘疹。

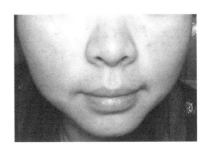

3. 骨关节和肌肉

约85%的患者有关节痛,最常见于指、腕、膝等关节,伴红肿者较少见。偶有指关节变形,常见表现为不对称的关节痛,呈间歇性。

4. 肾损害

狼疮性肾炎可表现为急性肾炎、隐匿性肾炎、慢性肾炎和肾病综合征,以慢性肾炎和肾病综合征者较常见,早期多无症状,随着病程进展,患者可出现大量蛋白尿、血尿、各种管型尿、氮质血症、水肿和高血压等,晚期发生尿毒症,是系统性红斑狼疮死亡的常见原因。

5. 心血管

约30%的患者有心血管表现,其中以心包炎最常见,可为纤维素性心包炎或心包积液。

6. 肺与胸膜

约10%的患者发生狼疮性肺炎,其特征为双侧弥漫性肺疱浸润性病,慢性者表现为肺间质纤维化,多在双下肺,症状为发热、干咳、胸痛及呼吸困难。

7. 神经系统

中枢神经系统尤其脑损害最为多见,患者可发生各种精神障碍,如烦躁、幻觉、猜疑、妄想等。患者出现癫痫发作,出现中枢神经系统症状表示病情活动且严重,预后不佳,可出现脑神经或外周神经的病变,严重头痛可以是系统性红斑狼疮的首发症状。

8. 消化系统

约30%的患者有食欲不振、腹痛、呕吐、腹泻、腹水等,少数可发生急腹症,如胰腺炎、肠穿孔、肠梗阻等,系统性红斑狼疮的消化系统症状与肠壁和肠系膜的血管炎有关。

9. 血液系统

约60%的活动性系统性红斑狼疮有慢性贫血,仅10%属溶血。

二、治疗要点

治疗目的在于控制病情及维持临床缓解。系统性红斑狼疮患者要早期诊断,早期治疗。

1. 非甾体抗炎药

减轻发热和关节疼痛,注意有无消化性溃疡、出血等副反应。

2. 抗疟药

抗光敏和控制系统性红斑狼疮皮疹。

3. 肾上腺糖皮质激素

肾上腺糖皮质激素是目前治疗重症自身免疫系统疾病的首选药物,有抑制炎症反应、抑制抗原抗体反应的作用,适用于急性暴发性狼疮。

4. 免疫抑制剂

加用免疫抑制剂有利于更好地控制系统性红斑狼疮活动,减少系统性红斑狼疮暴发以及减少激素的剂量,狼疮性肾炎采用激素联合环磷酰胺治疗,可减少肾衰竭的发生率。

5. 生物制剂

生物制剂有利妥昔单抗。

三、健康指导

（1）正确对待疾病,树立战胜疾病的信心。

（2）此病易复发,患者需长期、持久治疗。

（3）应保持情绪乐观,积极配合治疗。

（4）宜摄入高蛋白、高热量、高维生素、高铁、易消化的食物,以保证机体的消耗和必要的营养。有肾功能损害者,根据肾功能损害程度限制蛋白质的摄入,避免刺激性强的食物,如油炸食物、咖啡和辛辣食物。

（5）急性期以卧床休息为主,慢性期或病情稳定时,可适当参加社会活动或工作,并注意劳逸结合,避免劳累过度。

（6）要避光、穿长袖衣裤,撑伞、戴眼镜。保持皮肤清洁卫生,皮损用冷水冲洗有好处,避免化妆品和其他化学刺激品,可外用皮质类固醇激素霜剂。注意口腔卫生,用软毛牙刷,可以减少对牙龈的刺激。及时更换汗湿衣服,避免受凉、感冒及其他感染。尽量使容易受伤的皮肤和黏膜得到清洁并加以保护。

（7）皮质类固醇激素的主要作用有抗炎、抗过敏,长期应用皮质类固醇激素治疗,可引起一系列不良反应。在服药期间应低盐饮食,摄入含钾丰富的水果,如香蕉、橘子。每周定期测血压,称体重。免疫抑制剂常用药物有环磷酰胺、硫唑嘌呤、长春新碱等,应用此类药物期间,指导患者多饮水,并定期复查血象及肾功能。

四、出院指导

（1）避免阳光直接照射皮肤,太阳下穿长袖衣裤,戴太阳帽和防光镜,因皮肤暴露于紫外线下可加重皮肤损害。

（2）女性要避孕,但不宜使用含雌激素的避孕药,因其易引起疾病复发。已妊娠者应立即中止,待病情稳定一年,经专科医生同意,才能在医师指导、监护下考虑妊娠。

（3）避免用刺激性的化妆品,面部禁用碱性肥皂和油膏。

（4）出现低热、乏力、关节痛等症状时，应及时就医，无症状时也应定期到医院检查。

（修订日期：2017 – 02 – 15）

第二节　类风湿关节炎

类风湿关节炎是一种以累及周围关节为主的多系统性、炎症性的自身免疫性疾病。可伴有关节外的系统性损害。病因不明，一般认为是感染后引起的自身免疫反应。女性患者人数约为男性的3倍。

一、临床表现

关节表现多为对称性多关节炎，主要侵犯小关节、腕关节、掌指关节、跖趾关节，其次为膝、踝、肘、肩关节，表现为晨僵，关节肿胀、僵硬、疼痛，不能紧握拳头或持重物。持续时间＞1小时，活动后可减轻，以后出现对称性关节疼痛、肿胀，晚期可引起关节的强直、畸形、功能严重障碍。

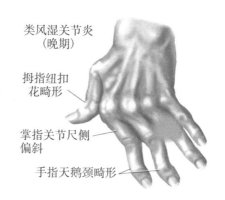

类风湿关节炎（晚期）

拇指纽扣花畸形

掌指关节尺侧偏斜

手指天鹅颈畸形

二、治疗要点

目前尚缺乏根除方法，治疗目的是减轻和消除症状，控制疾病发展，防止和减少关节、骨的破坏，尽可能保持受累关节功能。

1. 一般治疗

休息、关节制动、物理治疗。

2. 药物治疗

非甾体抗炎药：常用药物有阿司匹林、吲哚美辛、布洛芬。抗风湿药：甲氨蝶呤、雷公藤、青藤碱、白芍总苷、环磷酰胺、环孢素。肾上腺皮质激素：泼尼松。

3. 外科手术治疗

关节置换和滑膜切除。

三、健康指导

（1）给予正常人的普食，患者不必忌口，但因药物治疗常导致较重的胃肠道反应，故饮食宜清淡，并鼓励进食。

（2）有发热及关节明显肿痛时，应安静卧床休息，直至急性炎症稳定、症状基本控制后，可适当活动，因过度地休息和限制活动，反而会导致关节废用、肌肉萎缩，甚至促使关节强直并影响关节功能。可酌情以手杖辅助行走。

（3）非甾体抗炎药：常用药物为阿司匹林、吲哚美辛、布洛芬、双氯酚酸、吡罗昔康等，不良反应以胃肠道反应最常见，故饭后服用能减轻胃肠道症状。

（4）免疫抑制剂：有环磷酰胺、雷公藤等。应用这些药物时，可引起白细胞减少、脱发、出血性膀胱炎等，如用药后出现这些症状，及时向医护人员报告。

（5）肾上腺皮质激素：仅适合用于关节外症状或关节炎明显又不能为上述药物所控制者。常用药物为泼尼松，停药后症状易复发，且长期使用会导致依赖性和许多不良反应出现，故待症状得到控制，应在医生指导下逐渐减量，并逐渐以非甾体抗炎药代替。

四、出院指导

1. 功能锻炼

（1）急性炎症控制后，开始关节功能训练和理疗。

（2）反复进行短时间、多次、一定量的运动。运动量要阶段性增加，运动后充分休息。禁止剧烈和过度的运动。

（3）为缓解肌肉挛缩，改善血液循环，可行肢体或全身按摩。不同方法的热疗可增加局部血运，达到消炎、退肿及止痛的作用，同时又使肌肉松弛，所以运动前使用温热疗法，疗效更好。

2. 休息、活动指导

（1）关节肿痛和畸形造成的关节活动障碍不明显，可照常进行日常生活，坚持上班，但要避免劳累。

（2）当关节活动受到一定限制时，可进行一般的日常生活，并从事轻松的工作，避免重体力劳动和运动。

3. 用药指导

遵医嘱用药,不要自行停药、换药、增减药量,坚持规则治疗,减少复发。严密观察疗效及不良反应。

（修订日期：2017 - 02 - 15）

第三节 淋巴瘤

淋巴瘤是起源于淋巴结和结外淋巴组织的免疫系统的恶性肿瘤。淋巴瘤可发生于身体的任何部位,通常以实体瘤形式生长于淋巴组织丰富的组织器官中,其中以淋巴结、扁桃体、脾及骨髓等部位最容易受累。淋巴瘤可分为霍奇金病和非霍奇金淋巴瘤。

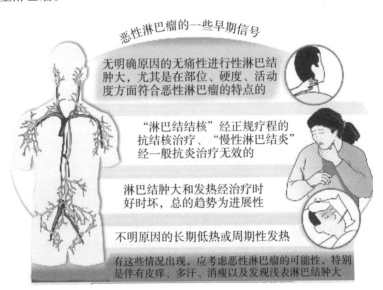

恶性淋巴瘤的一些早期信号

无明确原因的无痛性进行性淋巴结肿大,尤其是在部位、硬度、活动度方面符合恶性淋巴瘤的特点的

"淋巴结结核"经正规疗程的抗结核治疗、"慢性淋巴结炎"经一般抗炎治疗无效的

淋巴结肿大和发热经治疗时好时坏,总的趋势为进展性

不明原因的长期低热或周期性发热

有这些情况出现,应考虑恶性淋巴瘤的可能性,特别是伴有皮痒、多汗、消瘦以及发现浅表淋巴结肿大

一、临床表现

无痛性的淋巴结肿大可伴有发热、消瘦、盗汗等全身症状。

1. 霍奇金病

霍奇金病见于青年,表现为无痛性的颈部或锁骨上的淋巴结肿大,及原因不明的持续或周期性发热。

2. 非霍奇金淋巴瘤

非霍奇金淋巴瘤见于各年龄组,大多数也可以无痛性的颈部或锁骨上的淋巴结肿大为首发表现,易侵犯纵隔。

二、治疗要点

以化疗为主、化疗与放疗相结合的综合治疗,是目前淋巴瘤治疗的基本策略。霍奇金病大部分可治愈,非霍奇金淋巴瘤部分可治愈。

1. 化学治疗

患者均以化疗为主,必要时局限放疗。多采用联合化疗。

2. 放射治疗

放射治疗有扩大及全身淋巴结照射两种。

3. 生物治疗

生物治疗可以使用干扰素等。

4. 造血干细胞移植

对55岁以下,重要脏器正常,能耐受大剂量放、化疗的患者,移植异型基因或自体干细胞,有望取得较长缓解期和无病存活期。

三、健康指导

1. 饮食指导

食谱应注意多样化,加强营养,避免摄入不易消化的油炸食品和容易产气的食物,忌吃油腻和生冷的食物。对于口腔及咽喉部溃疡疼痛者,可改用流食如牛奶、麦片粥等以及淡味食物。若唾液分泌减少造成口舌干燥,可饮用柠檬汁、乌梅汁等。

2. 休息与活动

缓解期或全部疗程结束后,仍要保证充分休息、睡眠,适当参与室外锻炼,如散步、打太极、做体操、慢跑等,以提高机体免疫力。

3. 皮肤护理指导

注意个人卫生,剪短指甲。皮肤瘙痒者避免用指甲抓搔,以免皮肤破溃。沐浴时避免水温过高,宜选用温和的沐浴液。

4. 心理调适指导

耐心与患者交谈,通过交谈确认其对疾病知识的了解程度以及对未来生活的顾虑,并给予适当的解释和说明,鼓励患者积极接受治疗。在长期治疗过程中,患者可能会出现抑郁、悲观等负面情绪,甚至放弃治疗。家属要充分理解患者的心情,注意言行,不要推诿埋怨,要营造轻松的环境,以缓解患者的紧张和不安,使其保持心情舒畅。

5. 用药指导

向患者说明近年来由于治疗方法的改进,淋巴瘤的缓解率已大大提高,应坚持定期巩固强化治疗,可延长淋巴瘤的缓解期和患者的生存期。

6. 自我监测与随访的指导

若有身体不适,如疲乏无力、发热、盗汗、消瘦、咳嗽、气促、腹痛、皮肤瘙痒以及口腔溃疡等,或发现肿块,应及早就诊。

四、出院指导

（1）告诉患者及家属本病方面的知识及治疗原则,说明淋巴瘤缓解率较高,并有治愈希望,鼓励患者定期来院化疗及放疗。

（2）保证充分的休息、睡眠,加强营养,预防感染,保证心情舒畅以提高免疫力。

（3）如发现身体不适或发现肿块,及早来医院检查。

（修订日期:2017 - 02 - 15）

第四节　痛风

痛风是慢性嘌呤代谢障碍所致的一组异质性代谢性疾病。临床常见高尿酸血症伴痛风性急、慢性关节炎,痛风石沉积,严重者可致关节畸形,常累及肾脏形成慢性间质性肾炎和尿酸性肾结石。根据病因分为原发性和继发性两类,本病多见于男性,男女之比约为20:1。

一、临床表现

多见于中老年男性、绝经期后妇女,5%~25%患者有痛风家族史。发病前常有漫长的高尿酸血症病史。

1. 无症状期

仅有血尿酸持续性或波动性增高。

2. 急性关节炎期

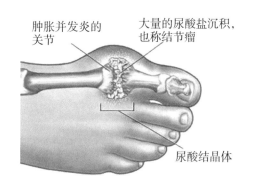

肿胀并发炎的关节　　大量的尿酸盐沉积,也称结节瘤

尿酸结晶体

急性关节炎为痛风的首发症状,表现为突然发作的单个,偶尔双侧或多个关节红肿热痛、功能障碍,可有关节腔积液,伴发热、白细胞增多等全身反应。常在夜间发作,患者因疼痛而惊醒,最易受累部位为跖关节,而后依次为踝、膝、腕、指、肘等关节。

3. 痛风石及慢性关节炎期

痛风石是痛风的一种特征性损害,是尿酸盐沉积所致。痛风石可存在于任何关节、肌腱和关节周围软组织,会导致骨、软骨被破坏及周围组织的纤维化和变性。

4. 肾病变

痛风性肾病是痛风特征性的病理变化之一,患者最终可因肾衰竭或并发心血管病而死亡。

5. 高尿酸血症与代谢综合征

高尿酸血症是常伴有肥胖、原发性高血压、高脂血症、2型糖尿病、高凝血症、高胰岛素血症等疾病的代谢综合征。

二、治疗要点

目前尚无有效办法根治痛风,防治目的:控制高尿酸血症,预防尿酸盐沉积;迅速抑制急性关节炎发作,防止复发;防止尿酸结石形成及肾功能受损。

(1) 调节饮食:控制总热量,限制嘌呤食物,严禁饮酒,多饮水。

(2) 无症状高尿酸血症治疗:积极寻找病因和相关因素,如利尿剂的应用、体重增加、饮酒、高血压、血脂异常。

(3) 痛风急性发作特效药有秋水仙碱、非甾体抗炎药(如美洛昔康、吲哚美辛、布洛芬),必要时使用糖皮质激素。

(4) 发作间歇治疗:目的是使尿酸维持正常水平,常用药物为苯溴马隆、别嘌醇。

三、健康指导

(1) 宜摄入低嘌呤饮食,如白菜、芹菜、黄瓜、茄子、西红柿、土豆、竹笋、桃、橘、香蕉、苹果等。忌摄入猪肉、牛肉、羊肉、动物肝脏、贝类、蟹、各种肉汤、菠菜、豆类等含嘌呤丰富的饮食;禁饮酒、浓茶、浓咖啡。勿暴饮暴食,防止痛风性关节炎急性发作。

(2) 痛风患者应注意休息,勿过劳。当痛风性关节炎急性发作时,应绝对卧床休息,抬高患肢,避免受累关节负重。疼痛缓解72小时后方可恢复活动。穿鞋大小合适,以宽松为宜。

(3) 痛风性关节炎发作时,用秋水仙碱治疗,并观察治疗后的表现,如疼痛减轻,出现腹泻、腹痛、恶心、呕吐等症状,服用别嘌醇期间出现皮疹,要及时报告医生减量或停服。

(4) 服用排尿酸药物时,应大量饮水,每日2000mL以上,同时服用碳酸氢钠以碱化尿液,利于尿酸排泄。

四、出院指导

(1) 注意休息,不要过劳。

（2）摄入低嘌呤饮食,勿饮酒饱餐。

（3）勿穿紧鞋走路,注意保暖,勿受凉受湿。有关节变形者,急性期后应注意功能锻炼,以保持功能位。

（4）定时复查血尿酸,若有发作先兆,及时就医。

（修订日期:2017 - 02 - 15）

第八章
血液系统疾病教育

第一节 出血性疾病

因止血功能缺陷而引起的以自发性或血管损伤后出血不止为特征的疾病,称为出血性疾病。血管因素、血小板因素、凝血因素出血是血小板数量异常及凝血异常疾病的主要表现。

一、临床表现

出血是血小板减少最常见的表现。皮肤黏膜紫癜、瘀斑,鼻腔出血或牙龈出血,有休克时皮肤出现发冷、发绀;部分患者还会出现血尿,胃肠道出血可表现为呕血、便血、腹痛等;呼吸道出血可能会发生窒息;女性患者可出现月经血量增多。大量出血、弥漫性血管内凝血时血压下降至正常水平以下,心率加快,脉搏细速;颅内出血可出现头痛、视物模糊、失语、昏迷等,严重者可出现呼吸不规则、瞳孔不等大,乃至呼吸、心跳停止。

二、预防出血的注意事项

(1)心理支持:做好自我心理调节,消除恐惧心理,树立治疗信心。

(2)注意保暖,预防感冒;出血严重者需绝对卧床休息,避免过度劳累,避免外伤;注意皮肤的清洁,避免过度抓挠,以防抓破感染。

(3)饮食与营养指导:摄入富含蛋白质、高维生素、清淡、易消化、少刺激、无渣的食物。避免过硬、过烫、刺激性食物,以免引起口腔黏膜及胃肠道出血。有消化道出血时应禁食或摄入冷流质。

(4)休息与活动指导:保持环境安静,避免噪声,减少活动,避免情绪激动,以防继续出血。急性发作时应卧床休息,保证足够及良好的睡眠。出血严重时,尤其是内脏出血和伴有高烧患者应绝对卧床休息,床褥应平整松软。用软毛牙刷刷牙,避免用力过度,以免牙龈出血;避免各种侵入性操作,穿刺术后延长按压时间。

（5）预防便秘，以防伤及直肠肛门黏膜，便秘者使用开塞露。女患者注意经期卫生。

（6）避免使用可能引起血小板减少或抑制其功能的药物，如阿司匹林、潘生丁、消炎痛、保泰松、右旋糖酐等。坚持服药，定期复查血小板，有出血现象及时就医。

三、出院指导

（1）逐步锻炼，避免活动过激。避免磕碰、外伤出血。

（2）指导患者进行自查，如皮肤黏膜有无出血点。

（3）加强营养，提高机体抵抗力。

（4）定期复查，密切观察出血情况。

（修订日期：2017－02－15）

第二节 白血病

急性白血病是造血干细胞的恶性克隆性疾病,发病时骨髓中异常的原始细胞及幼稚细胞大量增殖并抑制正常造血,广泛浸润肝、脾淋巴结等。

一、临床表现

起病急缓不一,急者多为高热或严重出血,缓者常为面色苍白、疲乏或轻度出血。少数患者因皮肤紫癜、月经过多或拔牙后出血不止而就医后被发现。

1. 贫血

贫血常为首发症状,呈进行性加重。半数患者就诊时已有重度贫血。

2. 发热

发热是急性白血病最常见的症状,50%以上的患者以发热起病,大多数发热由继发感染所致,但白血病本身也能引起发热。

3. 出血

几乎所有的急性白血病患者在病程中都有不同程度的出血,表现为有瘀点、瘀斑,鼻出血,牙龈出血和月经过多,眼底出血可致视力障碍,严重者可发生颅内出血死亡。急性早幼粒细胞白血病常伴有全身广泛出血。

4. 器官和组织浸润表现

（1）肝脾和淋巴结肿大。

（2）骨骼和关节疼痛。

（3）口腔和皮肤及牙龈增生肿胀。

（4）中枢神经系统白血病表现为头痛头晕,重者有呕吐、视力模糊,甚至抽搐昏迷。

（5）睾丸白血病细胞浸润,睾丸无痛性肿大。

（6）其他白血病细胞还可浸润心脏、肺、消化道、泌尿生殖系统。

二、治疗要点

总的治疗原则是消灭白血病细胞群体和控制白血病细胞的大量增生,解除因白血病细胞浸润而引起的各种临床表现。

1. 对症支持治疗

（1）高白细胞血症的紧急处理。

（2）感染的防治。

（3）纠正贫血。

（4）防止出血。

（5）高尿酸血症的防治。

（6）纠正水电解质及酸碱平衡失调。

2. 化疗

化疗是目前治疗白血病的主要方法,也是造血干细胞移植的基础。

3. 中枢系统白血病的防治

4. 造血干细胞移植

5. 细胞因子治疗

三、健康指导

1. 疾病预防

指导患者避免接触对骨髓造血系统有损害的理化因素,如电离辐射,亚硝胺类物质、染发剂、油漆等含苯物质,保泰松及其衍生物、氯霉素等药物。应用某些抗肿瘤的细胞毒药物(如氮芥、环磷酰胺、甲基苄肼、依托泊苷等)时,应定期查血象及骨髓象。

2. 生活指导

（1）饮食护理:宜富含高蛋白、高热量、高维生素、清淡、易消化、少渣的食物,避免辛辣、刺激性食物,防止口腔黏膜受损。多饮水,多食蔬菜、水果,以保持排便通畅。

（2）休息和活动:保证充足的休息和睡眠,适当加强健身活动,如散步、打太极拳,以提高机体抵抗力。

（3）皮肤护理:剪短指甲,避免搔抓而损伤皮肤。沐浴时,水温以37～40℃为宜,防水温过高使血管扩张,加重皮下出血。

3. 用药指导

向患者说明急性白血病缓解后仍应坚持定期巩固强化治疗,可延长急性白血病的缓解期和患者生存期。

4. 预防感染和出血

注意保暖,避免受凉,讲究个人卫生,少去人群拥挤的地方,经常检查口腔、咽部有无感染,学会自测体温。勿用牙签剔牙,刷牙用软毛刷;勿用手挖鼻孔,空气干燥时可用薄荷油滴鼻腔;避免创伤。定期门诊复查血象,发现出血、发热及骨、关节疼痛时要及时去医院检查。

5. 心理调适指导

向患者及其家属说明白血病是骨髓造血系统肿瘤性疾病,虽然难治,但目前治疗方法发展快、效果好,应树立信心。家属应为白血病患者创造一个安全、安静、舒适和愉悦宽松的环境,使患者保持良好的情绪状态,有利于疾病的康复。化疗间歇期,可根据病情让患者做力所能及的简单家务,以增强其自信心。

四、出院指导

(1)注意休息,保证充足睡眠,合理饮食,保持大便通畅。

(2)保持室内空气新鲜,注意保暖,严禁探视,避免交叉感染。

(3)注意个人卫生,特别是口腔清洁,养成早晚及餐后漱口的习惯,保持会阴部清洁,少去人群拥挤的地方,减少感染机会。

(4)定期到门诊复查血象,发现出血、发热、关节疼痛,及时到医院检查。

(修订日期:2017 - 02 - 15)

第三节 白细胞减少症

白细胞减少症指外周血白细胞绝对计数持续低于$4.0×10^9/L$。外周血中性粒细胞绝对计数,在成人上低于$2.0×10^9/L$,在≥10岁的儿童上低于$1.8×10^9/L$或<10岁的儿童上低于$1.5×10^9/L$,称为中性粒细胞减少。严重者低于$0.5×10^9/L$时,称为中性粒细胞缺乏症。

一、临床表现

根据中性粒细胞减少的程度可分为轻度(≥$1.0×10^9/L$)、中度[$(0.5～1.0)×10^9/L$]和重度(<$0.5×10^9/L$),重度减少者即为粒细胞缺乏症。轻度减少的患者临床上不出现特殊症状,多表现为原发病症状。中度和重度减少者易发生感染和出现疲乏、无力、头晕、食欲减退等非特异性症状。常见的感染部位是呼吸道、消化道及泌尿生殖道,可出现高热、黏膜坏死性溃疡及严重的败血症、脓毒血症或感染性休克。粒细胞严重缺乏时,感染部位不能形成有效的炎症反应,常无脓液,X线检查无炎症浸润阴影;脓肿穿刺可无脓液。

二、治疗

病因治疗、促进粒细胞生成、免疫抑制剂及感染防治。感染防治:轻度减少者不需要特别的预防措施。中度减少者易感性增加,应避免出入公共场所,并注意保持皮肤和口腔卫生,去除慢性感染病灶。粒细胞缺乏者应急诊收入院治疗,采取无菌隔离措施,防止交叉感染。

三、出院指导

(1) 注意休息,保证充足睡眠,适当锻炼,增强体质。

(2) 保持室内空气新鲜,注意保暖,严禁探视,避免交叉感染。

(3) 注意个人卫生,特别是口腔清洁,养成早晚及餐后漱口的习惯,保持会阴部清洁,少去人群拥挤的地方,减少感染机会。

（4）定期到门诊复查血象,出现疲乏、发热、感染,及时到医院就诊。

（修订日期:2017 - 02 - 15）

第四节　特发性血小板减少性紫癜

特发性血小板减少性紫癜又称自身免疫性血小板减少性紫癜,是最常见的一种血小板减少性疾病。临床上以自发性皮肤、黏膜及内脏出血,血小板计数减少、生存时间缩短和抗血小板自身抗体形成,骨髓巨核细胞发育、成熟障碍等为特征。

一、临床表现

1. 急性型

多见于儿童,起病急,常有畏寒、发热,皮肤、鼻、牙龈及口腔黏膜出血较重,皮肤可有大片瘀斑、血肿,常先出现于四肢,尤以下肢为多。可发生内脏出血,如呕血、便血、咯血、尿血、阴道出血等。

2. 慢性型

常见于40岁以下的成年女性。起病缓慢,出血症状相对较轻,常反复出现四肢皮肤散在的瘀点、瘀斑,牙龈出血或鼻出血。女性患者月经过多也较为常见,甚至是唯一的症状。

二、治疗要点

1. 一般治疗

血小板明显减少、出血严重者应卧床休息,防止创伤。避免应用降低血小板数量及抑制血小板功能的药物。

2. 糖皮质激素

糖皮质激素为首选药物,近期有效率约为80%。常用泼尼松、地塞米松、甲泼尼龙。

3. 脾切除

脾切除可减少血小板抗体产生及减轻血小板的破坏。

4. 免疫抑制剂

免疫抑制剂一般不作首选。

5. 输血及血小板悬液

三、健康指导

（1）心理支持：做好自我心理调节，消除恐惧心理，树立治疗信心。

（2）饮食与营养指导：摄入富含蛋白质、高维生素、清淡、易消化、少刺激、无渣的食物。避免过硬、过烫、刺激性食物，以免引起口腔黏膜及胃肠道出血。有消化道出血时应禁食或摄入冷流质。

（3）休息与活动指导：保持环境安静，避免噪声，减少活动，避免情绪激动，以防继续出血。急性发作时应卧床休息，保证足够及良好的睡眠。出血严重时，尤其是内脏出血和伴有高烧患者应绝对卧床休息，床褥应平整松软。

（4）预防便秘，以防伤及直肠肛门黏膜，便秘者使用开塞露。女患者注意经期卫生。

（5）避免使用可能引起血小板减少或抑制其功能的药物，如阿司匹林、潘生丁、消炎痛、保泰松、右旋糖酐等。坚持服药，定期复查血小板，有出血现象及时就医。

四、出院指导

（1）逐步锻炼，增强体质，预防感染。

（2）指导患者进行自查，如皮肤黏膜有无出血点。

（3）加强营养，提高机体抵抗力。

（4）定期复查，密切观察出血情况。

（修订日期：2017 - 02 - 15）

第五节 贫血

贫血是指单位容积周围血液中血红蛋白(Hb)浓度、红细胞计数(RBC)和(或)血细胞比容(HCT)低于相同年龄、性别和地区正常值低限的一种常见的临床症状。

一、贫血严重度的划分标准

贫血的严重度	血红蛋白浓度	临床表现
轻度	>90g/L	症状轻微
中度	60～90g/L	活动后感心悸气促
重度	30～59g/L	静息状态下仍感心悸气促
极重度	<30g/L	常并发贫血性心脏病

二、临床表现

一般表现为疲乏、困倦、软弱无力、皮肤黏膜苍白。患者常出现头晕、头痛、心悸、气促、恶心、胃肠胀气等症状。部分严重贫血患者可出现低热。

三、治疗要点

1. 病因治疗

积极寻找和去除病因是治疗贫血的首要原则。如慢性失血所致的缺铁性贫血,只有去除病因(如慢性胃炎、消化性溃疡、功能性子宫出血、黏膜下子宫出血等),才能达到纠正贫血并彻底治愈的目的。

2. 药物治疗

对缺铁性贫血要补充铁剂;叶酸、维生素 B_{12} 可治疗巨幼红细胞性贫血;雄激素、抗淋巴细胞球蛋白、环孢素可治疗再生障碍性贫血；糖皮质激素可治疗自身免疫性溶血性贫血。

3. 对症和支持治疗

输血是纠正贫血的有效治疗措施。

四、健康指导

（1）指导患者合理休息与活动，避免过度疲劳，预防跌倒。若出现心悸、气促时，应停止活动，卧床休息，必要时吸氧。

（2）加强营养，一般给予高蛋白、高维生素、易消化食物。改变不良饮食习惯。缺铁性贫血者摄入高铁含量食物，如动物肝、瘦肉、豆类、紫菜、海带及木耳等，动物食品（肝、肉、蛋）中的铁比植物（豆类、紫菜、海带、木耳等）中的更易被吸收。巨幼细胞性贫血者多摄入富含叶酸和维生素B_{12}的食物，如绿叶蔬菜、水果、谷类、动物肉类等。

（3）增强体质，预防感染：①保持室内空气新鲜，限制探视，避免与有感染的来访者接触；②注意个人卫生，勤洗澡、勤更衣、勤剪指甲，做好口腔护理，保持会阴及肛门卫生。

（修订日期：2017 - 02 - 15）

第六节　缺铁性贫血

缺铁性贫血是体内贮存铁缺乏,导致血红蛋白合成减少而引起的一种小色素细胞性贫血。机体铁的缺乏可分为三个阶段:贮存铁耗尽、缺铁性红细胞生成和缺铁性贫血。缺铁性贫血是机体铁缺乏症的最终表现,也是各类贫血中最常见的一种,以生长发育期儿童和育龄期妇女的发病率较高。全球有6亿～7亿人患有缺铁性贫血。在多数发展中国家,约2/3的儿童和育龄期妇女缺铁,其中1/3患缺铁性贫血。在发达国家,亦有约20%的育龄妇女及40%的孕妇患缺铁性贫血,儿童的发病率高达50%,而成年男性为10%。

一、临床表现

本病多呈慢性经过,其临床表现包括原发病和贫血两个方面。

1. 缺铁原发病的表现

如消化性溃疡、慢性胃炎、溃疡性结肠炎、克罗恩病、功能性子宫出血、黏膜下子宫出血等疾病相应的临床表现。

2. 一般性贫血共有的表现

如面色苍白、乏力、易倦、头晕、头痛、心悸、气促、耳鸣等。

3. 缺铁性贫血的特殊表现

(1) 组织缺铁表现:如皮肤干燥、角化、萎缩、无光泽,毛发干枯、易脱落,指(趾)甲扁平、不光整、脆薄易裂,甚至出现反甲或匙状甲;黏膜损害多表现为口角炎、舌炎、舌乳头萎缩,可有食欲不振,严重者可发生吞咽困难。

(2) 神经精神系统异常:儿童较为明显,如过度兴奋、易激惹、好动、难以集中注意力、发育迟缓、体力下降等。少数患者可有异食癖,喜吃生米、冰块、泥土、石子等。约1/3的患者可发生末梢神经炎或神经痛,严重者可出现智能发育障碍等。

二、治疗要点

1. 病因治疗

病因治疗是根治缺铁性贫血的关键所在。其包括改变不合理的饮食结构与方式,预防性增加含铁丰富的食物或铁强化食物;积极治疗原发病,如慢性胃炎、消化性溃疡、功能性子宫出血、黏膜下子宫出血等;对幽门螺杆菌感染者,给予有效抗菌药物治疗。

2. 铁剂治疗

铁剂治疗是纠正缺铁性贫血的有效措施。首选口服铁剂,治疗剂量应以铁剂口服片中的元素铁含量进行计算,成人每天口服元素铁150~200mg。常用药物有硫酸亚铁、力蜚能和速力菲等新型口服铁剂,其胃肠道反应少且易于吸收。对于口服铁剂后胃肠道反应严重而无法耐受、消化道疾病导致铁吸收障碍、病情要求迅速纠正贫血(如妊娠后期、急性大出血)的患者,可选用注射铁剂治疗。注射铁剂前必须计算补铁总量,避免过量导致铁中毒。目前常用药物有蔗糖铁、右旋糖酐铁。

3. 中药治疗

可作为辅助性治疗,主要药物为皂矾、山楂、陈皮、半夏、茯苓和甘草等配伍服用。

三、健康指导

(1)学会自我心理调节,消除恐惧心理,保持乐观情绪,树立治病的信心,乐于配合治疗和护理。

(2)摄入高蛋白、高维生素、高铁质食物,如动物肝、瘦肉、豆类、紫菜、海带及木耳等,动物食品(肝、肉、蛋)中的铁比植物(豆类、紫菜、海带、木耳等)中的更易被吸收。补充铁的同时需要摄入含蛋白质、维生素C等的食品,禁饮浓茶,以免影响铁的吸收。

(3)注意休息,如血红蛋白<50g/L,可行床上活动或床旁活动,如血红蛋白<20g/L,需绝对卧床休息,以免晕厥跌倒。

(4)增强体质,预防感染:①保持室内空气新鲜,限制探视。避免与有感染的来访者接触。②注意个人卫生,勤洗澡、勤更衣、勤剪指甲,做好口腔护理,保持会阴及肛门卫生。

四、出院指导

（1）注意休息,病情重者应绝对卧床休息。

（2）贫血患者避免骤起骤卧,起床时稍坐片刻,再下床活动。蹲位过久起身要慢,以免出现一过性脑缺血、缺氧致晕厥。

（3）病情缓解后可适当进行室外活动,如散步、打太极拳。

（4）不去人多的场所,防止各类感染,生活规律。

（5）按时服药,定期到门诊复查血象。

（修订日期:2017 - 02 - 15）

第七节 多发性骨髓瘤

一、定义

多发性骨髓瘤是骨髓浆细胞克隆性增生的恶性肿瘤。

二、临床表现

骨痛、骨骼变形和病理性骨折。骨痛是最常见的早期症状,随病情的发展而加重,疼痛部位多在腰骶部,其次是胸廓和肢体,多见于肋骨、锁骨、胸骨及颅骨。胸骨、肋骨、锁骨连接处出现串珠样结节为本病的特征。肝、脾、淋巴结和肾脏浸润可见肝、脾轻度、中度肿大,颈部淋巴结肿大,骨髓瘤肾。

三、骨髓瘤细胞分泌大量M蛋白引起的表现

1. 继发感染

2. 高黏滞综合征

3. 贫血和出血

4. 淀粉样变性和雷诺现象

5. 肾损害

四、治疗要点

1. 化学治疗

2. 沙利度胺(反应停)
有抑制新鲜血管生长的作用,本病可致畸胎瘤,妊娠妇女禁用。

3. 激素治疗
肾上腺糖皮质激素可缓解骨痛,改善贫血、出血,纠正高钙血症。雄激素可改善贫血,预防糖皮质激素脱钙等作用。

4. 干扰素

5. 骨质破坏的治疗

二磷酸盐有抑制破骨细胞的作用,常用帕米磷酸钠,可减少疼痛,部分患者出现骨质修复。放射性核素内照射有控制骨质损害、减轻疼痛的作用。

6. 放射治疗

放射治疗能使肿块消失,解除局部疼痛。

7. 对症治疗

镇痛;控制感染;高钙血症及高尿酸血症者应增加补液量,多饮水,使每天尿量＞2000mL,促进钙与尿酸的排泄;高尿酸血症者还需口服别嘌醇。

8. 异基因造血肝细胞移植

现有经验表明,早期治疗,化疗诱导缓解后移植,效果较好。

五、健康指导

1. 加强自我心理调节,保持乐观情绪,树立起战胜疾病的信心

2. 饮食与营养指导

（1）多摄入高热量、高蛋白、富含维生素、易消化的食物。

（2）化疗期间摄入清淡、营养丰富的食物,不断更换饮食类型,增加口味,少食多餐。

（3）肾功能不全的患者宜摄入低盐的食物。

（4）多饮开水,减少或避免高钙血症和高尿酸血症发生。

3. 休息与活动指导

活动时注意安全,防止跌倒,有骨质破坏时应绝对卧床休息,以防病理性骨折,一般患者可适当活动,但绝对不可剧烈活动。机体免疫功能降低易发生并发症时,应卧床休息,减少活动。

4. 注意事项

注意出血倾向,避免搔抓皮肤,防止皮肤挤压外伤。注意个人卫生,睡前、晨起用软毛牙刷刷牙,餐后用冷开水或苏打水漱口,不用牙签剔牙。避免受凉感冒,积极防治感冒。

六、出院后的注意事项

（1）患者接受安全教育,防止因骨质疏松引起病理性骨折。骨痛时应卧床

休息,睡硬板床。

（2）摄入高蛋白、高维生素的食物,注意钙的补充。

（3）预防感染。

（4）指导出院患者学会自我观察、自我防护的知识,避免接触有害物质。

（5）坚持用药,定期治疗,巩固和维持疗效,定期复诊,病情变化时应及时就诊。

（修订日期:2017 - 02 - 15）

第八节　输血技术介绍

一、成分输血的定义

血液由不同血细胞和血浆组成。将供血者血液的不同成分应用科学方法分开,依据患者病情的实际需要,分别输入有关血液成分,称为成分输血。

二、成分输血的优点

成分输血具有疗效好、不良反应小、节约血液资源以及便于保存和运输等优点。

三、常见的成分输血

1. 红细胞

用于红细胞破坏过多、丢失或生成障碍引起的慢性贫血并伴缺氧症状。血红蛋白<60g/L或血细胞比容<0.2时可考虑输注。

2. 血小板

血小板计数和临床出血症状结合决定是否输注血小板,血小板输注指征:血小板计数>50×10^9/L时一般不需输注;血小板计数为$(10 \sim 50) \times 10^9$/L时根据临床出血情况决定,可考虑输注;血小板计数<5×10^9/L时应立即输血小板以防止出血。

3. 血浆

新鲜液体血浆主要用于多种凝血因子缺陷及严重肝病患者,普通冰冻血浆主要用于补充稳定的凝血因子。

四、输血的注意事项

(1) 输血的时间。红细胞离开专用冰箱后30分钟内输注,一个单位红细胞

2小时内输完,若病情允许,则40～60分钟输完。血小板输注以患者能耐受的最快速度进行。冰冻血浆在融化后30分钟内输注,200～300mL一般在30分钟内输完。

（2）输血前护士先抽取患者血样化验血型或做交叉配血用。

（3）输血前2名护士在床边核对患者病区、床号、住院号、姓名、出生日期、血型、血袋号、血交叉配血结果、血液种类和剂量。

（4）输血前常规使用抗过敏药物,生理盐水冲管。

（5）输血开始5～15分钟滴速要慢,严密观察病情变化,无不良反应后再根据需要调整速度。

五、常见输血不良反应

输血过程中,如有以下不适,及时通知医护人员。

（1）发热反应:1～2小时体温升高1℃并有发热症状。

（2）过敏反应:皮肤瘙痒、局部红肿、荨麻疹、血管性水肿和关节痛、发绀、呼吸困难、胸骨下痛。

（3）溶血反应:寒战、面色潮红、呼吸困难、低血压、创面渗血,出现腰胀、酱油色尿。

（4）细菌污染性输血反应:极度不安、发生剧烈寒战、高热、大汗、恶心呕吐、呼吸困难、皮肤黏膜出血。

（5）循环负荷过量:胸闷气急、呼吸困难、头痛、头胀。

（修订日期:2017－02－15）

第九节 骨髓穿刺术宣教

一、适应证

（1）各种白血病诊断。

（2）有助于缺铁性贫血、溶血性贫血、再生障碍性贫血、恶性组织细胞病等血液病的诊断。

（3）诊断部分恶性肿瘤，如多发性骨髓瘤、淋巴瘤、骨髓转移肿瘤等。

（4）寄生虫病检查，如疟原虫、黑热病病原体等。

（5）骨髓液的细菌培养。

二、穿刺部位

一般选髂前上棘为穿刺点，必要时亦可选用髂后上棘、脊椎棘突、胸骨、胫骨粗隆前下方等部位。

三、禁忌证

血友病者禁做骨髓穿刺。有出血倾向患者，操作时应特别注意。

四、术后指导

（1）术后伤口处有疼痛感，但不会对身体和生活带来不良效果。

（2）注意穿刺处有无出血，如果渗血较多，立即换无菌纱布，压迫伤口直至无渗血为止。

（3）穿刺伤口48～72小时内不要弄湿，多卧床休息，避免剧烈活动，防止伤口感染。

（修订日期：2017－02－15）

第九章
骨科疾病教育

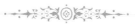

第一节 尺桡骨干双骨折

尺桡骨干双骨折是指尺骨干和桡骨干同时发生骨折。由于局部特殊的解剖结构,骨折后易出现骨折错位,且维持固定较为困难,多见于青少年。

一、发生原因

1. 直接暴力

直接暴力多见打击或机器伤害。双骨折为横形骨折或粉碎性骨折,骨折线在同一平面。

2. 间接暴力

跌倒时手掌触地,暴力向上传达桡骨中或上1/3骨折,残余暴力通过骨间膜转移到尺骨造成尺骨骨折,所以骨折线位置低,为横型或锯齿状,尺骨为短斜形骨折移位。

3. 扭转暴力

受外力的同时,前臂又受扭转外力造成骨折。跌倒时身体同一侧倾斜,前臂过度旋前或旋后发生双骨螺旋形骨折,多数由尺骨内上斜向桡骨外下,骨折线方向一致,尺骨骨折线在上,桡骨骨折线在下。

二、临床表现

局部肿胀、畸形及压痛,可有骨擦音及异常活动,前臂活动受限。儿童常为青枝骨折,有成角畸形而无骨端移位。有时合并正中神经或尺神经、桡神经损伤,要注意检查。

三、保守治疗

儿童青枝骨折多有成角畸形,可在适当麻醉下,轻柔手法牵引纠正,石膏固定6～8周,也可用石膏楔形切开法纠正成角畸形。

有移位骨折先纵向牵引纠正重叠和成角畸形,复位后用长臂石膏管型固定8～12周,石膏成型后立即切开松解,固定期间要注意观察肢端血循环,防止发生缺血挛缩。肿胀消退后,及时调整外固定松紧度,注意观察和纠正骨折再移位。

四、手术治疗的注意事项

1. 手术准备告知

禁饮、禁食时间:晚上10:00以后不能吃东西,晚上12:00以后不能喝水(手术当天早上高血压、心脏病口服药可用少量水送服),下午手术患者另外按医嘱禁饮、禁食。

患者术前一天行理发、洗澡、更衣等清洁卫生工作,并要进行皮肤准备,即将手术区域的毛发、污垢去除。备皮范围原则是超出切口四周各20cm以上。

手术前一天晚上注意休息,可提前向医生要求开安眠药帮助睡眠。

手术当天早上摘掉假牙、手表、戒指等贵重物品,穿病号服,上衣反穿(纽扣扣在后背),不穿内衣、内裤。手术前小便,佩戴腕带。手术室工人来接时请带好片子。

2. 术后注意事项

(1) 体位:臂丛麻醉术后取平卧位,无不适后取半卧位,抬高患肢。全麻术后取平卧位,6小时后改半卧位。

(2) 饮食:臂丛麻醉术后患者清醒,无明显恶心、呕吐等不适症状,可摄入半流质(面条、稀饭、馄饨等)或普食(如瘦肉、猪皮、肝、蛋黄、豆制品、新鲜蔬菜和水果等),全麻术后禁食、禁饮6小时。

3. 术后功能锻炼

麻醉感觉恢复后即可做伸屈指、掌、腕关节活动,患肢做主动肌肉收缩活动。

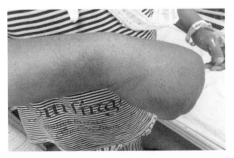
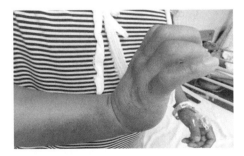

骨折愈合后做前臂旋转活动及用手推墙动作。

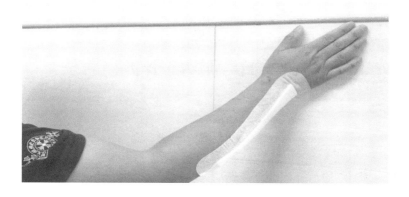

五、出院后的注意事项

（1）保持患侧上肢的有效固定位，并维持3周。

（2）循序渐进地坚持腕关节、肘关节的锻炼。先练习腕关节每个方向的动作，再进行患肢的综合练习。

（3）如出现患肢麻木、手指颜色改变、温度低时，需随时复查。

（4）术后2周拆线，1个月后进行X线拍片复查，了解骨折愈合情况，内固定物于骨折完全愈合后取出。

（修订日期：2017 - 02 - 15）

第二节　肱骨干骨折

肱骨干骨折是发生在肱骨外科颈下1～2cm至肱骨髁上2cm段内的骨折。在肱骨干中下1/3段后外侧有桡神经沟,此处骨折容易发生桡神经损伤。

一、发生原因

1. 直接暴力

如打击伤、挤压伤或火器伤等,多发生于中1/3处,多为横形骨折、粉碎性骨折或开放性骨折,有时可发生多段骨折。

2. 间接暴力

如跌倒时手或肘着地,地面反向暴力向上传导,与跌倒时体重下压暴力相交于肱骨干某部即发生斜形骨折或螺旋形骨折,多见于肱骨中下1/3处,此种骨折尖端易刺插于肌肉,影响手法复位。

3. 旋转暴力

如投掷标枪或翻腕赛扭转前臂时,多可引起肱骨中下1/3交界处骨折,且多为典型螺旋形骨折。

二、临床表现

(1) 疼痛:表现为局部疼痛及传导叩痛等,一般都比较明显。

(2) 肿胀:完全骨折,尤其粉碎性者局部出血可多达200mL以上,加之创伤性反应,因此局部肿胀明显。

(3) 畸形:在创伤后,患者多先发现上臂出现成角及短缩畸形,除不完全骨折外,一般多较明显。

三、保守治疗

上臂悬垂石膏:依靠石膏的重量牵引达到骨折复位并维持对位。采用悬垂石膏,应每周摄X线片,以便及时矫正骨折端分离或成角畸形。2～3周后应改用其他外固定治疗。

小夹板固定:适用于移位、成角畸形不大、对线较好的肱骨干中部骨折。夹板置于患肢后,用3～4根布带分别绑扎,并应随时调节绑扎带的松紧,避免影响伤肢血循环及发生压疮。

四、手术治疗的注意事项

1. 手术准备告知

禁饮、禁食时间:晚上10:00以后不能吃东西,晚上12:00以后不能喝水(手术当天早上高血压、心脏病口服药可用少量水送服),下午手术患者另外按医嘱禁饮、禁食。

患者术前一天行理发、洗澡、更衣等清洁卫生工作,并要进行皮肤准备,即将手术区的毛发、污垢去除。备皮范围原则是超出切口四周各20cm以上。

手术前一天晚上注意休息,可提前向医生要求开安眠药帮助睡眠。

手术当天早上摘掉假牙、手表、戒指等贵重物品,穿病号服,上衣反穿(纽扣扣在后背),不穿内衣、内裤。手术前小便,佩戴腕带。手术室工人来接时请带好片子。

2. 术后注意事项

(1)体位:臂丛麻醉术后取平卧位,无不适后取半卧位,抬高患肢。全麻术后取平卧位,6小时后改半卧位。

(2)饮食:臂丛麻醉术后患者清醒,无明显恶心、呕吐等不适症状,可摄入半流质(面条、稀饭、馄饨等)或普食(如瘦肉、猪皮、肝、蛋黄、豆制品、新鲜蔬菜和水果等),全麻术后禁食、禁饮6小时。

3. 术后功能锻炼

麻醉感觉恢复后即可做伸屈指、掌、腕关节活动,患肢做主动肌肉收缩活动。术后当天可起床,臂部固定2～4天后,三角巾悬吊患肢3周。

伤后2～4周肿胀消除后除继续以上训练外,应逐渐做肩、肘关节活动,其方法是用健手托住患肢腕部,做肩、肘前屈、后伸,然后屈曲肘关节,同时上臂后伸。

五、出院后的注意事项

(1)饮食:多摄入高蛋白、高维生素、含钙丰富的饮食,多喝牛奶。牛奶富含钙、磷、钾,所含蛋白质和钙易于吸收,是骨折患者最好的饮品。

(2)伴桡神经损伤者,口服营养神经药物并配合理疗1～2个月。

(3)在内固定期间禁做肩关节前屈、内收动作。绝不能在拆除固定后将患肢长期下垂和用前臂吊带悬挂于胸前,否则将导致肩关节外展、上举活动障碍,并且长时间难以恢复。

(4)继续坚持功能锻炼。指导并督促患者在日常生活中使用患肢,发挥患肢功能,要求用患肢端碗、夹菜、刷牙、系裤带等,逐步达到生活自理。

(5)定期复查,查看外固定及骨折愈合情况。在骨折后1个月、3个月、6个月复查X线片,了解骨折愈合情况,以确定下一步治疗方案及锻炼计划。内固定器材在术后12个月取出。

(修订日期:2017 - 02 - 15)

第三节　胫腓骨干骨折

胫腓骨干骨折指自胫骨平台以下至踝上的部分发生的骨折,约占全身各类骨折的13%～17%,是长骨骨折中最常见的一种,以青壮年和儿童居多。

一、发生原因

一般是由直接暴力和间接暴力引起的。

1. 直接暴力

暴力多由外侧或前外侧而来,由重物撞击、车轮碾轧等直接暴力损伤,多为粉碎性或横断骨折,双骨骨折时骨折线通常在同一平面,软组织损伤严重。

2. 间接暴力

多为扭转或传达暴力,由高处坠落后跟着地,身体发生扭转所致,多为螺旋或斜形骨折,双骨骨折时骨折线腓骨较高,软组织损伤较轻。

二、一般表现

局部疼痛、肿胀,畸形较显著,表现为成角和重叠移位。应注意是否伴有腓总神经损伤,胫前、胫后动脉损伤,胫前区和腓肠肌区张力是否增加。往往骨折引起的并发症比骨折本身所产生的后果更严重。

三、特别要注意的事项

胫腓骨干骨折易发生骨筋膜室综合征,它是由骨、骨间膜、肌间隔和深筋膜形成的骨筋膜室内肌肉和神经应急性缺血、缺氧而产生的一系列症状和体征。一经确认,应立即切开筋膜减压。早期彻底切开筋膜减压是防止肌肉和神经发生缺血性坏死的唯一有效方法。局部切开减压后,血循环获得改善,大量坏死组织的毒素进入血液循环,应积极防治失水、酸中毒、高钾血症、肾功能衰竭、心律不齐、休克等严重并发症,必要时还得行截肢术以抢救生命。

四、保守治疗

1. 手法复位外固定

稳定的胫腓骨干横形骨折或短斜形骨折可在手法复位后用小夹板或石膏固定,6~8周可扶拐负重行走。

2. 牵引复位

不稳定的胫腓骨干双骨折可采用跟骨结节牵引,纠正短缩畸形后行手法复位,小夹板固定。6周后去除牵引,改用小腿功能支架固定或长腿石膏固定,可下地负重行走。

五、手术治疗的注意事项

1. 手术准备告知

禁饮、禁食时间:晚上10:00以后不能吃东西,晚上12:00以后不能喝水(手术当天早上高血压、心脏病口服药可用少量水送服),下午手术患者另外按医嘱禁饮、禁食。

手术前一天晚上注意休息,可提前向医生要求开安眠药帮助睡眠。

手术当天早上摘掉假牙、手表、戒指等贵重物品,穿病号服,上衣反穿(纽扣扣在后背),不穿内衣、内裤。手术前小便,佩戴腕带。手术室工人来接时请带好片子。

2. 术后注意事项

(1)体位:术后去枕平卧位6小时后取半卧位,抬高患肢,及时排尿,防止跌倒。

(2)饮食:术后6小时,若患者清醒,无明显恶心、呕吐等不适症状,可摄入流质饮食,如米汤、菜汤,然后慢慢过渡到半流质(面条、稀饭、馄饨等)或普食(如瘦肉、猪皮、肝、蛋黄、豆制品、新鲜蔬菜和水果等)。

3. 术后功能锻炼

(1)应在手术后即刻开始进行股四头肌静止收缩、踝关节背伸、跖屈等运动(患肢保持平直,趾尖朝下绷紧5秒,趾尖朝上绷紧5秒)。

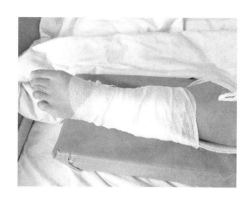
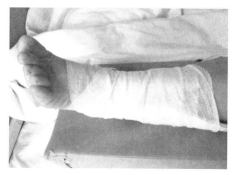

（2）术后3天至2周,床上患肢不负重活动,进行肢体膝、踝关节以及足的小关节主动伸屈训练,髋关节的内收外展训练及股四头肌的等长收缩训练。

（3）继续加强原来的功能锻炼,并鼓励患者从床边扶床,挂双拐,患肢不负重活动向部分负重活动逐步过渡,可用双拐开始辅助行走,从足趾着地开始负重,逐渐增加负重,最后完全负重,此过程要循序渐进。

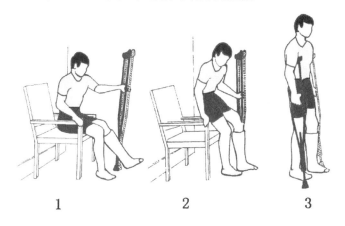

1　　　　2　　　　3

六、出院后的注意事项

（1）下床活动时,务必有家人保护,注意安全,以防跌倒而再次受伤。

（2）继续加强患肢的被动功能锻炼,按摩患肢,活动踝关节、膝关节和髋关节。

（3）定期复查:术后2周拆线,1个月后复查,遵医嘱扶拐下地,患肢不负重。2～3个月后复查,X线片示骨折愈合后可弃拐负重。

（修订日期:2017－02－15）

第四节　髌骨骨折

髌骨骨折是较常见的损伤,以髌骨局部肿胀、疼痛,膝关节不能自主伸直为主要表现,常有皮下瘀斑以及膝部皮肤擦伤。髌骨骨折的发生年龄一般在20～50岁,男性多于女性,约为2:1。

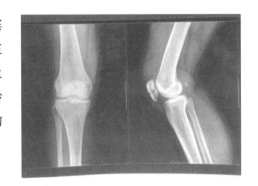

一、临床表现

髌骨骨折后关节内大量积血,髌前皮下瘀血、肿胀,严重者皮肤可发生水疱。活动时膝关节剧痛,有时可感觉到骨擦感。有移位的骨折,可触及骨折线间隙。

二、保守治疗

石膏托或管型固定适用于无移位髌骨骨折,不需手法复位,抽出关节内积血,包扎,用长腿石膏托或管型固定患肢于伸直位3～4周。在石膏固定期间练习股四头肌收缩,去除石膏托后练习膝关节伸屈活动。用石膏固定的患者,4～8周可去除石膏,此时可做髌骨倾向被动活动和主动屈膝活动练习,6～8周可负重行走。

三、手术治疗的注意事项

1. 手术准备告知

禁饮、禁食时间:晚上10:00以后不能吃东西,晚上12:00以后不能喝水(手术当天早上高血压、心脏病口服药可用少量水送服),下午手术患者另外按医嘱禁饮、禁食。

患者术前一天行理发、洗澡、更衣等清洁卫生工作,并要进行皮肤准备,即将手术区的毛发、污垢去除。备皮范围原则是超出切口四周各20cm以上。

手术前一天晚上注意休息,可提前向医生要求开安眠药帮助睡眠。

手术当天早上摘掉假牙、手表、戒指等贵重物品,穿病号服,上衣反穿(纽扣扣在后背),不穿内衣内裤。手术前小便,佩戴腕带。手术室工人来接时请带好片子。

2. 术后注意事项

(1)体位:术后去枕平卧位6小时后取半卧位,抬高患肢,6小时内及时排尿,防止跌倒。

(2)饮食:术后6小时,若患者清醒,无明显恶心、呕吐等不适症状,可摄入流质饮食,如米汤、菜汤,然后慢慢过渡到半流质(面条、稀饭、馄饨等)或普食(如瘦肉、猪皮、肝、蛋黄、豆制品、新鲜蔬菜和水果等)。

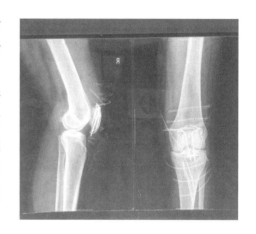

3. 术后功能锻炼

术后应在手术麻醉恢复后即刻开始进行股四头肌静止收缩、踝关节背伸、跖屈等运动及趾关节主动运动(患肢保持平直,趾尖朝下绷紧5秒,趾尖朝上绷紧5秒)。

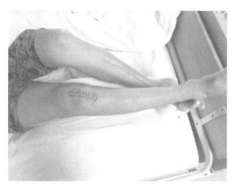

髌骨骨折被动运动

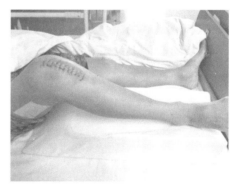

髌骨骨折屈曲运动

固定后3~5天可以开始直腿抬高锻炼(患肢保持平直,趾尖向上,足跟离床15cm,保持15秒)和屈髋屈膝练习(足底向床面,足跟慢慢朝患侧移,使膝关节有角度）。

四、出院后的注意事项

（1）患肢不负重，3个月后参阅X线片，若骨折愈合，则患肢可负重。

（2）多食含钙丰富的食物，防止骨质疏松，促进骨折愈合。

（3）继续功能锻炼，避免增加关节负荷的运动，如体重增加、长时间的行走和跑步等。

（4）警惕感染的发生，若关节局部红、肿、痛及不适，应及时复诊。

（5）术后2周拆线，1个月后进行X线拍片复查，了解骨折愈合情况，内固定物于骨折完全愈合后取出。

（修订日期：2017－02－15）

第五节　股骨粗隆间骨折

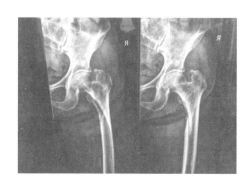

股骨粗隆间骨折常见于老年人。由于粗隆部血运丰富,骨折后极少不愈合,但甚易发生髋内翻。高龄患者长期卧床引起的并发症较多。

一、发生原因

骨折多为间接外力引起。下肢突然扭转、跌倒时强力内收或外展,或受直接外力撞击均可发生骨折,且多为粉碎性。老年人骨质疏松,当下肢突然扭转、跌倒易造成骨折。

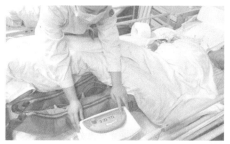

二、临床表现

(1) 外伤后局部疼痛、肿胀、压痛和功能障碍均较明显,有时髋外侧可见皮下瘀血斑,伤后患肢活动受限,不能站立、行走。

(2) 粗隆部肿胀、压痛,伤肢有短缩,远侧骨折段处于极度外旋位,严重者可达90°外旋。还可伴有内收畸形。

三、保守治疗

保守治疗根据患者治疗后有无可能下地行走可以归为2类方法。对于根本无法行走的患者,给予"丁"字鞋或短期皮牵引,行止痛对症治疗,鼓励尽早坐起。对于有希望下地行走的患者,一般可采取股骨髁上或胫骨结节牵引,定期拍X线片,对复位和牵引重量酌情进行调整。如X线检查显示骨痂形成,改行皮牵引或穿"丁"字鞋固定4~8周。

四、手术治疗的注意事项

1. 手术准备告知

手术前一天晚上注意休息,可提前向医生要求开安眠药帮助睡眠。

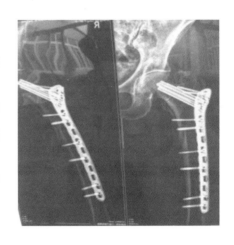

手术当天早上摘掉假牙、手表、戒指等贵重物品,穿病号服,上衣反穿(纽扣扣在后背),不穿内衣、内裤。手术前小便,佩戴腕带。手术室工人来接时请带好片子。

2. 术后注意事项

(1)体位:术后麻醉清醒后取半卧位,抬高患肢,及时排尿。

(2)饮食:全麻术后6小时,若患者清醒,无明显恶心、呕吐等不适症状,可摄入流质饮食,如米汤、菜汤,然后慢慢过渡到半流质(面条、稀饭、馄饨等)或普食(如瘦肉、猪皮、肝、蛋黄、豆制品、新鲜蔬菜和水果等)。

3. 术后功能锻炼

应在手术后即刻开始进行股四头肌静止收缩、踝关节背伸、跖屈等运动(患肢保持平直,趾尖朝下绷紧5秒,趾尖朝上绷紧5秒)。

术后第2周,开始屈髋屈膝练习(足底向床面,足跟慢慢朝患侧移,使膝关节弯曲有角度)。

术后有条件则给予患者气压泵治疗,预防静脉血栓的形成。

五、出院后的注意事项

(1)患肢不踩地面行走,1个月后来院复查。

(2)警惕感染的发生,若关节局部红、肿、痛及不适,应及时复诊。

(3)3个月后参阅X线片,若骨折愈合,则患肢可行走。内固定物于12个月骨折完全愈合后取出。

(修订日期:2017-02-15)

第六节　锁骨骨折

锁骨呈S形架于胸骨柄与肩峰之间,是连接上肢与躯干的唯一骨性支架。锁骨位于皮下,表浅,受外力作用时易发生骨折,且发生率占全身骨折的5%~10%,多发生在儿童及青壮年人群。

一、发生原因

摔伤是锁骨骨折的主要原因。直接外力,如从前方打击、撞击锁骨,或摔倒时肩部直接着地,均可造成锁骨骨折。摔倒时手掌着地,外力通过前臂、上臂传导至肩,再传至锁骨。遭受间接外力和剪切应力也可造成骨折。

二、临床表现

主要表现为局部肿胀、皮下瘀血、压痛或有畸形,畸形处可触到移位的骨折断端,如骨折移位并有重叠,肩峰与胸骨柄间距离变短。伤侧肢体功能受限,肩部下垂,上臂贴胸不敢活动,并用健手托扶患肘,以缓解因胸锁乳突肌牵拉引起的疼痛。

三、保守治疗

均应在局部麻醉下先行手法复位,之后再施以"8"字石膏固定。在一般情况下,锁骨骨折并不要求完全达到解剖对位,只要不是非常严重的移位,骨折愈合后均可获得良好的功能。对幼儿青枝骨折一般保守治疗。

四、手术治疗的注意事项

1. 手术准备告知

禁饮、禁食时间:晚上10:00以后不能吃东西,晚上12:00以后不能喝水(手术当天早上高血压、心脏病口服药可用少量水送服),下午手术患者另外按医嘱禁饮、禁食。

患者术前一天行理发、洗澡、更衣等清洁卫生工作,并要进行皮肤准备,即将手术区的毛发、污垢去除。备皮范围原则是超出切口四周各20cm以上。

手术前一天晚上注意休息,可提前向医生要求开安眠药帮助睡眠。

手术当天早上摘掉假牙、手表、戒指等贵重物品,穿病号服,上衣反穿(纽扣扣在后背),不穿内衣、内裤。手术前小便,佩戴腕带。手术室工人来接时请带好片子。前臂吊带。

2. 术后注意事项

(1)体位:术后麻醉清醒后取半卧位,睡倒时应仰卧、免枕、肩胛间区垫枕以使两肩后伸。及时排尿,防止跌倒。

(2)饮食:可先食用清淡、易消化的半流质,如面条、稀饭、馄饨等。之后可多食高蛋白、高维生素、含钙丰富的饮食,如瘦肉、猪皮、肝、蛋黄、豆制品、新鲜蔬菜和水果等。

3. 术后功能锻炼

要坚持锻炼,活动幅度和力量要逐渐增加。在内固定或外固定期间禁做肩关节前屈、内收动作。

(1)术后当天可进行握拳、伸指、分指等练习。

(2)骨折后2周可增加捏小球。

(3)骨折愈合后患肢上举,行爬墙练习。

五、出院后的注意事项

(1)锁骨骨折复位固定后,极少发生骨折不愈合,即使复位稍差,骨折畸形愈合,也不影响上肢功能,应先向患者及家属说明情况。

(2)对复位固定后即出院的患者,应告诉其保持正确姿势,早期禁止做肩前屈动作,防止骨折移位;对解除外固定出院的患者,应告诉其全面练习肩关节活动的要求。首先分别练习肩关节每个方向的动作,重点练习薄弱方面如肩前屈,活动范围由小到大,次数由少到多,然后进行各方面动作的综合练习,如肩关节环转活动、两臂做箭步云手等。不可过于急躁,活动幅度不可过大,力量不可过猛,以免造成软组织损伤。

（3）如出现患肢麻木、手指颜色改变、温度低时,需随时复查。术后1个月进行X线拍片复查,了解骨折愈合情况。

（修订日期:2017 − 02 − 15）

第七节　肋骨骨折

肋骨骨折是指暴力直接或间接作用于肋骨,使肋骨的完整性和连续性中断,是最常见的胸部损伤。

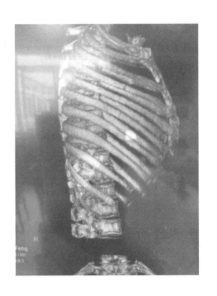

一、发生原因

多因胸部受钝器撞击和重物挤压而发生,在胸部损伤中最为常见,可分为单根和多根多段骨折。同一肋骨可有一处或多处骨折。肋骨骨折以第4肋多见。常发生在老年人,儿童较少见,这与骨质脆性随年龄增长而增加有关。

二、临床表现

局部疼痛是肋骨骨折最明显的症状,且随咳嗽、深呼吸或身体转动等运动而加重,有时患者可同时自己听到或感觉到肋骨骨折处有"咯噔咯噔"的骨摩擦感,受伤处胸壁肿胀,可有畸形,局部明显压痛。

三、治疗方法

不同性质的肋骨骨折处理不尽相同。闭合性单处肋骨骨折:单处肋骨骨折错位不明显可不做外固定,口服止痛药等对症治疗;单根肋骨骨折有明显移位或单根多处肋骨骨折或多根多处肋骨骨折可以行切开复位内固定术。

四、肋骨骨折后的注意事项

(1)卧位:选取正确的卧位进行休息。肋骨骨折患者应该取半坐卧位,可以减少对受伤部位的影响。

（2）对一般肋骨骨折,可以使用肋骨外固定带固定胸部,以减轻胸部活动时的疼痛,并有利于咳嗽、咳痰。

（3）减轻疼痛:使用深呼吸法,减少胸腔扩张牵扯患处引起的疼痛。可以看一些报刊、书籍或者播放轻音乐,转移注意力,从精神上缓解疼痛。在咳嗽、咳痰时应该使用双手或软枕按压骨折一侧的胸壁,以减少胸壁的震动,减轻疼痛。

（4）饮食:多食用高蛋白、易消化及含有维生素的食物,增加营养,预防便秘。

（5）康复锻炼:急性期卧床休息,卧床期间应该适当进行抬臀、抬腿等活动,减少下肢静脉血栓或压疮的形成。病情稳定后可进行轻度扩胸运动,可在病房内简单活动,避免手提重物、弯腰、屏气排便等动作。

（6）肋骨骨折合并血、气胸,需行胸腔闭式引流手术。术后要保持引流管通畅,避免引流管受压、折曲、脱出、阻塞,引流瓶不能高于患者胸腔水平面,定时挤压引流管,并注意管内水柱是否随呼吸上下波动,翻身活动时防止接头脱落,病情稳定后取半卧位,以利引流。鼓励进行咳嗽、深呼吸运动,促进肺复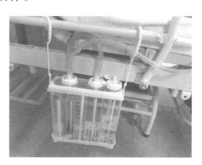
张。引流管拔除24小时内,注意有无呼吸困难,局部有无渗血、渗液、皮下气肿。若有异常,及时报告医生或护士。

五、出院后的注意事项

（1）出院后回家继续进行呼吸功能锻炼、深呼吸和有效咳嗽。

（2）加强营养,食清淡、富含营养、易消化的食物,多食蔬菜、水果,保持排便通畅;忌食辛辣、生冷、油腻食物,多饮水。

（3）合理休息,适当加强身体锻炼,逐渐增加室外活动。保持室内空气清新,远离流感人群。

（4）注意安全,防止发生意外事故。

（5）定期复查,半个月后到胸外科专家门诊进行胸部X线检查,以了解骨折愈合情况。

（修订日期:2017－02－15）

第八节　胸腰椎骨质疏松性骨折

随着人口老龄化,老年性骨质疏松性椎体压缩性骨折发病率也逐渐升高。传统的姑息治疗效果慢并且疗效不确定,同时脊柱外科手术具有较大的创伤性和手术风险,老年患者因骨质疏松内固定物锚定困难且出血多,往往难以耐受,因此不能满足患者的需求。而椎体后凸成形术可以达到稳定椎体、恢复椎体力学强度、防止椎体进一步塌陷和缓解疼痛的作用,能够使患者早期恢复正常活动,目前已经广泛应用于新鲜和保守治疗效果不佳的骨质疏松性椎体压缩性骨折的治疗,疗效显著。

骨质疏松性骨折的患病率已经高于心肌梗死、脑卒中、乳腺癌。

一、发生原因

骨质疏松症除了主要与绝经和年龄有关的原发性骨质疏松外,还可能由多种疾病引起,称为继发性骨质疏松症。可能引起骨质疏松的常见疾病有:①内分泌疾病:糖尿病(1型、2型)、甲状旁腺功能亢进症;②结缔组织疾病:系统性红斑狼疮、类风湿关节炎;③慢性肾脏疾病;④胃肠疾病和营养性疾病;⑤血液系统疾病;⑥神经肌肉系统疾病;⑦长期制动;⑧器官移植术后;⑨长期使用糖皮质激素。

二、临床症状

(1)疼痛。患者可有腰背酸痛或周身酸痛,负荷增加时疼痛加重或活动受限,严重时翻身、坐起及行走有困难。

(2)脊柱变形。骨质疏松严重者可有身高缩短和驼背。椎体压缩性骨折会导致胸廓畸形,腹部受压,影响心肺功能等。

(3)骨折。非外伤或轻微外伤发生的骨折为脆性骨折,是低能量或非暴力骨折。

三、手术治疗的注意事项

1. 手术准备告知

（1）早饭可以早点吃，不需要禁饮、禁食。

（2）手术前晚上注意休息，可提前向医生要求开安眠药帮助睡眠。

（3）手术当天早上摘掉假牙、手表、戒指等贵重物品，穿病号服，上衣反穿（纽扣扣在后背），不穿内衣、内裤。手术前小便，佩戴腕带。手术室工人来接时请带好片子。

2. 体位训练

由于患者术中采取俯卧位，所以术前应对患者进行特殊体位的训练，可提高术中的耐受性。术前指导患者俯卧于床上，腹部放一软枕，进行锻炼，每天练习2～3次。

3. 术后注意事项

（1）体位：术后取平卧位，及时排尿，预防跌倒。

（2）饮食：可先食用清淡、易消化的半流质，如面条、稀饭、馄饨等。之后可多食高蛋白、高维生素、含钙丰富的食物，如瘦肉、猪皮、肝、蛋黄、豆制品、新鲜蔬菜和水果等。

4. 术后护理

（1）体位：术后平卧6小时，以确保骨水泥充分凝固，减少并发症。6小时后协助患者行轴线翻身，防止其腰部扭转。

（2）饮食：嘱患者摄入高蛋白、高热量、易消化的食物及粗纤维食物。

5. 术后康复

术后24小时可佩戴腰围在护士协助下坐起，在床边站立，如果没有什么不舒服再由陪护人员搀扶行走。术后1天在护士指导下在床上练习直腿抬高，3～5次/天，术后3～5天进行腰背肌功能锻炼。飞燕法：患者俯卧，以腹部为支点，颈部及双上肢后伸，双膝伸直，分别抬起胸部和双下肢离开床面，使身体上下两头翘起，3～4次/天，20～30分钟/次。

四、术后及出院后的注意事项

1. 术后2个月内避免重体力劳动,选择硬板床

2. 腰背肌功能锻炼

(1) 挺胸:患者仰卧,以双肘支起胸部,使背部悬空。

(2) 五点支撑法(1周后开始):患者仰卧,下肢屈髋,双足放置在床上,双肘支撑体侧,用头、双肘、双足撑起全身,使背部尽力腾空离床。

(3) 三点支撑法(2~3周开始):让患者双臂置于胸前,用头及足部撑在床上,全身腾空后伸。

(4) 背伸法("小燕飞",5~6周开始):患者俯卧,抬起头,胸部离开床面,双上肢向背后伸,双膝伸直,从床上抬起双腿,即身体的两头翘起,双肩后伸,腹部为支点,形如小燕子。

(5) 锻炼的方法应根据患者的病情而决定。锻炼的幅度及次数应逐渐增加,且要在不疲劳、无痛苦的情况下进行。

3. 复查

出院后1个月、3个月、半年、1年复查,如有不适,及时就诊。

(修订日期:2017 - 02 - 15)

第九节　骨盆骨折

骨盆骨折多由直接暴力挤压骨盆所致。年轻人骨盆骨折主要由交通事故和高处坠落引起,老年人最常见的原因是摔倒。

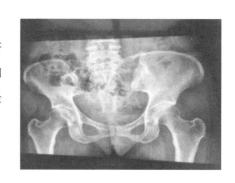

一、临床表现

（1）患者有严重外伤史,尤其是骨盆受挤压的外伤史。

（2）疼痛广泛,活动下肢或坐位时加重。局部压痛、瘀血,下肢旋转、短缩畸形,可见尿道口出血、会阴部肿胀。

（3）脐棘距可见增大(分离型骨折)或减小(压缩型骨折);髂后上棘可有增高(压缩型骨折)、降低(分离型骨折)、上移(垂直型骨折)。

（4）骨盆分离挤压试验、"4"字试验、扭转试验为阳性,但这些试验禁用于检查严重骨折患者。

二、并发症

1. 出血性休克

2. 腹膜后血肿

3. 尿道或膀胱损伤

4. 直肠损伤

5. 神经损伤

三、手术治疗的注意事项

1. 手术准备告知

禁饮、禁食时间:晚上10:00以后不能吃东西,晚上12:00以后不能喝水(手术当天早上高血压、心脏病口服药可用少量水送服），下午手术患者另外按医嘱禁饮、禁食。

患者术前一天行理发、洗澡、更衣等清洁卫生工作，并要进行皮肤准备，即将手术区的毛发、污垢去除。备皮范围原则是超出切口四周各20cm以上。

手术前一天晚上注意休息，可提前向医生要求开安眠药帮助睡眠。

手术当天早上摘掉假牙、手表、戒指等贵重物品，穿病号服，上衣反穿（纽扣扣在后背），不穿内衣、内裤。手术前小便，佩戴腕带。手术室工人来接时请带好片子。

2. 术后注意事项

（1）体位：术后去枕平卧位6小时后取半卧位，抬高患肢，及时排尿，防止跌倒。

（2）饮食：术后6小时，若患者清醒，无明显恶心、呕吐等不适症状，可摄入流质饮食，如米汤、菜汤，然后慢慢过渡到半流质（面条、稀饭、馄饨等）或普食（如瘦肉、猪皮、肝、蛋黄、豆制品、新鲜蔬菜和水果等）。

3. 术后功能锻炼

应在手术麻醉恢复后即刻开始进行股四头肌静止收缩，踝关节背伸、跖屈等运动（患肢保持平直，趾尖朝下绷紧5秒，趾尖朝上绷紧5秒）。

早期在床上做上肢伸展运动、下肢肌肉收缩以及足踝活动，2周后开始练习半卧位，并进行下肢肌肉收缩的锻炼，3周后在床上进行髋关节、膝关节的锻炼，由被动锻炼逐渐过渡至主动锻炼。

四、术后及出院后的注意事项

（1）术后无并发症者应卧硬板床，同时进行上肢活动。

（2）术后2周开始练习半卧位，并进行下肢肌肉的收缩锻炼（股四头肌收缩、踝关节背伸和跖屈、足趾伸屈等活动，以保持肌力，预防关节僵硬）。

（3）术后3周床上进行髋关节的活动，先被动活动，再逐渐过渡到主动活动。

（4）术后6～8周，扶拐行走。扶拐是骨盆骨折者下床活动的必要条件，要学会正确使用双拐。

（5）伤后12周逐渐锻炼弃拐负重步行（需在医生允许下进行）。

（6）术后2周拆线，定期复诊，在1年内不能负重劳动及剧烈运动，如赛跑、踢球等。

（修订日期：2017 - 02 - 15）

第十节　肩袖损伤

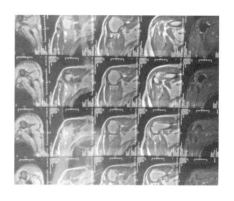

肩袖由冈上肌、冈下肌、小圆肌、肩胛下肌的肌腱组成,附着于肱骨大结节和肱骨解剖颈的边缘,其内面与关节囊紧密相连,外面为三角肌下滑囊。其环绕肱骨头的上端,可将肱骨头纳入关节盂内,使关节稳定,协助肩关节外展,且有旋转功能。冈上肌附着于肱骨大结节最上部,经常受肩峰喙肩韧带的磨损,从解剖结构和承受的机械应力来看,该部位为肩袖的薄弱点,当肩关节在外展位做急骤的内收活动时,易发生破裂,肢体的重力和肩袖牵拉会使裂口愈拉愈大,而且不易愈合。

一、手术治疗的注意事项

1. 手术准备告知

禁饮、禁食时间:晚上10:00以后不能吃东西,晚上12:00以后不能喝水(手术当天早上高血压、心脏病口服药可用少量水送服),下午手术患者另外按医嘱禁饮、禁食。

患者术前一天行理发、洗澡、更衣等清洁卫生工作,并要进行皮肤准备,即将手术区的毛发、污垢去除。备皮范围原则是超出切口四周各20cm以上。

手术前一天晚上注意休息,可提前向医生要求开安眠药帮助睡眠。

手术当天早上摘掉假牙、手表、戒指等贵重物品,穿病号服,上衣反穿(纽扣扣在后背),不穿内衣、内裤。手术前小便,佩戴腕带。手术室工人来接时请带好片子。

2. 术后注意事项

(1)卧位:全麻术后且尚未清醒的患者取平卧位,头偏向一侧,防止因呕吐而引起误吸。保持留置导尿管及创口引流管通畅。

（2）饮食：全麻术后6小时，若患者清醒，无明显恶心、呕吐等不适症状，可摄入流质饮食，如米汤、菜汤，然后慢慢过渡到半流质（面条、稀饭、馄饨等）或普食（如瘦肉、猪皮、肝、蛋黄、豆制品、新鲜蔬菜和水果等）。

3. 术后功能锻炼

麻醉消退后，术后患肩制动，开始活动手指、腕关节。卧床时于手术一侧手臂下垫枕头，使手臂保持稍前屈位，以减轻疼痛。

术后第2或3周，训练时卸下支具，进行肩关节和肩胛骨稳定性练习。

二、肩袖康复训练

1. 第一阶段（0～6周）

（1）圈、钟摆：健手辅助患侧上肢做前后、左右摆动及顺、逆时针画圈。

（2）手、腕、前臂及肘的相邻关节活动练习（主动），均为3次/天，5～10个/次。

（3）手：抓握，伸展。腕：掌屈、背屈、尺偏、桡偏、环转。前臂：旋前、旋后。肘：屈曲、伸展。

（4）被动活动练习，术后第1天开始活动肩关节前屈和体侧外旋，术后第3～4天开始活动肩关节外展、内旋及外展外旋。

（5）术后2周拆线后进行三角肌等长收缩训练（肌肉在收缩时其长度不变只有张力增加。平卧床上，患侧手握拳，肘关节屈曲90°并紧贴在体侧。在保持身体、肩关节、上肢位置不动的前提下，进行前方、外侧、后侧的抵抗训练，抵抗物可为床、健手及墙面等）。

2. 第二阶段（7～12周）

（1）除吊带后主动辅助关节活动训练：肩梯、滑轮等。

（2）站立位利用棍棒等进行前屈、外展、外旋等练习，均为3次/天，5～10个/次；站立位，双手持棍，健手带动患手进行练习。

（3）继续进行肩部肌肉等长收缩练习。

（4）姿势纠正：①睡觉，避免用患侧肢体枕着头的动作，可以使用多个枕头来保持肢体稍微地外展。②日常生活活动，早期避免双上肢高于肩膀水平面持物。上举过头顶取物时尽量使用脚垫或者小板凳。

三、出院后的注意事项

（1）术后3～7天患者即可出院,但肩关节功能的全面康复却需要6个月至1年左右的时间,仅仅依靠在院的1至数周的院内康复锻炼是远远不够的,院外的康复锻炼显得尤为重要。

（2）注意半年内应避免接触性运动(如参加篮球比赛、排球比赛等)。

（3）术后2周拆线,1个月后定期复查,如有不适,随时来院复查。

（修订日期:2017－02－15）

第十一节　膝关节交叉韧带损伤

膝关节交叉韧带损伤是以膝关节有严重肿胀、疼痛,关节功能障碍,关节松弛,推拉试验(抽屉试验)阳性为主要表现的疾病。引起膝关节交叉韧带损伤的原因大多为较强的暴力,因此除交叉韧带损伤外,常合并有侧副韧带和半月板损伤。

一、手术治疗的注意事项

1. 手术准备告知

(1) 禁饮、禁食时间:晚上 10:00 以后不能吃东西,晚上 12:00 以后不能喝水(手术当天早上高血压、心脏病口服药可用少量水送服),下午手术患者另外按医嘱禁饮、禁食。

(2) 患者术前一天行理发、洗澡、更衣等清洁卫生工作,并要进行皮肤准备,即将手术区的毛发、污垢去除。备皮范围原则是超出切口四周各20cm以上。

(3) 手术前一天晚上注意休息,可提前向医生要求开安眠药帮助睡眠。

(4) 手术当天早上摘掉假牙、手表、戒指等贵重物品,穿病号服,上衣反穿(纽扣扣在后背),不穿内衣、内裤。手术前小便,佩戴腕带。手术室工人来接时请带好片子。

2. 术后注意事项

(1) 体位:术后去枕平卧位6小时后取半卧位,抬高患肢,及时排尿,防止跌倒。

(2) 饮食:术后6小时,若患者清醒,无明显恶心、呕吐等不适症状,可摄入流质饮食,如米汤、菜汤,然后慢慢过渡到半流质(面条、稀饭、馄饨等)或普食(如瘦肉、猪皮、肝、蛋黄、豆制品、新鲜蔬菜和水果等)。

3. 术后功能锻炼

(1) 术后第1～2周康复训练计划。支具制动及负重:髌骨内推;在休息时必须锁定于完全伸直位；在支具完全伸直位保护下，可根据耐受情况撑双拐行部分直至完全负重。

（2）术后第3～4周康复训练计划。支具制动及负重：在休息时必须锁定于完全伸直位；在支具完全伸直位保护下，撑双拐行完全负重。每日增加屈膝活动度（屈膝15°），达到屈膝≥120°。

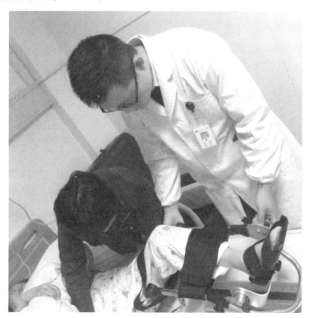

二、术后及出院后的注意事项

（1）继续加强功能锻炼，根据自身的情况每天进行功能锻炼，活动量逐渐增加，以不感到疲劳为宜。

（2）出院时须戴活动型关节支具保护膝关节3个月，半年内避免剧烈体育运动，1年后可恢复运动。

（3）1、3、6个月定期复查X线片，如有异常，及时就诊。

（修订日期：2017 – 02 – 15）

第十二节　人工髋关节置换术

髋关节是人体最大的负重关节。它包括两个主要的部分：股骨近端的球形部分（股骨头被包容在骨盆上的髋臼内）和一条韧带（圆韧带连接着髋臼和股骨头使关节稳定）。股骨头和髋臼的骨质表面均覆盖着光滑的关节软骨作为"衬垫"，使它们之间的运动更加灵活。关节的表面有一层薄的、光滑的滑膜组织覆盖。在正常的髋关节中滑膜组织可以分泌出少量的液体，这些液体对髋关节起到润滑作用以减少股骨头和髋臼之间的磨损。

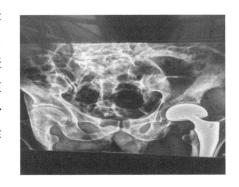

一、适应证

1. 骨性关节炎

2. 类风湿关节炎

3. 创伤性关节炎

4. 股骨头无菌性坏死

5. 某些髋关节骨折

二、手术治疗的注意事项

1. 手术准备告知

（1）禁饮、禁食时间：晚上10:00以后不能吃东西，晚上12:00以后不能喝水（手术当天早上高血压、心脏病口服药可用少量水送服），下午手术患者另外按医嘱禁饮、禁食。

（2）手术前一天晚上注意休息，可提前向医生要求开安眠药帮助睡眠。

（3）手术当天早上摘掉假牙、手表、戒指等贵重物品，穿病号服，上衣反穿

（纽扣扣在后背），不穿内衣、内裤。手术前小便，佩戴腕带。手术室工人来接时请带好片子。

2. 术后注意事项

（1）卧位：全麻术后且尚未清醒的患者取平卧位，头偏向一侧，防止因呕吐而引起误吸。髋关节置换术后患肢保持外展30°中立位，翻身时双膝间夹枕，患肢禁忌过中线，防止脱位，保持留置导尿管及创口引流管通畅。

（2）饮食：全麻术后6小时，若患者清醒，无明显恶心、呕吐等不适症状，可摄入流质饮食，如米汤、菜汤，然后慢慢过渡到半流质（面条、稀饭、馄饨等）或普食（如瘦肉、猪皮、肝、蛋黄、豆制品、新鲜蔬菜和水果等）。

三、术后功能锻炼

（1）应在手术后即刻开始进行股四头肌静止收缩，踝关节背伸、跖屈等运动（患肢保持平直，趾尖朝下绷紧5秒，趾尖朝上绷紧5秒）。

（2）术后第2、3天，可以开始直腿抬高锻炼（患肢保持平直，趾尖向上，足跟离床15cm，保持15秒）和屈髋屈膝练习（足底向床面，足跟慢慢朝患侧移，使膝关节弯曲有角度）。

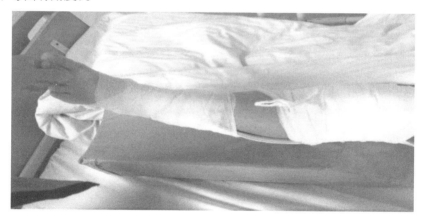

（3）第4～7天开始髋关节伸直练习，做术侧髋关节主动伸直动作，或髋下垫枕，充分伸展屈髋肌及关节囊前部。股四头肌的等张练习、上肢肌力练习的目的是恢复上肢力量，使患者术后能较好地使用拐杖（注意点：避免术侧髋关节置于内收外旋伸直位）。

（4）坐位训练：患者在医护人员指导和协作下把患侧肢体移近床旁，靠近床沿放下后坐起，坐起时双手后撑，髋关节屈曲不超过90°。由于保持坐位时髋关节最容易出现脱位,坐的时间不宜长,每天4～6次,每次20分钟。如果术中关节稳定性欠佳,应放弃坐位练习。因此,术后早期患者以躺、站或行走为主,坐的时间不能超过半小时。坐下之前要做好准备,找有靠背和扶手的椅子,加坐垫,倒退,看好位置,双手扶稳,缓缓坐下。

(5)下地。①将手术腿移到床下,防止手术髋外旋;②将步行器放在手术侧的腿旁,向床边移动身体;③健腿顺势移到床下,将身体转正,扶步行器站立。

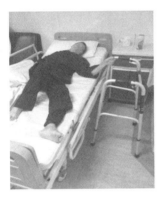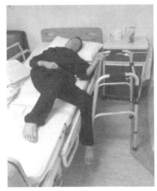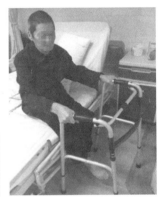

(6)站立行走。①后伸术侧下肢,抬头挺胸,拉伸髋关节和屈髋肌群;外展术侧下肢,拉伸髋关节内收外展肌。②屈髋练习,抬高患肢,放在矮凳子上,上身用力前倾。③先用习步架辅助行走,待重心稳定,先将步行器摆在身体前20cm处,迈出手术的脚,再将未手术的脚跟上,如此循环。

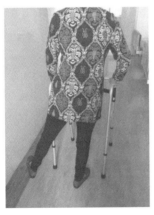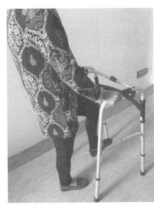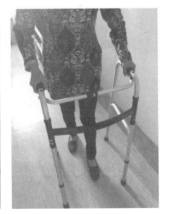

四、出院后的注意事项

1. 体位指导

取平卧或半卧位,3个月内避免侧卧。术后3周内屈髋小于45°,以后根据病情逐渐增加屈髋度,但不可大于90°。遵循"三不"原则:不要交叉双腿,不要坐矮椅或沙发,不要屈膝而坐。

2. 功能活动指导

术后1周内可用步行器行走,不要坐矮的马桶。3个月后,患肢可逐渐负重,但拐杖的使用应坚持"双拐→单拐→弃拐"原则。之后可进行简单活动,如散步等。下午可适当抬高患肢,以减轻上午散步导致的水肿。6个月内避免患肢内收和内旋,站立时患肢应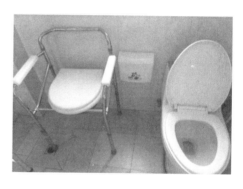
尽量外展。完全康复后可进行散步、骑车、打保龄球、打乒乓球、游泳、跳舞等活动,并保持适当的体重,避免做会对人工髋关节产生过度压力而造成磨损的活动,如跳跃、快跑、滑冰、打网球等。

3. 日常活动指导

不要弯腰拾东西,不要穿需要系带的鞋,在穿裤和袜时应在伸髋屈膝位;加强营养,戒烟酒;避免体重过度增加而加重对假体的负担;尽量不要单独外出活动,若外出最好使用手杖,这样既可保护自己,又可向周围暗示以获帮助。在进行一切活动时,均应减少对患髋的负重。

4. 复诊时间

术后3个月内,每月复诊1次;术后6个月内,每3个月复诊1次;以后每6个月复诊1次。若有髋部疼痛或活动后严重不适,应随时就诊。

(修订日期:2017 – 02 – 15)

第十三节　人工膝关节置换术

一、定义

正常关节活动时,关节内的软骨可以有效减少骨与骨之间的摩擦。当发生骨性关节炎等疾病时,软骨老化变形,骨与骨之间的摩擦加剧,引起关节肿胀、疼痛等。人工膝关节置换术是将老化的软骨切除,在经过修整的骨表面安装金属假体和耐磨的塑料垫片。这样,关节活动时,金属与塑料之间的摩擦代替了骨与骨之间的摩擦,从而达到解除疼痛、矫正畸形、重建一个稳定的关节、恢复关节功能的目的,使患者生活质量得到提高。

二、适应证

1. 膝关节各种炎症性关节炎
2. 创伤性关节炎
3. 骨性关节炎
4. 少数老年人的髌股关节炎
5. 静息的感染性关节炎(关节结核)
6. 少数原发性或继发性软骨坏死性疾病、骨肿瘤等

三、手术治疗的注意事项

1. 手术准备告知

(1) 自行准备2.5kg～3kg米袋。

(2) 禁饮、禁食时间:晚上10:00以后不能吃东西,晚上12:00以后不能喝水(手术当天早上高血压、心脏病口服药可用少量水送服),下午手术患者另外按医嘱禁饮、禁食。

(3) 患者术前一日行理发、洗澡、更衣等清洁卫生工作,并要进行皮肤准备,即将手术区的毛发、污垢去除。备皮范围原则是超出切口四周各20cm以上。

（4）术前晚上注意休息,可提前向医生要求开安眠药帮助睡眠。

（5）手术当天早上摘掉假牙、手表、戒指等贵重物品,穿病号服,上衣反穿（纽扣扣在后背）,不穿内衣、内裤。手术前小便,佩戴腕带。手术室工人来接时请带好片子。

2. 术后注意事项

（1）卧位:全麻术后且尚未清醒的患者取平卧位,头偏向一侧,防止因呕吐而引起误吸。术后1～3天给予镇痛泵镇痛。抬高患肢,伤口处给予冰袋冷敷,每日2次。米袋压至膝关节伸直。

（2）饮食:全麻术后6小时,若患者清醒,无明显恶心、呕吐等不适症状,可摄入流质饮食,如米汤、菜汤,然后慢慢过渡到半流质（面条、稀饭、馄饨等）或普食（如瘦肉、猪皮、肝、蛋黄、豆制品、新鲜蔬菜和水果等）。

四、术后功能锻炼

麻醉苏醒后即可开始足和踝关节伸屈活动;引流管拔掉后开始仰卧,使足底在床上向臀部滑动,同时使膝关节屈曲到最大限度;术后3～6天,有条件者介入下肢关节松动仪活动,早期10°～40°,可根据伤口愈合情况来增加运动角度,到出院时达到90°。下地时坐在床旁或椅上,慢慢将膝关节自然下垂屈曲到最大限度。

五、出院后的注意事项

1. 预防关节脱位的观察及护理

（1）不可蹲跪及过度扭曲膝关节。

（2）避免剧烈运动。

（3）选择比较适合的运动,如步行等。

（4）有需要时（如长途步行等）,应使用步行器,减少受伤机会。

（5）避免负荷过重,加速关节软骨磨损,应注意控制体重。

2. 膝关节防脱位注意事项及"四勿"

（1）避免重体力劳动、剧烈运动,避免在凹凸不平或过于平滑的路面行走,家居地面保持干爽,过道无杂物堆放,不穿高跟鞋,控制体重,减轻关节负重。

（2）"四勿":①勿交叉双腿;②勿坐低沙发和矮椅子;③勿做盘腿动作;④勿过度扭曲膝关节。

（修订日期:2017－02－15）

第十四节　骨折的现场处置

骨折中最常见的是四肢某一部位的骨折。如果摔倒或受其他外伤以后,四肢的某个部位疼痛剧烈、发生畸形或活动受限,就要想到可能是发生了骨折。尤其是老年人,四肢受外伤更容易发生骨折。家里万一出现了骨折患者,应做紧急处理,然后送医院抢救。

一、骨折的现场急救措施

（1）骨折发生后,应当迅速使用夹板固定患处。如果不固定,让骨折部位乱动,有可能损伤神经血管,造成麻痹。但是,骨折时,由于局部有内出血而不断肿胀,所以不应固定过紧,不然会压迫血管引起瘀血。

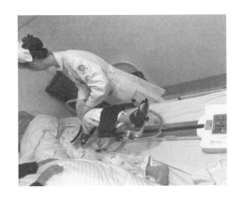

（2）固定方法:可以用木板附在患肢一侧,在木板和肢体之间垫上棉花或毛巾等松软物品,再用带子绑好,松紧要适度。木板要长出骨折部位上下两个关节,做超过关节固定,这样才能彻底固定患肢。如果家中没有木板,可用树枝、擀面杖、雨伞等物品代替。

（3）对于皮肤有破口的开放性骨折,由于出血严重,可用干净消毒纱布压迫,在纱布外面再用夹板。压迫止不住血时,可用止血带,并在止血带上标明止血的时间。止血带应每40～60分钟放松1次,放松时间以局部血流恢复、组织略有新鲜渗血为宜。

二、注意事项

（1）大腿骨折时,内出血可达1000mL（人体总血量大约4000mL）。包扎固定过紧也能引起神经麻痹,铸成不可挽回的后果。当用夹板、绷带固定后,每隔30分钟用手指插进去查看一下,以确认是否松紧适宜。

（2）固定应包括上下两关节,以达到制动的目的。

（3）有骨突起部分应用棉花、软布垫起,不要使木板与骨突起部分直接接触,防止压迫成伤。

（4）闭合性骨折有畸形时,应将其拉直,同时固定。

（5）开放性骨折不要把外露骨头复位,只需止血包扎固定即可。

（6）固定肢体的指(趾)头应暴露在外,以便观察血循环情况。固定后如伤者肢体出现剧痛、麻木、发白、发紫时,应速松绳索,再行适度固定。

（修订日期:2017 - 02 - 15）

第十五节　脊髓损伤

脊髓是连接中枢神经和外周神经的通道,是把大脑的命令传递到人身体各个部分的关键环节。脊髓损伤通常是脊柱受到外力打击,导致脊椎骨折,引起脊髓受损;也可以是脊髓炎、脊髓肿瘤、脊髓血管病变等疾病的后果。

一、脊髓损伤主要导致的功能障碍

（1）瘫痪:胸和腰的损伤可导致下肢瘫痪,颈的损伤可导致四肢瘫痪。

（2）感觉障碍:瘫痪肢体通常伴有相应的感觉障碍,甚至丧失感觉。

（3）大小便失禁:小便失禁十分常见,也常有排尿困难;通常会便秘,也可大便失禁。

（4）疼痛:大部分患者出现损伤部位以下的肢体疼痛。

（5）肌肉痉挛:腰以上的脊髓损伤常常出现肌肉痉挛,影响肢体活动、护理,有时还可引起疼痛。

（6）压疮（褥疮）:最常见的脊髓损伤并发症,可以导致感染和活动障碍。

（7）心理障碍:大多数患者都有不同程度的心理障碍,如抑郁、焦虑、沮丧等,并由此加重病情。

（8）其他:感染、自主神经调节障碍、异位骨化、呼吸困难等。

二、康复治疗的时机和效果

（一）时机

脊髓损伤后开始康复治疗的时机越早越好。一般骨折固定术后或者脊柱外伤后7～10天,非外伤性脊髓损伤（脊髓炎等）病情稳定（一般在10天左右）,就可以进行床边的早期康复或进入康复医学科进行治疗。早期治疗可以有效地避免并发症,例如压疮、肺炎、泌尿系统感染等,也可以有效地改善患者的心态。

（二）效果

脊髓损伤的患者有强大的恢复潜力。一般来说,早期恢复的过程在数天到6个月内完成。其后的2年左右患者也可以有进一步恢复的机会。出现远端肢体的早期活动,例如脚趾的主动活动,往往预示良好的恢复潜力。瘫痪部位有感觉者,运动功能恢复的机会较大。感觉正常的部位,运动能力恢复的可能性超过50%。积极参加功能锻炼是最强大的恢复因素。每个康复医师及患者都要为1%的希望而作出100%的努力。即使病史较长,但是只要没有经过康复训练,就一定有巨大的潜力可以发挥,这就是康复治疗的价值。

三、康复治疗的特色

全面康复是其最重要的特色。康复医学采用各种有效的技术手段,使所有的患者都能够得到最合理的个性化康复治疗。其不仅可保证住院期间的疗效,而且为患者建立终生服务的体系,确保患者得到及时的康复指导,实现最佳短期和长期康复效果。康复治疗的具体内容包括物理治疗、作业治疗、矫形器应用、传统中医治疗、心理治疗及并发症的处理。

（修订日期:2017 - 02 - 15）

第十六节　颈椎病

　　颈椎病是由于颈椎和(或)颈椎间盘的退行性病变,累及周围组织引起的一系列症状。颈椎病的发病率很高,治疗以非手术治疗为主,康复治疗是最重要的治疗方法。

　　颈椎病通常分为五种类型,不同的类型的症状有区别。

一、常见症状

　　(1) 颈部僵硬不适、活动受限,头、枕、颈、肩、臂部疼痛,手臂麻木。

　　(2) 头晕、眩晕、耳鸣,低头及颈椎旋转时明显。

　　(3) 偏头痛、头晕、心悸、手指麻木、失眠等自主神经紊乱症状。

　　(4) 脊髓型表现为下肢无力、上下肢麻木、束胸感,重者出现痉挛性瘫痪。

二、康复方法

　　(1) 颈椎牵引、电疗、超声波等治疗;针灸、推拿治疗。通过保守治疗,大部分可缓解症状。脊髓型颈椎病和神经受压明显者,应考虑手术治疗。

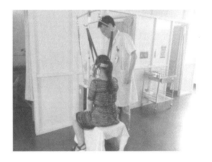

　　(2) 日常健康注意:枕头与睡眠姿势合适。工作姿势:避免长时间低头、使用电脑等,经常活动颈部,改变姿势。

　　(3) 进行适当锻炼。

　　(4) 物理因子疗法:电、声、光等自然物理因素。

　　①电疗法:直流电疗法、低频电疗法、中频电疗法、高频电疗法、离子导入疗法等。适应证:各种慢性关节组织炎症、疼痛。

　　②光疗法:红外线疗法、紫外线疗法、激光疗法等。适应证:各种急慢性疼

痛、神经麻痹等。

　　③超声波疗法。适应证:疼痛、关节粘连、疤痕、硬结等。

　　　　　　　　　　　　　　　　　　（修订日期:2017－02－15）

第十七节　作业疗法

一、定义

作业疗法是以有目的的、经过选择的作业运动为主要治疗手段,帮助因躯体、精神疾患或发育障碍造成的暂时性或永久性残疾者,最大限度地改善和提高自理、工作及休闲娱乐等日常生活能力,提高生活质量,使之重新回归家庭与社会的康复治疗方法。

二、适应证

凡需要改善手的运动功能(特别是日常生活能力和劳动能力),身体感知功能、认知功能和改善情绪心理状态,需要适应住宅、职业、社会生活条件,均适宜用作业疗法进行训练。

目前,作业疗法多用于以下几个方面。

(1)内科和老年病方面:脑血管外后遗症、关节疾患、老年性认知功能减退。

(2)骨科方面:骨关节损伤后遗症、手外伤、截肢后、脊髓损伤、周围神经损伤。

(3)儿科方面:肢体残疾、发育缺陷、学习困难或残疾、类风湿关节炎。

(4)神经科方面:精神分裂康复期、焦虑症、抑郁症、情绪障碍。

三、方法

(1)维持日常生活所必需的基本活动,包括运动、自理、交流和家务活动,如穿衣、进食、行走、大小便处理、个人清洁活动等。

(2)维持能创造价值的工作活动,包括工艺和园艺等活动(木工、产品安装等)。

(3)维持消遣性作业活动,包括文体和娱乐活动,如集邮、养鱼、听音乐、看电视、下棋、打球、玩游戏等。

（4）维持社交性作业活动包括患者与家人、亲戚、朋友、同事的交流,通过电话、电脑、书信、交谈的方式进行交流。

四、注意事项

（1）在疾病早期或者急性期,作业疗法的活动不能太大,在此期间必须注意作业疗法的强度及幅度要小,其目的是减轻肿胀、疼痛,防止患者肢体出现失用性萎缩。

（2）当疾病处于稳定期与后期,作业疗法的强度与幅度可适当加大,但在开始时作业疗法的强度与幅度不能太大,而要逐步增加活动强度及幅度,否则患者难以适用。

（3）在患者进行作业治疗过程中,要密切注意其病情变化,根据病情变化对作业治疗活动随时调整。

（4）在进行作业治疗活动时,治疗师要注意患者的活动是否合乎要求,并随时调整、纠正不正确的动作。

（5）对年老体弱、行动不便、感觉障碍的患者,要特别注意照顾;对心功能不全者,在进行作业治疗运动时,要注意其心脏功能的情况。

（修订日期:2017 - 02 - 15）

第十八节　运动疗法

一、定义

它是以功能训练和手法治疗为主要手段,按照科学性、针对性、循序渐进的原则,最大限度地恢复或改善患者已经丧失或减弱的器官功能,预防和治疗肌肉萎缩、关节僵硬等并发症的康复治疗方法。

二、技术与方法

1. 改善关节活动的技术与方法
2. 增强肌肉力量的技术与方法
3. 牵伸软组织的技术与方法
4. 神经生理治疗技术
5. 增强心肺功能的技术与方法

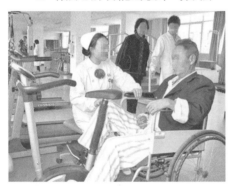 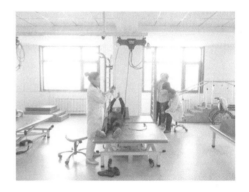

三、适应证

1. 神经系统损伤的疾病

脑卒中、脑外伤、脑瘫、脊髓炎、脊髓损伤、周围神经损伤等。

2. 肌肉脊髓损伤

四肢的骨折、手外伤、截肢、人工关节置换术后、运动创伤、骨关节炎、颈椎病、背痛、慢性运动系统疾患等。

3. 内外科疾患

循环系统常见疾病(冠心病、周围血管疾病、心脏病等)、呼吸系统疾病(慢性阻塞性肺病、呼吸衰竭等)、风湿免疫性疾病(风湿性关节炎、类风湿关节炎、强直性脊柱炎等)、一些内分泌代谢系统常见疾病。

四、注意事项

（1）饭后1小时内尽量避免剧烈运动。
（2）训练时穿宽松衣服,训练后及时补充水。
（3）训练应在做侵入性治疗之前,避免患者有不适。
（4）训练过程中坚持因人而异、循序渐进的原则。

（修订日期：2017－02－15）

第十章
外科及妇科疾病教育

第一节 急性乳腺炎

一、定义

急性乳腺炎是指乳房的急性化脓性感染,多发生在妇女产后哺乳期,以初产妇最为常见,好发于产后3~4周。

二、发生原因

除因患者产后抵抗力下降外,还与下列因素有关。

1. 乳汁淤积

主要是由于乳头发育不良(过小或凹陷),乳汁过多或婴儿吸乳过少,乳管不通畅。

2. 细菌入侵

乳头破损或皲裂导致细菌感染。6个月以后的婴儿已长牙,易致乳头破损;婴儿患口腔炎或含乳头睡觉,也可导致感染。

三、主要的症状

1. 局部症状

患侧乳房胀痛,局部红、肿、热,并有压痛性肿块;常伴有患侧腋窝淋巴结肿大和触痛。

2. 全身症状

随炎症发展,可有寒战、高热和脉搏加快。

四、主要的治疗方式

早期呈蜂窝组织炎表现而未形成脓肿前,应用抗生素可获得良好效果。脓肿形成后主要的治疗措施是及时行脓肿切开引流术。

五、术前的准备

控制感染、排空乳汁。脓肿形成前主要是以抗生素等治疗为主,脓肿形成后,则需及时行脓肿切开引流术。

1. 非手术处理

(1)局部处理:停止哺乳,排空乳汁。热敷、黄金散或鱼石脂软膏等药物外敷或理疗;局部水肿明显者可用25%硫酸镁溶液湿热敷。

(2)抗感染:抗菌药物的早期、足量应用,中药治疗,终止乳汁分泌。

2. 手术处理

脓肿形成后行脓肿切开引流术。

六、术后的注意事项

(1)防止乳汁淤积:定时用吸乳器吸净或挤净乳汁。

(2)局部托起:用宽松的胸罩托起乳房,以减轻疼痛和肿胀。

(3)保持切口敷料干燥完整,定时更换。

(4)病情观察:定时测量体温、脉搏、呼吸,监测血象,如有高热,及时予以退烧。

七、健康指导

1. 保持乳头和乳晕清洁

在孕期经常用肥皂及清水清洗两侧乳头,妊娠后期每日清洗1次;产后每次哺乳前后均需清洗乳头,保持局部清洁干燥。

2. 纠正乳头内陷

妊娠期经常挤捏、提拉乳头。

3. 养成良好的哺乳习惯

定时哺乳,每次哺乳时应将乳汁吸净,如有乳汁淤积,应及时用吸乳器或手法按摩排空乳汁。养成婴儿不含乳头睡觉的习惯。

4. 保持婴儿口腔卫生,及时治疗婴儿口腔炎

及时处理乳头破损,乳头、乳晕破损或皲裂时暂停哺乳,用吸乳器吸出乳汁来哺乳婴儿;局部用温水清洗后涂以抗菌药软膏,待愈合后再行哺乳;症状严重者应及时就诊。

(修订日期:2017-02-15)

第二节　乳房癌

乳房癌是女性最常见的恶性肿瘤之一,近年来乳房癌的发病率呈上升趋势,手术是主要治疗手段。

一、发生原因

乳房癌的病因尚不清楚,目前认为与下列因素有关。

（1）雌激素与乳房癌的发生直接相关。20岁以前较少见,20岁后发病率上升,45～50岁较高,绝经后发病率继续上升。

（2）乳房癌家族史:亲属中有乳房癌病史者,发病率是普通人群的2～3倍。

（3）月经初潮早于12岁,绝经年龄晚（＞50岁）,不孕和未哺乳。

（4）部分乳房良性疾病:如乳腺小叶上皮高度增生或不典型增生。

（5）高脂饮食、营养过剩、肥胖。

（6）环境因素和生活方式:如北美地区乳房癌的发病率是亚洲地区的4倍。

二、一般表现

（1）肿块。

（2）乳房皮肤改变,表面像酒窝或橘子皮样子。

（3）乳头陷进去。

（4）乳头流出液体。

（5）疼痛伴腋窝淋巴结肿大。

（6）晚期淋巴结可向远处转移,上肢淋巴水肿。

三、住院后的注意事项

1. 手术前

（1）需要完善各项检查,希望患者能配合。

（2）患者可能要做1次术前化疗，在化疗期间，患者要注意加强营养，多摄入易消化、高蛋白、高维生素的食物，如豆类、水产品类、奶类、蔬菜类。

（3）如果患者正处于妊娠期或哺乳期，为了患者的健康，须终止妊娠或哺乳。

2. 手术后

（1）术后患者的伤口内通常需放置一根或二根负压引流管，引流管后接球，保持球是瘪的。伤口需要加压包扎，如患者觉得有轻度的压迫感，属正常现象，不必紧张。保持引流管通畅，防止滑脱。请千万不要自行拔管！

（2）有生育要求者，在五年内需避免怀孕。

（3）患者可能需要做化疗，在接受化疗期间可能会有一些不适，因此化疗期间饮食宜清淡，注意休息。患者要加强营养，保证充足的休息和睡眠，化疗前后要复查血常规和肝肾功能。

（4）术后患者要学会乳房自我检查，方法如下：在月经干净后7～10天，站在镜子前，观察双乳的大小是否对称、皮肤颜色、乳头的形状及有无凹陷牵拉，如发现乳头有溢液、溢血，均属不正常；然后行卧位，需扪查侧手臂上举放在头后，用另一侧平坦的手做扪查，禁忌用手指去捏、抓乳腺组织。这样的话，即使是一个直径小于1cm的乳房肿块，患者也会自己摸到。

（5）患者必须树立战胜疾病的信心，不要有自卑感。术后为了保持形体美，患者可以做一些特制的乳罩或待康复后去整形医院做乳房假体植入等。

3. 预防乳房癌

①采用低脂、高纤维饮食；②经常按摩乳房；③不摄入高盐食物；④防止肥胖；⑤慎用激素类药物；⑥不用或少用口服避孕药；⑦顺其自然怀孕；⑧自查乳腺，早期发现，及早就医；⑨保持良好心情。

四、乳房自我检查

（1）面对镜子，双手叉腰，观察双乳房外形、轮廓有无异常；举起双臂，观察双乳房外形、皮肤、乳头、轮廓有无异常。

（2）乳腺分为四个象限。①左手触摸右乳房上方有无肿块；②左手触摸右乳房外侧有无肿块；③左手触摸右乳房下方有无肿块；④左手触摸右乳房内侧有无肿块。

（3）仰卧平躺肩垫高，举起右手，左手触摸右腋下乳房尾叶有无肿块。

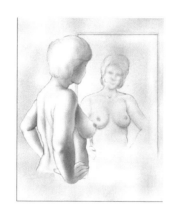 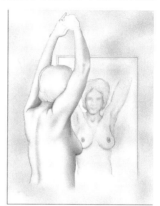

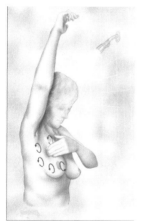 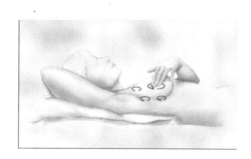

（修订日期：2017 - 02 - 15）

第三节　卵巢肿瘤

卵巢是人体内较小的器官,却是肿瘤的好发部位。除原发性肿瘤外,由其他器官转移来者亦不罕见。卵巢肿瘤是妇科常见的肿瘤,可发生于任何年龄。

一、发生原因

卵巢肿瘤可以有不同的形态和性质:单一型或混合型、一侧或双侧性、囊性或实质性;又有良性、交界性和恶性之分。20%～25%卵巢恶性肿瘤有家族史;卵巢癌的发病还可能与高胆固醇饮食、内分泌因素有关,且这些为高危因素。

二、一般表现

卵巢肿瘤较小时多无症状,常在妇科检查时偶尔发现。肿瘤增长至中等大小时,可出现腹胀或腹部触及包块,较大的肿瘤占满盆腔时可出现尿频、尿急、气急、心悸的压迫症状。卵巢肿瘤可分为良性和恶性,良性肿瘤可以发生恶变。发现卵巢肿瘤不必惊慌,因为该肿瘤大部分是良性,且手术预后良好。

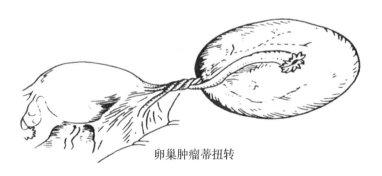

卵巢肿瘤蒂扭转

三、注意事项

（1）保持乐观的情绪，缓解焦虑和恐惧心理。树立战胜疾病的信心。积极配合医护治疗。

（2）提供安静舒适的休养环境；指导摄入高蛋白、高维生素食物。

（3）做好腹部手术前准备。

（4）术后护理同腹部手术后护理常规。

（5）卵巢非赘生性肿瘤直径小于5cm者，应定期（3～6个月）复查并接受随访。

（6）加强预防保健意识，平时多吃高蛋白、富含维生素A的食物，避免高胆固醇饮食，积极配合普查、普治工作。30岁以上的妇女，每1～2年进行1次妇科检查；高危人群不论年龄大小最好每半年接受1次检查。

（7）卵巢肿瘤术后休息至少1个月，避免重体力劳动。但是可进行中、低强度的活动，如散步、快走、购物、做家务、打太极、跳广场舞、做体操等。

（8）禁止性生活、禁止盆浴1个月，可以淋浴。每日清洗外阴1～2次，勤换内衣裤及卫生巾。

（9）保持切口干燥，淋浴后及时擦干。若切口出现红肿、渗血、渗液，及时就诊。

（10）卵巢肿瘤手术后有少量阴道出血为正常现象，若阴道出血多于月经量或者伴有血块，请及时就诊。

（修订日期：2017－02－15）

第四节　子宫肌瘤

子宫肌瘤是女性生殖器最常见的良性肿瘤,常见于30～50岁妇女,20岁以下少见。

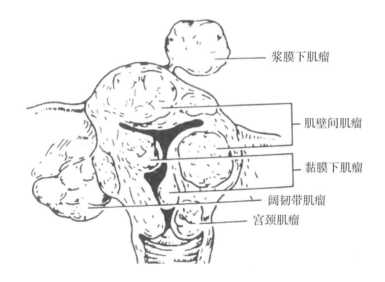

浆膜下肌瘤

肌壁间肌瘤

黏膜下肌瘤

阔韧带肌瘤

宫颈肌瘤

一、发生原因

确切病因尚未明了。因肌瘤好发于生育年龄,青春期前少见,绝经后可萎缩或消退,提示其发生可能与女性性激素有关。

二、一般表现

多无明显症状,大多数在体检时偶尔发现。症状与肌瘤部位、有无变性相关,而与肌瘤的大小、数目关系不大。常见症状有经量增多及经期延长、下腹部包块、白带增多、压迫症状(如尿频、尿急、排尿困难、尿潴留;下腹坠胀不适、便秘、肾盂积水等)、腰酸背痛、贫血、不孕、流产等。

三、子宫肌瘤的分类

1. 按肌瘤生长部位

按肌瘤生长部位分为宫体肌瘤（90%）和宫颈肌瘤（10%）。

2. 按肌瘤与子宫壁的关系

（1）肌壁间肌瘤：占60%～70%。

（2）浆膜下肌瘤：约占20%。

（3）黏膜下肌瘤：占10%～15%。

子宫肌瘤常为多个，且各种类型的肌瘤可发生在同一子宫，称为多发性子宫肌瘤。

四、治疗方法

根据患者的症状、年龄和生育要求，以及肌瘤的类型、大小、数目全面考虑。

1. 观察等待

无症状肌瘤一般不需要治疗，特别是近绝经期妇女，绝经后肌瘤多可萎缩且症状消失。每3～6个月复查1次，若出现症状，可考虑进一步治疗。

2. 药物治疗

药物治疗适用于症状轻、近绝经年龄或全身情况不宜手术者。

3. 手术治疗

手术治疗适用于月经过多导致继发贫血、药物治疗无效；严重腹痛、性交痛或慢性腹痛、由肌瘤蒂扭转引起的急性腹痛；引起膀胱、直肠等压迫症状；能确定肌瘤是不孕或反复流产的唯一原因；怀疑有恶变。手术可经腹、经阴道或宫腔镜、腹腔镜进行。手术方式有以下两种。

（1）肌瘤切除术：适用于保留生育功能的患者。

（2）子宫切除术：不保留生育功能或疑有恶变者，可行子宫切除术，包括全子宫切除术和次全子宫切除术。术前应行宫颈细胞学检查，排除宫颈上皮内瘤变或子宫颈癌。

五、护理要点

（1）月经过多的患者应卧床休息，严密观察出血情况，做好输液、输血准备。

（2）注意腹痛。突然发生剧烈腹痛的肌瘤患者，可能有肌瘤蒂扭转或红色变性等并发症,未明确诊断前不能给任何止痛药物。

（3）鼓励患者多摄入高蛋白、高热量、高维生素、含铁丰富的食物。

（4）保持外阴清洁,预防继发感染。

（5）做好阴道操作术前准备或腹部手术前准备。

（6）术后护理同腹部手术后护理常规。

（7）保守治疗者,每3～6个月复查。

六、饮食方面的注意事项

摄入容易消化、不辛辣刺激性的食物,忌食生冷刺激性食物,禁忌油炸食物,多饮温开水。多吃新鲜的蔬菜水果、富含铁剂的食物,如动物肝、动物血、红枣、红豆、蛋类、深绿色的蔬菜等。

七、出院后的注意事项

1. 休息

子宫肌瘤剥除术后休息至少1个月,子宫次切、全切术后休息至少3个月,避免重体力劳动。但是可进行中、低强度的活动,如散步、快走、购物、做家务、打太极、跳广场舞、做体操等。

2. 卫生

禁止性生活、禁止盆浴1个月,可以淋浴。每日清洗外阴1～2次,勤换内衣裤及卫生巾。

3. 切口

保持切口干燥,淋浴后及时擦干。若切口出现红肿、渗血、渗液,及时就诊。

4. 阴道出血

子宫肌瘤手术后少量阴道出血为正常现象,若阴道出血多于月经量或者伴有血块,请及时就诊。

5. 避孕

有生育要求的育龄妇女子宫肌瘤剥除术后避孕至少2年。

6. 术后复查时间

术后2个月门诊复查。

（修订日期:2017－02－15）

第五节　子宫脱垂

子宫从正常位置沿阴道下降,宫颈外口达坐骨棘水平以下,甚至子宫全部脱出至阴道口以外,称为子宫脱垂。子宫脱垂常常伴有阴道前后壁膨出。

一、发生原因

（1）分娩损伤或分娩后支持组织未能恢复正常为主要的原因。

（2）慢性咳嗽、腹水、频繁的举重或便秘而造成腹腔内压力增加,导致子宫脱垂。肥胖尤其是腹型肥胖,也可导致腹压增加进而导致子宫脱垂。

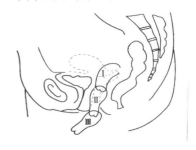

除了先天性的盆底组织发育不良外,子宫脱垂的预防更重于治疗。手术治疗可根据患者的年龄、全身状况及生育要求等分别采取不同的手术方式。①经阴道子宫全切除及阴道前后壁修补术:适用于年龄较大、无须考虑生育功能的患者。②阴道封闭术:将阴道前后壁部分缝合或完全封闭阴道。术后失去性交功能,仅适用于年老体弱不能耐受较大的手术患者。③盆底重建术:通过吊带、网片和缝线固定韧带。

二、术后护理

（1）术后留置导尿管期间,请确定导尿管固定妥当、通畅,避免弯曲、折叠、脱出,引流袋不能着地或者处于持续开放状态,下床活动时引流袋要低于尿道口,避免尿液逆流引起感染。留置导尿管期间请多饮水,每日饮水量2000mL左右,以达到膀胱自净的作用,避免感染。

（2）避免增加腹压的动作,如下蹲、长期站立、屏气、咳嗽、经常坐小凳子等。

（3）术后用缓泻药预防便秘。

（4）每日用温水清洗外阴2次,预防感染,并观察阴道分泌物的颜色。

三、饮食方面的注意事项

（1）为预防便秘,多吃容易消化的、膳食纤维丰富的饮食,如熟香蕉、芹菜、青菜、番薯、糙米、苹果、核桃、柚子、酸奶等。

（2）多饮水,以稀释血液防止血栓发生。

四、康复锻炼的注意事项

凯格尔运动被认为是治疗女性阴道和(或)子宫脱垂的好方法。凯格尔运动最大的好处是可以在任何时间进行,无论是开车、坐车,或者是看书、休息,甚至睡觉前躺在床上都可以进行盆底肌锻炼。

在做凯格尔运动之前,首先要找到盆底肌的正确位置:将一根手指伸入阴道中,患者会感到阴道开始收缩,盆底肌向上抬高,接下来放松,并感受盆底肌回到原来的位置,这样便可找到并确认盆底肌的正确位置。或者在小便时突然憋住,紧闭尿道,成功后患者就可以感受到正确的盆底肌位置。

确认了盆底肌的位置后,就可以进行凯格尔运动了:坐着或者平躺,试着感受到盆底肌,用力收缩5秒然后放松5秒,这样重复4～5次为一组。之后可以逐渐加强运动强度,每次收缩和放松时间延长到10秒。在运动时最好把注意力都集中在收缩的盆底肌上,在整个运动过程中自由放松地呼吸,不要随意活动腹部其他肌肉,因为在你收缩腹部肌肉时,反而会拉伸盆底肌,两面用力有时会适得其反,反而让损伤的盆底肌伤上加伤。推荐目标是每天至少做3组训练,每组重复10次。

五、出院后的注意事项

（1）术后休息3～6个月。适当地进行身体锻炼,提高身体素质。

（2）倘若患者不小心感冒、咳嗽或者腹泻,请积极治疗。

（3）术后半年内避免重体力劳动,避免增加腹压的动作。禁止盆浴和性生活,医生确认完全恢复以后方可有性生活,但也需要节制。

（4）术后2个月到医院复查伤口情况。

（5）全子宫切除术后个别患者会出现粉红色分泌物或少量阴道出血,只要不超过月经量可继续观察,无须处理;若大于月经量,及时来院就诊。

（修订日期:2017－02－15）

第六节　妊娠剧吐

　　孕妇妊娠5～10周频繁恶心呕吐，不能进食，呕吐物中有胆汁或咖啡样物质，排除其他疾病引发的呕吐，体重较妊娠前减轻≥5%，体液电解质失衡及新陈代谢障碍，出现尿酮体阳性，需要住院输液治疗者，称为妊娠剧吐，发生率为0.5%～2%。

　　早孕反应和妊娠剧吐的区别是什么？大部分女性妊娠期间都会出现早孕反应，其中包括头晕、疲乏、嗜睡、食欲不振、偏食、厌恶油腻、恶心呕吐等。这些早孕反应多数在孕6周前后出现，6～10周达高峰，孕12周左右自行消失。这都是普通的妊娠早孕反应。妊娠剧吐和普通呕吐有所不同，主要表现为频繁恶心呕吐、不能进食，以至于发生体液失衡及新陈代谢障碍，甚至危及孕妇生命。

一、发生原因

　　至今病因不明。妊娠剧吐可能与人绒毛膜促性腺激素上升、雌激素水平有关。精神过度紧张、焦虑、忧虑及生活环境和经济状况较差的孕妇易发生妊娠剧吐，提示此病可能与精神、社会因素有关系。

　　并发症：Wernicke综合征妊娠剧吐可导致维生素B_1缺乏，临床表现为眼球震颤、视力障碍、共济失调，急性期言语增多，以后逐渐精神迟钝、嗜睡，个别发生昏迷。若不及时治疗，死亡率达50%。所以，入院后，医生会为患者肌肉注射维生素B_1以预防并发症的发生。

二、护理措施和出院指导

　　（1）精神过度紧张、焦虑的孕妇请放松心情，解除思想顾虑，保持心情愉快，积极配合医护治疗。

　　（2）妊娠剧吐者应住院治疗，恶心呕吐严重的孕妇应卧床休息，按医嘱暂禁食。

（3）呕吐时孕妇可尝试做深呼吸和吞咽动作,呕吐后请及时漱口,保持室内空气流通,注意口腔卫生。

（4）医生会根据患者的进食和恶心呕吐情况,结合化验结果,明确失水量及电解质情况,酌情补充水分和电解质。输液中会加入氯化钾、维生素C等,给予维生素B$_6$止吐,并给予维生素B$_1$肌内注射以预防并发症。对营养不良者,静脉补充必需氨基酸和脂肪乳。

（5）经治疗后多数病情好转可继续妊娠,若出现以下情况危及孕妇生命,需要考虑终止妊娠:①持续黄疸;②持续蛋白尿;③体温升高,持续在38℃以上;④心动过速(心率≥120次/分);⑤伴发Wernicke综合征。

三、饮食方面的注意事项

孕妇可在呕吐停止后,试摄入少量流质饮食,如米汤、果汁等,而后逐渐增加进食量,摄入如粥、面条、馄饨、包子等容易消化的饮食,少量多餐,并且细嚼慢咽,避免油腻和过冷、过热的食物,进食后避免马上躺下。多吃淀粉类食物如面包、饼干、土豆等。同时医生会根据患者的进食量调整补液量。

四、出院后的注意事项

（1）孕早期(孕12周前)往户口所在地的社区服务中心、城区往县妇幼保健院建立围产保健册,按医嘱定期孕检。

（2）防寒保暖,预防感冒,禁用妊娠禁忌药物,妊娠3个月内勿攀高,勿远游,避免疲劳。

（3）如有腹痛及阴道出血情况,及时来院就诊。

（4）出院后根据医嘱进行门诊随访和定期孕期检查。

（修订日期:2017－02－15）

第七节　异位妊娠

受精卵在子宫腔外着床发育,称为异位妊娠,习惯称宫外孕。异位妊娠包括输卵管妊娠、卵巢妊娠、腹腔妊娠、宫颈妊娠及阔韧带妊娠等。在异位妊娠中,输卵管妊娠最为常见,占异位妊娠的95%左右。

一、发生原因

任何妨碍受精卵正常进入宫腔的因素均可造成输卵管妊娠。输卵管炎症是输卵管妊娠的主要原因,曾有输卵管妊娠史或手术史、输卵管发育不良或功能异常、辅助生殖技术(如试管婴儿)失败、避孕失败(如放环、口服紧急避孕药失败)、子宫肌瘤或者卵巢肿瘤压迫等也是异位妊娠的原因。

二、一般表现

输卵管妊娠典型症状有停经后腹痛和阴道流血。

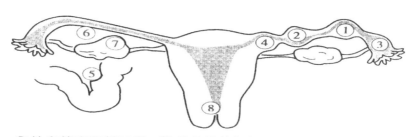

①输卵管壶腹部妊娠;②输卵管峡部妊娠;③输卵管伞部妊娠;
④输卵管间质部妊娠;⑤腹腔妊娠;⑥阔韧带妊娠;
⑦卵巢妊娠;⑧宫颈妊娠

三、治疗方法

可采用手术和保守治疗。手术治疗分为保守手术和根治手术,保守手术为保留患侧输卵管,根治手术为切除患侧输卵管。输卵管妊娠手术可经腹和腹腔镜完成,其中腹腔镜手术是治疗异位妊娠的主要方法。在药物治疗期间,密切监测人绒毛膜促性腺激素,并注意患者的病情变化及药物毒副反应。保守治疗采用化疗药物治疗,如甲氨蝶呤,主要适用于早期输卵管妊娠、要求保存生育能力的年轻患者。

四、出院后的注意事项

1. 门诊复查

保守治疗成功的出院患者定期来院门诊复查血人绒毛膜促性腺激素,直至血人绒毛膜促性腺激素恢复正常。手术治疗的患者术后1个月来妇科门诊复查。

2. 生育指导

待治愈1个月后可恢复性生活,但要注意避孕,防止发生意外怀孕。要避孕3个月。平时养成良好的生活和卫生习惯,并禁止吸烟(包括被动吸烟),因尼古丁可引起输卵管的逆蠕动而易致宫外孕。

3. 卫生指导

输卵管妊娠的预后在于防止输卵管的损伤和感染,请保持良好的卫生习惯,勤洗浴、勤换衣,性伴侣稳定。发生盆腔炎后须立即彻底治疗,以免延误病情。另外,输卵管妊娠约有10%的再发生率和50%~60%的不孕率,下次妊娠时及时就医,并且不宜轻易终止妊娠。

(修订日期:2017-02-15)

第八节　先兆流产

凡妊娠不足28周、胎儿体重不足1000g而终止者,称为流产。流产发生于妊娠12周以前者称早期流产,发生在妊娠12周至28周者称晚期流产。

一、发生原因

导致流产的原因很多,除了胚胎本身原因外,还有子宫环境、内分泌状态及其他因素等。主要包括胚胎本身因素、母体因素、父亲因素和环境因素。其中胚胎或胎儿染色体异常是早期流产最常见的原因,约占50%～60%。

二、一般表现

先兆流产的主要表现为停经后出现少量阴道出血,出血量比月经少,有时候伴有轻微下腹痛、腰痛、腰坠感等。早期流产表现为先出现阴道流血,后出现腹痛。晚期流产表现为先出现腹痛(阵发性子宫收缩),后出现阴道流血。

三、护理要点

(1) 保胎的孕妇需要卧床休息,禁止性生活,以减少各种刺激。可酌情使用镇静剂。

(2) 观察腹痛及阴道流血情况,有情况及时报告医生、护士。

(3) 加强会阴护理,每日用温水清洗外阴2次,勤换内衣裤和卫生巾,预防感染,并养成良好的卫生习惯。医生也会根据孕妇的实际情况,酌情使用抗生素预防感染。

(4) 病因明确者,应积极根据病因治疗,如黄体功能不全者,按医嘱正确使用黄体酮治疗以预防流产。如子宫畸形者需要在妊娠前行矫正手术。

(5) 平时保持大便通畅,便秘者禁肥皂水灌肠,必要时选用开塞露。

(6) 保持心情愉快,积极乐观的生活态度,避免受到不良情绪刺激。

四、饮食方面的注意事项

保胎者宜食清淡、易消化又富有营养的食物,忌辛辣刺激、油腻及偏湿热的食物,如辣椒、羊肉、狗肉、姜、葱、蒜、酒等。忌生冷寒凉食品,如生冷瓜果、寒凉性蔬菜、冰冻冷饮、冰制品。尽量避免吃反季节的瓜果蔬菜,忌吃桂圆、荔枝、山楂等水果。

五、出院后的注意事项

(1)孕早期(孕12周前)往户口所在地的社区服务中心、城区往县妇幼保健院建立围产保健册,按医生医嘱定期孕检。

(2)防寒保暖,预防感冒,禁用妊娠禁忌药物,妊娠3个月内勿攀高,勿远游,避免疲劳。

(3)如有腹痛及阴道出血情况,及时来院就诊。

(修订日期:2017 − 02 − 15)

第九节 药物流产

药物流产是用药物终止早孕的一种避孕失败的补救措施。目前使用的药物为米非司酮和米索前列醇。药物流产的成功率达95%,其副反应轻。

一、适合药物流产的人群

(1) 经B超证实为宫内妊娠,自愿要求使用药物终止早期妊娠的健康妇女。

(2) 手术流产的高危对象,如疤痕子宫、哺乳期、宫颈发育不良或严重骨盆畸形者。

(3) 多次人工流产者,对手术流产有疑虑和恐惧心理者。

二、不能进行药物流产的人群

(1) 有米非司酮药物禁忌证者,如妊娠期皮肤瘙痒史、血液病、血栓史、心血管疾病、青光眼、哮喘、癫痫等患者。

(2) 带环妊娠、宫外孕者。

(3) 其他:过敏体质,妊娠剧吐,长期服用某些药物如抗结核、抗癫痫、抗抑郁药物及前列腺素等。

三、出院后的注意事项

(1) 流产后休息1个月,避免劳累,不做重体力劳动。

(2) 组织物排出后需再继续观察阴道出血量。流产后的最初2～3天,阴道流血量一般相当于月经量或略多于月经量,若阴道流血量很多或持续不净要及时报告医生、护士。阴道出血量多于平素月经量或者伴有大血块时,及时报告医生。出血超过2周仍淋漓不止者,应到医院查明原因,必要时行清宫术。

(3) 应在医生指导下使用抗生素预防感染。可服用活血化瘀药物(如益母草)以促进子宫收缩,排出胚胎组织,减少阴道出血量,缩短出血时间。

（4）药物流产后1个月内禁止性生活、禁止盆浴，不做阴道冲洗，禁止游泳。所用卫生巾、卫生纸要选用合格产品；卫生巾要勤换；不穿化纤面料内裤，选择全棉的内裤，内裤每日换洗，每日用干净的毛巾温水清洗外阴2次。

（5）注意饮食调补。多食优质蛋白以增强体质，但不要过多食用油腻的食物。可以吃富有营养、容易消化的食物，不吃生冷刺激的饮食，不吃桂圆、荔枝等影响子宫收缩的食物。

（6）无论术后出血多少，在再次未行经之前都禁止性生活。因为药物流产时宫颈口处于松弛状态，阻止细菌进入宫腔的作用减弱。同时，胚胎组织剥落后血窦开放，易于被细菌感染。流产后可能很快恢复排卵，同房应采取避孕措施，以免再次妊娠。

（7）出院后2周门诊复查。

（修订日期：2017－02－15）

第十节　中期妊娠引产

一、适应证

（1）妊娠13周至28周患有严重疾病不宜继续妊娠者。

（2）妊娠早期接触导致胎儿畸形的因素，检查发现胚胎异常者。

二、禁忌证

（1）严重的全身性疾病。

（2）各种急性传染病和生殖系统急性炎症，慢性疾病急性发作期。

（3）剖宫产术和肌瘤剥除术后2年内。

（4）术前24小时内有发热者。

（5）前置胎盘或下腹部皮肤感染者。

三、住院时的注意事项

（1）腹部注射引产针后，必须住院观察宫缩、产程进展及阴道流血情况。

（2）观察孕妇体温、脉搏、血压情况。一般副反应轻，发热较为常见。体温在38℃以下，可暂时观察，超过38℃可进行物理降温或给予退热药物。

（3）胎儿胎盘娩出后，绝大多数均有不同程度的胎盘、胎膜残留。对阴道出血较多者，应立即清宫；对阴道出血少者，一般待子宫收缩后再进行刮宫术。

（4）分娩后为预防感染，每日温水清洗外阴2次，勤换内衣、内裤，勤换卫生巾。

四、饮食方面的注意事项

饮食原则上要清淡少油、保证热量、有荤有素、粗细搭配且容易消化。不吃生冷（如冰淇淋、冰镇饮料、凉拌菜）、辛辣刺激（如辣椒、大蒜、烧烤类食物）、过硬、不容易消化或油炸、糯米类、过咸的食物。

五、出院后的注意事项

（1）合理饮食,加强营养,饮食原则同住院期间的。

（2）禁止盆浴、性生活1个月。

（3）注意阴道出血情况,多于月经量或出血超过2周时,及时来院就诊。

（4）2周后妇科门诊复查。

（修订日期:2017 - 02 - 15）

第十一节　腹腔镜手术知识宣教

一、术前的健康教育

完善的术前准备是手术成功的重要条件,医生的手术治疗需要患者和家人的积极配合,努力提高患者对手术和麻醉的耐受能力,使手术的危险性降到最低。

（1）接受手术的患者及其家属难免都会经历焦虑和恐惧,但是这些心理状态明显增加了手术的危险性,所以请患者尽量放松心情,保持良好的身心状态。

（2）术前一天,请勿外出,我们将为患者做好测量生命体征(体温、脉搏、呼吸、血压)、手术部位备皮、清洁肠道等各种手术准备。患者也需做好个人卫生,注意保暖,预防感冒。请患者剪短指甲、淋浴、洗头,不要涂抹指甲油、口红,取下活动的假牙、金银首饰、手表、眼镜和其他的贵重物品。

（3）如有阴道流血、严重咳嗽、体温过高或者其他不适,请及时告知医生或护士,有可能根据病情需要暂停手术。

（4）训练床上大小便、床上使用便器及有效咳嗽。为提高手术的耐受性,患者可循序渐进地爬楼梯,进行心肺功能锻炼。

（5）术前饮食:术前避免食用含丰富粗纤维的蔬菜水果,如绿叶蔬菜(如芹菜、青菜、韭菜等)、笋及笋制品、梅干菜等。一般术前晚餐可摄入少量清淡半流质,如粥、面条。术前8小时禁食、4小时禁饮(特殊情况遵医嘱)。

（6）肠道准备。服用甘露醇或和爽散的目的是清洁肠道,直至排出物无大便残渣。口服甘露醇方法有术前一天午餐后口服甘露醇200mL导泻,尽量在半小时内完成。晚餐后口服葡萄糖氯化钠1000mL补充丢失的水分和葡萄糖,20∶00前完成。口服和爽散方法有术前一天14∶00开始口服和爽散2000mL,16∶00之前全部完成。若患者明天安排的是接台手术,医生会开好补液医嘱,以免患者因禁食时间过长产生水电解质紊乱或低血糖、低血容量性休克,维持体液平衡和内环境稳定。

(7)休息和睡眠。为了术前得到充分的休息,减轻焦虑,可口服安定类药物(没有成瘾性)帮助睡眠。

(8)有高血压病史的患者血压控制至一定的水平,血压在160/100mmHg以下就不必特殊准备。手术当天请患者继续口服平时的降压药物,但不是要求降到正常以后才做手术。糖尿病患者容易发生感染性并发症,术前积极控制血糖水平及其相关的并发症,可通过饮食控制和药物控制使血糖水平在正常或轻度升高状态,尽量控制空腹血糖水平在7.0～10.0mmol/L。

二、术后的健康教育

1. 心理护理

请患者诉说手术后的各种不适症状,医护人员会根据情况提供各种措施及相关知识的宣教,以缓解患者的焦虑和恐惧心理。

2. 体位

术后6小时为麻醉清醒期,为防止麻醉反应,请平卧床上,勿垫枕头或抬高床头,禁食禁饮。如有恶心呕吐请将头偏向一侧,并及时通知医生护士。妇科术后6小时可采取半卧位,手术后第1天可搀扶下床活动。

3. 术后疼痛

原则上不主张熬痛,如疼痛在5～6分,影响休息,就可以用止痛剂。疼痛状态下使用止痛剂不会成瘾,可以帮助休息,有助于身体恢复。

4. 术后饮食

腹部手术后一般禁食、禁饮6小时,6小时后可摄入流质饮食,如米汤、萝卜汤、冬瓜汤、土豆汤、鱼汤等清流质。禁摄入牛奶、豆浆及甜味饮料等容易产气的食物。肛门排气后可摄入半流质食物,如面条、馄饨、水饺、清炖的鱼类、蛋制品及蔬菜等,并可摄入适量苹果、香蕉等水果,再逐步过渡到软食(高蛋白、含维生素丰富的食物,如软米饭、面包、蛋糕、鱼、新鲜蔬菜、精肉、蛋等)。但术后患者禁酸、辣、生冷、烧烤、煎炸等食物。特殊饮食遵医嘱。术后告知患者多饮水,尤其是留置导尿管期间,每日饮水量2000mL左右。

5. 休息和活动

保持病室安静,术后恢复期间避免过多探视,保证患者能安静休息。鼓励患者早期床上活动,卧床期间多做双下肢的屈伸活动,促进静脉回流。椎管内麻醉下肢恢复知觉即可主动活动双下肢,争取短期内起床活动。早期活动有利于增进肺活量、改善全身血液循环、预防深静脉血栓形成、促进肠功能恢复和减少尿潴留的发生。术后第1天清晨责任护士将常规扶患者起床活动,遵循起床三部曲的方法,同时可常规使用气压治疗仪,预防静脉血栓,同时增进患者的舒适度。

6. 术后体温

术后3天内由于机体吸收肠线等所致,可以有一定的体温,一般在38℃左右,如无明显不适可以多饮水或一些果汁,起到降温、利尿作用,一般1天喝水2000mL左右。

7. 恶心、呕吐

恶心、呕吐多为麻醉引起,可将头偏向一侧,腿弯曲,手按压切口,如呕吐频繁,可以通知护士使用止吐剂。

8. 咳嗽、咳痰

全麻术后2～3天可能会有咳嗽、咳痰,由气管插管引起,可用止咳药。术后6小时多饮开水。

(修订日期:2017－02－15)

第十二节　宫腔镜手术知识宣教

　　宫腔镜检查是指将宫腔镜导入宫腔内,医生可以直视下观察和手术。宫腔镜检查在月经干净后1周内进行为宜,此时子宫内膜薄且不易出血,宫腔内病变容易暴露。宫腔镜手术包括宫腔镜子宫内膜切除术、子宫肌瘤切除术、子宫纵膈切除术、宫腔粘连切除术、子宫内膜息肉切除术、宫腔内异物取出术等。

一、术前准备

　　(1) 外阴皮肤准备、剪指甲、清除指甲油。

　　(2) 做术前带药皮试,有青霉素、头孢菌素过敏史或其他药物过敏史,请告知医生、护士。

　　(3) 术前8小时禁食,4小时禁饮。

　　(4) 术前一天下午及手术当日清晨阴道冲洗消毒1次。

　　(5) 术前一晚及次日清晨各测体温1次,术前测血压1次。

　　(6) 遵医嘱术前一天予米非司酮片口服软化宫颈。

　　(7) 去手术室前更换患者衣裤(衣服倒穿,扣子扣后面),取下活动性假牙及项链、戒指等首饰,妥善保管。

二、术后护理

　　(1) 测量生命体征,心电监护(心电监护使用时避免手机干扰,机器旁边不放盛水的水杯)。

　　(2) 术后6小时内绝对去枕平卧位(如全麻清醒后可以取舒适卧位),6小时以后鼓励起床活动及自行排尿。腰麻或硬麻后(俗称半身麻醉)宜去枕平卧12小时,以防止头痛。

　　(3) 麻醉清醒后遵医嘱给半流质或软食,如面条、馄饨、粥、饺子等。禁酸辣、生冷等刺激性的食物。

（4）严密观察阴道流血的量、色及性状，多于平时月经量时报告医生、护士。术后阴道流血超过15天或量多者应来门诊复诊。

（5）保持会阴清洁，勤换卫生巾，每天温水清洗会阴2次，便后温水洗净擦干，避免性生活及盆浴1个月，但可以淋浴。

（6）1个月后请来门诊复查。

（修订日期：2017－02－15）

第十一章
产科疾病教育

第一节　妊娠期高血压疾病

妊娠期高血压疾病是妊娠和血压升高并存的一组疾病,发生率为5%～12%。妊娠期高血压疾病包括妊娠期高血压、子痫前期、子痫、慢性高血压并发子痫前期及慢性高血压合并妊娠,其中前三种是妊娠期特有的疾病。本病多发生于妊娠20周以后,以高血压、蛋白尿为主要特征,可伴全身多器官功能损害或功能衰竭。同时胎儿会因胎盘功能减退而出现发育迟缓,导致早产和未成熟儿,严重者胎死宫内。

一、病因

可能涉及母体、胎盘和胎儿等多种因素,包括滋养细胞侵袭异常、免疫调节功能异常、内皮细胞损伤、遗传因素和营养因素。但是没有任何一种单一因素能够解释所有子痫前期发病的病因和机制。

1. 滋养细胞侵袭异常

可能是子痫前期发病的重要因素。患者滋养细胞侵入螺旋小动脉不全,子宫肌层螺旋小动脉未发生重铸,异常狭窄的螺旋动脉使得胎盘灌注减少和缺氧,最终导致子痫前期的发生。

2. 免疫调节功能异常

母体对于胎盘和胎儿抗原的免疫耐受缺失或者失调,是子痫前期病因的重要组成部分。

3. 血管内皮损伤

氧化应激、抗血管生成和代谢性因素,以及其他炎症介质可导致血管内皮损伤而引发子痫前期。

4. 遗传因素

子痫前期是一种多因素、多基因疾病,有家族遗传倾向:患子痫前期的母亲的女儿子痫前期发病率为20%～40%;患子痫前期的妇女的姐妹的子痫前期发病率为11%～37%；双胞胎中患子痫前期的妇女的姐妹的子痫前期发病率为22%～47%。但至今为止，其遗传模式尚不清楚。

5. 营养因素

缺乏维生素C可增加子痫前期的子痫发病的危险性。

二、易发因素

依据流行病学调查发现，妊娠期高血压疾病可能与以下因素有关：①初产妇；②年轻孕产妇（年龄≤20岁）或高龄孕产妇（年龄≥35岁）；③精神过度紧张或受刺激致使中枢神经系统功能紊乱者；④寒冷季节或气温变化过大，特别是气温过高时；⑤有慢性高血压、慢性肾炎、糖尿病等病史的孕妇；⑥营养不良，如贫血、低蛋白血症者；⑦体型矮胖者，即体重指数＞24者；⑧子宫张力过高（如羊水过多、双胎妊娠、糖尿病巨大儿等）者；⑨家族中有高血压史，尤其是孕妇之母有重度妊娠期高血压史者。

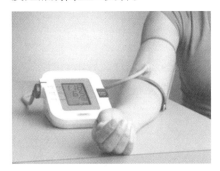 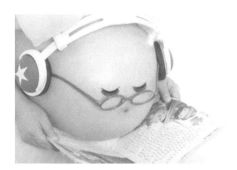

三、临床表现

多在妊娠20周以后出现以下主要表现。

1. 高血压

2次以上血压升高至≥140/90mmHg、其间隔时间≥6小时即可诊断。如果较基础血压升高30/15mmHg，但低于140/90mmHg，不作为诊断依据，须密切观察。

2. 水肿

临床上表现为体重增加过多，每周增加＞0.5kg，说明体内有水分潴留，有隐性水肿、下肢和腹壁水肿，重者出现腹水，经休息水肿不消退。

3. 蛋白尿

应选用清洁中段尿作标本，尿蛋白在（＋）或（＋）以上，或24小时尿蛋白不低于5g。说明肾小动脉痉挛已造成肾小管细胞缺氧及其功能受损。尿蛋白的程度与妊高征病情及预后明显相关。

4. 头痛头晕，恶心呕吐，视力模糊，上腹部疼痛等

5. 抽搐昏迷

这是病情最严重的表现，可发生在产前、产时或产后。抽搐时患者表现为面肌紧张，牙关紧闭，眼球固定而直视前方，继而全面肌肉强直，剧烈抽动，呼吸停止，意识丧失，大小便失禁。发作频繁或持续昏迷者，常可死亡。

四、孕期指导

（1）怀孕期间要保持积极乐观的心态。

（2）孕期要加强营养并适当休息：睡眠时取左侧卧位，至少保证每天夜间睡眠8～10小时，午睡2小时；孕期增加营养，尤其是蛋白质、维生素、叶酸、钙、铁及其他微量元素；可从妊娠20周开始，每天补充钙剂1～2g，可降低妊娠期高血压疾病的发生。

（3）关注妊娠期体重的增加：最好每周测1次，对于高血压者，可3天测1次。一般每周体重增加不超过0.5kg，若超过0.5kg，则有存在水肿的可能性。在妊娠晚期尽量避免长时间站立，休息及睡眠时可抬高下肢，促进下肢静脉回流，减少水肿的发生。如果体重增加过快，或有头晕、头疼、视物模糊、胸闷、气急、上腹部不适、恶心呕吐、下腹疼痛、阴道出血或流液、尿量减少或尿色呈咖啡色或酱油样尿，或者已有血压升高，应及时就医。

（4）每次产检时应在到达后休息10～15分钟平静后再测血压，一旦在产检时发现血压超过140/90mmHg，就要考虑有高血压存在的可能性，需要在家自行监测血压，有条件的话最好测量晨起、下午2点及8点的血压并记录在册。如果有头晕、眼花症状，不管血压水平如何，均应马上就诊。

（5）关注胎儿在宫内的安危，这是准妈妈的一项任务。首先会数胎动，一般妊娠16～20周可觉察到胎动，最初胎动每小时3～5次，随着妊娠进展，胎动次数逐渐增加，在怀孕28～32周时达到高峰，至怀孕38周后又逐渐减少。胎动也有昼夜变化规律，通常上午8～12时胎动均匀，以后逐渐减少；下午2～3时，胎动最少；晚上8～11时胎动频繁。每位孕妇根据自己的观察，自然而然会估出一个常数，以此为标准来自行监测胎儿在宫内的安危。具体方法：在每天早、中、晚固定一个最方便的时间，数3次胎动，每次1小时，将3次胎动数相加，乘以4即得12

小时的胎动数,一般胎动＞30次/12小时。一旦发现胎动减少,应立即就诊。

(6) 同时警惕高血压并发症之一——胎盘早剥的发生。胎盘早剥指胎儿娩出前胎盘部分或全部从子宫剥离,由于此时胎儿的血液循环部分或全部中断,因而会造成胎儿宫内窘迫甚至死亡。若不及时就诊,孕妇会出现大出血、休克、血不凝等并发症,危及准妈妈生命。因此妊娠晚期睡眠时应用左侧卧位,避免腹部被撞击、顶压或产生外伤,一旦出现腹部疼痛或伴阴道出血或胎动异常,务必马上就诊。

(修订日期:2017－02－15)

第二节　妊娠期糖尿病

一、定义

妊娠期糖尿病是指怀孕前未患糖尿病,而在怀孕时才出现高血糖的现象,其发生率1%～5%。孕妈妈在怀孕24～28周的时候,一般都会做一个糖耐测试,这个测试所要检查的就是妊娠期糖尿病。

二、病因

在妊娠早、中期,随孕周的增加,胎儿对营养物质需求量增加,通过胎盘从母体获取葡萄糖是胎儿能量的主要来源。孕妇血浆葡萄糖水平随妊娠进展而降低,空腹血糖约降低10%。原因有胎儿从母体获取葡萄糖增加;孕期肾血浆流量及肾小球滤过率均增加,但肾小管对糖的再吸收率不能相应增加,导致部分孕妇排糖量增加;雌激素和孕激素增加母体对葡萄糖的利用率。因此,空腹时孕妇清除葡萄糖能力较非孕期增强。孕妇空腹血糖较非孕妇低,这也是孕妇长时间空腹易发生低血糖及酮症酸中毒的病理基础。到妊娠中、晚期,孕妇体内抗胰岛素样物质增加,如胎盘生乳素、雌激素、孕酮、皮质醇和胎盘胰岛素酶等使孕妇对胰岛素的敏感性随孕周增加而下降。为维持正常糖代谢水平,胰岛素需求量必须相应增加。对于胰岛素分泌受限的孕妇,妊娠期不能代偿这一生理变化而使血糖升高,使原有糖尿病加重或出现妊娠期糖尿病。

三、临床表现

妊娠期有三多症状(多饮、多食、多尿),或外阴、阴道假丝酵母菌感染反复发作,孕妇体重＞90kg,妊娠并发羊水过多或有巨大胎儿者,应警惕合并糖尿病的可能,但大多数妊娠期糖尿病患者无明显的临床表现。

四、检查

1. 尿糖测定

尿糖阳性者不要仅考虑妊娠期生理性糖尿病,应进一步做空腹血糖测定及糖筛查试验。

2. 空腹血糖测定

2次或2次以上空腹血糖≥5.8mmol/L者,可诊断为糖尿病。

3. 糖筛查试验

我国学者建议在妊娠24～28周进行妊娠期糖尿病筛查。50g葡萄糖粉溶于200mL水中,5分钟内服完,其后1小时血糖值≥7.8mmol/L为糖筛查阳性,应检查空腹血糖。空腹血糖异常可诊断为糖尿病,空腹血糖正常者再行葡萄糖耐量试验。

4. 葡萄糖耐量试验

我国多采用75g葡萄糖耐量试验,指空腹12小时后,口服葡萄糖75g,其正常上限为空腹5.6mmol/L,1小时10.3mmol/L,2小时8.6mmo1/L,3小时6.7mmol/L。其中有2项或2项以上达到或超过正常值,可诊断为妊娠期糖尿病。仅1项高于正常值,诊断为糖耐量异常。

五、对母婴的影响

1. 对孕妇的影响

(1) 妊娠期高血压疾病发生率较非糖尿病孕妇高3～5倍,且病情较难控制,对母婴不利。

(2) 高血糖可使胚胎发育异常甚至死亡,自然流产发生率增加15%～30%。

(3) 孕妇抵抗力下降,易合并感染,手术伤口不易愈合。

(4) 易发生羊水过多、巨大儿,导致产后出血,严重时危及孕妇生命。

2. 对胎儿、新生儿的影响

(1) 胎儿宫内窒息、胎粪吸入、胎死宫内。

(2) 呼吸窘迫综合征,围产儿死亡、死产的发病率增加。

(3) 巨大儿,易难产,尤其是肩难产;产伤多见。

(4) 新生儿出生时窒息,出生后低血糖、低血钙、低血镁、败血症发生率高,严重时危及新生儿的生命。

(5) 新生儿发生红细胞增多症、高胆红素血症,影响神经系统的功能。

3. 远期预后

（1）妊娠糖尿病母亲产后糖代谢异常多数能恢复正常,但将来患者得2型糖尿病的机会增加,约20%～50%。

（2）糖尿病母亲的后代患糖尿病的风险增加。

六、如何控制血糖

1. 饮食原则

（1）饮食清淡,不宜过咸、过油,控制植物油及动物脂肪的用量,多选用蒸、煮、炖等,少用煎、炸等烹调方式。

（2）汤以素汤为主,少食排骨、骨头汤等荤汤。

（3）少食多餐,控制甜食、水果及脂肪含量高的食品的摄入量。建议选择升糖指数低的食物。

（4）少食或忌食的食物。①精致糖类:白砂糖、绵白糖、红糖、冰糖等;②甜食类:巧克力、甜饼干、甜面包、果酱、蜂蜜等;③高淀粉食物:土豆、山芋等;④油脂类:花生、瓜子、核桃仁、松子仁等;⑤忌动物性脂肪油:奶油、猪油、黄油等;⑥熬煮时间过长或过细的淀粉类食物:大米粥、糯米粥、藕粉等。

2. 适度运动

适当参加室外活动,尤其是每餐后散步,建议1小时左右。如患者有其他情况,不适宜行走,建议可以在家中进行上半身运动,冬季以微微出汗为宜。

七、如何自我监测血糖

首先需要配备一个血糖仪,开始时建议测7个时间点[早、中、晚三餐前及三餐后2小时(以吃第一口起算),晚上10点]的血糖;每天将饮食、运动、血糖情况记录下来。

妊娠期糖尿病血糖控制的标准:早晨空腹 3.3～5.3mmol/L,餐前30分钟 3.3～5.3mmol/L,餐后2小时 4.4～6.7mmol/L,夜间 4.4～6.7mmol/L。如测2～3天血糖在正常范围,可以改成每天随机测2次;如餐后高,那么建议看看饮食是否合适、运动量是否足够;如空腹、餐后均异常,建议带着记录就诊,指导患者的饮食及运动。必要时可能需用胰岛素治疗。有些孕妇为了不用药,盲目控制饮食使血糖在正常范围,但使身体处于饥饿状态,反而会导致更严重的并发症——酮症酸中毒,这是不可取的。

（修订日期:2017－02－15）

第三节　前置胎盘

　　妊娠28周后,胎盘附着于子宫下段,甚至胎盘下缘达到或覆盖宫颈内口,其位置低于胎先露部,称为前置胎盘。前置胎盘是妊娠晚期出血的主要原因之一,是妊娠期的严重并发症,多见于经产妇,尤其是多产妇。临床按胎盘与宫颈内口的关系,将前置胎盘分为三种类型:完全性前置胎盘或中央性前置胎盘,宫颈内口全部为胎盘组织覆盖;部分性前置胎盘,宫颈内口部分为胎盘组织覆盖;边缘性前置胎盘,胎盘附着于子宫下段,达宫颈内口边缘,不超越宫颈内口。

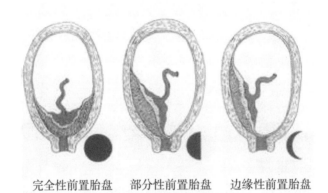

完全性前置胎盘　　部分性前置胎盘　　边缘性前置胎盘

一、病因

　　目前原因尚不清楚,常与如下因素有关。

　　(1) 多次妊娠、多次人工流产、多次刮宫操作及剖宫产手术等,均可以引起子宫内膜受损。当受精卵植入子宫内膜时,因血液供给不足,为了摄取足够多的营养而胎盘面积扩大,甚至伸展到子宫下段。

　　(2) 当受精卵抵达子宫腔时,其滋养层发育迟缓,尚未发育到能着床的阶段而继续下移植入子宫下段,并在该处生长发育形成前置胎盘。

　　(3) 有学者提出吸烟及毒品会影响子宫胎盘供血,胎盘为获取更多的氧供应而扩大面积,有可能覆盖子宫颈内口,形成前置胎盘。

(4)多胎妊娠由于胎盘面积大,延伸至子宫下段甚至达到宫颈内口。

二、临床表现

1. 症状

妊娠晚期或临产前发生无诱因、无痛性反复阴道出血是前置胎盘典型症状。其出血原因是随子宫增大,附着于子宫下段及宫颈部位的胎盘不能相应伸展而引起错位分离导致出血。初次流血量一般不多,偶尔亦有第1次出血量多的病例。随着子宫下段不断伸展,出血往往反复发生,且出血量亦越来越多。阴道流血发生时间的早晚、反复发生的次数、出血量的多少与前置胎盘的类型有很大关系。完全性前置胎盘往往初次出血的时间早,约在妊娠28周左右,反复出血的次数多,量也较多,有时1次大量出血即可使患者陷入休克状态;边缘性前置胎盘初次出血发生较晚,多在妊娠37~40周,量也较少;部分性前置胎盘初次出血时间和出血量介于上述两者之间。

2. 体征

大量出血时可有贫血貌、脉搏微弱且增快、血压下降等出血性休克表现。腹部检查:子宫大小与停经月份相符,由于胎盘覆盖宫颈内口影响胎先露入盆,胎先露部多高浮。可在耻骨联合上方听到胎盘血管杂音。

三、对母婴的影响

1. 产时、产后出血

对附着于前壁的胎盘行剖宫产时,当子宫切口无法避开胎盘,则出血明显增多。胎儿娩出后,子宫下段肌组织菲薄,收缩力较差,附着于此处的胎盘不易完全剥离,且开放的血窦不易关闭,故常发生产后出血,量多且难以控制。

2. 植入性胎盘

子宫下段蜕膜发育不良,胎盘绒毛穿透底蜕膜,侵入子宫肌层,形成植入性胎盘,使胎盘剥离不全而发生产后出血。

3. 产褥感染

前置胎盘剥离面接近宫颈外口,细菌易经阴道上行侵入胎盘剥离面,加之多数产妇因反复失血而致贫血、体质虚弱,容易发生产褥感染。

4. 围产儿预后不良

出血量多可致胎儿窘迫,甚至缺氧死亡。为挽救孕妇或胎儿生命而提前终止妊娠,早产率增加,新生儿死亡率高。

四、一般处理

取侧卧位,绝对卧床休息,血止后方可轻微活动;禁止性生活、阴道检查及肛查;密切观察阴道流血量。监护胎儿宫内情况,包括胎心率、胎动计数等;为提高胎儿血氧供应,每日间断吸氧,每次30分钟;纠正孕妇贫血,补充铁剂,维持正常血容量,血红蛋白低于70g/L时,应输血,使血红蛋白≥100g/L,血细胞比容>0.30。

五、治疗

绝对卧床休息,纠正贫血并使用抗生素预防感染。如果孕周小于34周,抑制宫缩并给予促胎肺成熟。同时,严密观察病情并进行相关辅助检查。如反复大量出血,需酌情终止妊娠。终止妊娠方式见以下内容。

(1)剖宫产术是前置胎盘终止妊娠的主要方式。术前应积极纠正休克,输液、输血补充血容量,术中注意选择子宫切口位置,尽量避开胎盘。胎盘打洞娩出胎儿往往会引起大出血,除非在不得已的情况下方可采纳。

(2)阴道分娩是利用胎先露部压迫胎盘达到止血目的,此法仅适用于边缘性前置胎盘而胎儿为头位。在临产后发生出血,但血量不多,产妇一般情况好,产程进展顺利,估计在短时间内可以结束分娩者。但需要提醒注意的是,胎盘附着于子宫后壁的边缘性前置胎盘在产程胎头下降过程中由于胎盘受胎头及骶骨两个骨性器官的挤压,易出现胎盘血流受压而引起胎儿缺氧,因此需要在产程中密切加强监护。

六、自数胎动方法

数胎动时一般采取左侧卧位,双手轻放在腹壁上,静下心来专心体会胎儿的活动,从胎儿开始活动到停止算1次,如果其中连续动几下也只算1次,这样连续数1个小时,每天早、中、晚各1次。正常胎动至少每小时达3次或以上。

(修订日期:2017-02-15)

第四节　胎膜早破

临产前发生胎膜破裂,称为胎膜早破。发生率国外报道为5%~15%,国内为2.7%~7%。

一、病因

导致胎膜早破的因素很多,常是多因素相互作用的结果。

1. 生殖道感染

病原微生物上行性感染,可引起胎膜炎。细菌可以产生蛋白酶、胶质酶和弹性蛋白酶,这些酶可以直接降解胎膜的基质和胶质,使胎膜局部抗张能力下降而破裂。

2. 羊膜腔压力增高

双胎妊娠、羊水过多、巨大儿宫内压力增加,覆盖于宫颈内口处的胎膜自然成为薄弱环节而容易发生破裂。

3. 胎膜受力不均

头盆不称、胎位异常使胎先露部不能衔接,前羊膜囊所受压力不均,导致胎膜破裂。因手术创伤或先天性宫颈组织结构薄弱,宫颈内口松弛,前羊膜囊楔入,受压不均;宫颈过短(<25mm)或宫颈功能不全,宫颈锥形切除,胎膜接近阴道,缺乏宫颈黏液保护,易受病原微生物感染,导致胎膜早破。

4. 营养因素

缺乏维生素C、锌及铜,可使胎膜抗张能力下降,易引起胎膜早破。

5. 其他

细胞因子如白细胞介素-6、白细胞介素-8、肿瘤坏死因子-α升高,可激活溶酶体酶,破坏羊膜组织导致胎膜早破;羊膜穿刺不当、人工剥膜、妊娠晚期性生活频繁等均有可能导致胎膜早破。

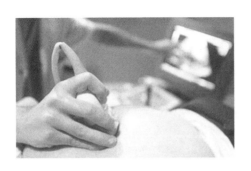 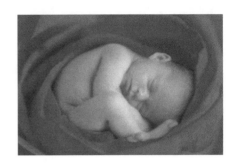

二、临床表现

90%患者突感有较多液体从阴道流出,有时可混有胎脂及胎粪,无腹痛等其他产兆。伴羊膜腔感染时,阴道流液有臭味,并有发热、母胎心率增快、子宫压痛。隐匿性羊膜腔感染时,无明显发热,但常出现母胎心率增快。流液后常很快出现宫缩及宫口扩张。

三、对母婴的影响

1. 对母体的影响

破膜后,阴道内的病原微生物易上行感染,感染程度与破膜时间有关,超过24小时,感染率增加5~10倍。若突然破膜,有时可引起胎盘早剥。羊膜腔感染易发生产后出血。

2. 对胎儿的影响

常诱发早产。早产儿易发生呼吸窘迫综合征;并发绒毛膜羊膜炎时,易引起新生儿吸入性肺炎,严重者发生败血症、颅内感染等危及生命。脐带受压、脐带脱垂可致胎儿窘迫。

四、发生胎膜早破后的措施

(1)绝对卧床休息,可取左侧卧位,抬高臀部,减少羊水流出。禁止坐起或站立,防止脐带脱垂。

(2)及时解小便,以防膀胱充盈。不可下床上卫生间,可用便盆在床上解。

(3)保持会阴清洁,勤换会阴垫,避免感染。

(4)请自数胎动,有异常及时与医护人员联系。自数胎动方法:数胎动时一般采取左侧卧位,双手轻放在腹壁上,静下心来专心体会胎儿的活动,从胎儿开始活动到停止算1次,如果其中连续动几下也只算1次,这样连续数1个小时,每天早、中、晚各1次。正常胎动至少每小时达3次或以上。

（修订日期:2017 - 02 - 15）

第五节　羊水过少

一、定义

妊娠晚期羊水量<300mL时称为羊水过少,此为传统概念。但无论阴道分娩还是剖宫产都很难准确估计羊水的总量。B超诊断羊水过少的标准是羊水指数(AFI)≤5cm或最大羊水池深度≤2cm。羊水过少的发生率为0.4%～4%。

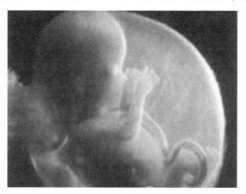

二、病因

羊水过少主要与羊水产生减少或羊水外漏增加有关。部分羊水过少原因不明,常见原因有以下内容。

1. 胎儿畸形

许多先天畸形特别是泌尿系统畸形与羊水过少有关,如先天性肾阙如、肾发育不良、多囊肾和尿道狭窄或闭锁等。上述畸形导致尿液生成减少或不能生成,所生成的尿液不能排出或排出减少,无尿或少尿,进而导致羊水生成下降,而羊水吸收正常,最后出现羊水过少。

2. 胎盘功能减退

过期妊娠、胎儿生长受限和胎盘退行性病变均能导致胎盘功能减退。胎儿慢性缺氧引起胎儿血液重新分配,为保证胎儿脑和心脏血供,肾血流量降低,胎儿尿生成减少,导致羊水过少。

3. 羊膜病变

某些原因不明的羊水过少与羊膜通透性改变,以及炎症、宫内感染有关。胎膜破裂,羊水外漏速度超过羊水生成速度,可导致羊水过少。

4. 母体因素

妊娠期高血压疾病可致胎盘血流减少。孕妇脱水、血容量不足时,孕妇血浆渗透压增高,使胎儿血浆渗透压相应增高,尿液形成减少。孕妇服用的某些药物,如前列腺素合成酶抑制剂、血管紧张素转化酶抑制剂等有抗利尿作用,使用时间过长,可发生羊水过少。

三、临床表现

羊水过少的临床症状多不典型。可于胎动时感腹痛,腹围及子宫底高度均小于妊娠月份。妊娠时间延长,常超过预产期2～3周。分娩过程中常出现原发性宫缩乏力或不协调性宫缩,宫口扩张缓慢,易发生第一产程延长。羊水极少,黏稠,多呈黄绿色,可导致胎儿缺氧。羊水缺乏可造成胎儿发育畸形,如羊水过少发生于妊娠早期,部分胎儿体表可与羊膜粘连,或形成羊膜带,使手指或肢体离断;如羊水过少发生于妊娠晚期,则胎儿皮肤干燥,如羊皮纸状。因羊水少,胎儿在子宫内处于强制性体位,易受压迫而引起特殊的肌肉骨骼畸形,如手足畸形、背曲、斜颈、上下肢弯曲等。羊水过少还常导致胎儿肺脏发育不良,其原因可能为:①肺内发育缺陷,不能排泄维持羊水量的液体;②由于羊水少,子宫压迫胎儿胸部,影响胸壁及肺膨胀;③缺乏液体吸入终末肺疱,阻碍肺发育。在正常妊娠中,适当量的羊水吸入对胎儿肺的膨胀与发育很重要。发生于早、中期妊娠的羊水过少多因胎儿畸形流产而告终。

四、羊水过少的影响

发现羊水过少时,可根据胎儿有无畸形或孕周大小来选择治疗方案。

1. 羊水过少合并胎儿畸形

已经确诊胎儿畸形,应该尽早终止妊娠。

2. 羊水过少合并正常胎儿

寻找与去除病因。可以通过增加补液量,改善胎盘功能,抗感染。通过B型超声动态监测得出羊水量及脐动脉收缩期最高血流速度与舒张期最低血流速度(S/D)的比值,进行胎儿电子监护,严密监测胎儿宫内情况。

(1)终止妊娠:对于妊娠已足月、胎儿可宫外存活者,应及时终止妊娠。合并胎盘功能不良、胎儿窘迫,或破膜时羊水少且胎粪严重污染者,估计短时间不能结束分娩的,应该采取剖宫产终止妊娠,以降低围产儿病死率。对胎儿贮备功能尚好、无明显宫内缺氧、人工破膜羊水清亮者,可以阴道试产。如果选择阴道试产,需密切观察产程进展,连续监测胎心变化。

(2)增加羊水量期待治疗:对妊娠未足月、胎肺不成熟者,可行增加羊水量期待治疗,延长妊娠期。可采用羊膜腔灌注液体法,以降低胎心变异减速发生率、羊水粪染率及剖宫产率。与此同时,还应该选用宫缩抑制剂以预防早产。

五、如何自数胎动

胎动监测是孕妇自测评价胎儿宫内情况最简便有效的方法之一。自数胎动方法:数胎动时一般采取左侧卧位,双手轻放在腹壁上,静下心来专心体会胎儿的活动,从胎儿开始活动到停止算1次,如果其中连续动几下也只算1次,这样连续数1个小时,每天早、中、晚各1次。正常胎动至少每小时达3次或以上。

(修订日期:2017 - 02 - 15)

第六节 瘢痕子宫

瘢痕子宫又称疤痕子宫,是指剖宫产手术或肌壁间肌瘤剥除术后的子宫。瘢痕子宫对再次妊娠的孕期和分娩及产后等过程有较大影响。

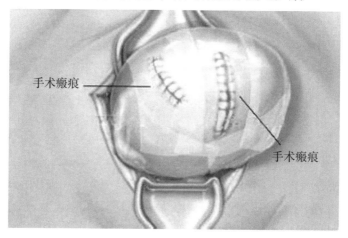

一、病因

主要发生于剖宫产术、子宫肌瘤剔除术、子宫穿孔或破裂修复术、子宫成形术等妇产科手术之后,其中剖宫产术是瘢痕子宫产生的最主要原因。

二、临床表现

瘢痕子宫再次妊娠可能发生子宫破裂、产后出血、前置胎盘等;瘢痕子宫孕妇行剖宫产分娩时,损伤、感染、粘连加重、切口愈合不良等手术并发症发生率增加。

三、治疗

瘢痕子宫无特殊治疗。如剖宫产瘢痕愈合不良,出现经后淋漓出血等相关症状或拟再次妊娠,可考虑行经阴道或腹腔镜或经腹瘢痕修补术。

四、预防

因剖宫产是瘢痕子宫产生最主要的原因,所以,应减少无指征剖宫产的发生,对孕妇提前进行分娩方式教育,并提高分娩镇痛比例,减少因疼痛所造成的剖宫产事件。

五、瘢痕子宫的顺产条件

瘢痕子宫女性如果怀孕,要在符合顺产指征的情况下才能选择顺产,一般曾行低位子宫横切剖宫产而且没有阴道分娩禁忌证的女性,在符合以下情况时,可进行阴道试产。

(1)曾做过1次低位子宫横切剖宫产(若进行过常规或T形切口或广泛经子宫底手术,则不宜顺产)。

(2)显示骨盆横径足够大(一般要求大于15cm)。

(3)既往史中,没有出现过子宫瘢痕或子宫破裂的情况(已有2次子宫瘢痕形成并且未曾行阴道分娩,则不宜)。

(4)在整个自然分娩期间,医师可随时到场监护分娩和进行急诊剖宫产。

(5)能立即麻醉,急诊剖宫产手术人员可随时到场。

只有满足以上条件,在医生检查产妇条件许可的情况下,才可进行顺产。如果在试产过程中,出现产程延长、产妇出血等分娩异常情况时,医生会让产妇改变分娩方式,进行剖宫产,以确保母子安全,此时产妇最好配合医生的意见。

(修订日期:2017 - 02 - 15)

第七节　巨大儿

新生儿出生后1小时内体重等于或大于4000g,就可以称为"巨大儿"。随着物质生活水平越来越高,巨大儿的发生率也不断上升,到21世纪初已经达到7%～8%。特别是东部沿海地区已经达到10%,个别医院竟达到12.5%。巨大儿对母婴均可能带来不良影响。

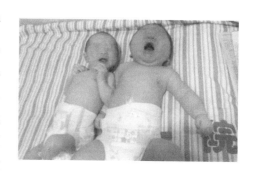

一、病因

1. 生理性因素

（1）父母体格高大。

（2）母孕期食量较大,摄入大量蛋白质、糖等营养物质。

2. 病理性因素

（1）孕母血糖异常,如患有未控制的糖尿病、妊娠期糖尿病、胰岛细胞增生症。

妊娠期糖尿病:少数孕妇有妊娠期糖尿病,尽管这些孕妇平时的血糖是正常的,但怀孕后由于体内的胰腺功能不正常,导致血糖偏高。这些糖通过胎盘进入胎儿体内,胎儿正常胰腺组织分泌的胰岛素将这些糖转化为多余的脂肪和蛋白质,导致胎儿体重增长比正常体重孕母所生的胎儿快,到足月分娩时就长成了巨大儿。

（2）Rh血型不合溶血症。

（3）先天性心脏病(大血管错位)。

（4）Beckwith综合征等。

二、临床表现

孕妇常有腹部沉重、腹痛、呼吸困难等,伴体重增长迅速。

三、新生儿的表现

新生儿的表现因发病原因不同而异。

1. 母亲有糖尿病的巨大儿

母亲有糖尿病的巨大儿可有以下表现及并发症:①窒息、颅内出血:胎儿过大,易发生难产和产伤,是导致窒息和颅内出血的主要原因;②低血糖:发生率为58%～75%,因胰岛素量增加所致,多为暂时性;③呼吸困难:主要为新生儿呼吸窘迫综合征,死亡率较高;④低血钙:发生率约为60%,可能与甲状旁腺功能低下有关;⑤红细胞增高:血黏稠度高,易发生血管内凝血,形成静脉血栓,常见肾静脉血栓,临床可出现血尿及蛋白尿;⑥高胆红素血症:出生后48～72小时内可出现,尤以胎龄<36周更为常见;⑦约有10%伴有先天性畸形。

2. Rh溶血病巨大儿

除溶血表现外,还易发生低血糖。

3. Beckwith综合征巨大儿

其外表呈突眼、舌大、体型大伴脐疝,有时伴其他先天性畸形。在新生儿早期约50%可发生暂时性低血糖。本症病死率高。

4. 大血管错位巨大儿

大血管错位巨大儿主要表现为青紫、气促、心脏扩大,出生后早期易发生心力衰竭。

四、产前诊断

1. 病史

患有糖尿病、孕妇肥胖、过期妊娠而胎儿继续长大者。另外,孕妇营养及遗传因素与胎儿体重也有一定关系。

2. 症状

孕妇常有腹部沉重、腹痛、呼吸困难等,伴体重增长迅速。

3. 体征

根据宫高、腹围及先露高低计算出胎儿体重≥4000g者,可能为巨大儿。

4. B型超声检查

根据胎儿双顶径、腹径、股骨长度等预测胎儿体重。当测得胎儿双顶径＞10cm,腹径/股骨长度＞1.385时,为巨大儿的可能性是80%～85%。

五、危害

1. 对产妇的危害

正常大小的胎儿都是通过母体的骨盆娩出的,但由于巨大儿的胎头大而硬,往往胎头会在骨盆入口处"搁浅",再加上胎儿身体过胖或肩部脂肪过多,同时并发肩难产,则困难更大,常需施行剖宫产。如果处理不当,可危及母亲健康和生命。

（1）产妇在分娩过程中由于阴道过度伸张或撕裂易造成子宫脱垂。

（2）分娩期的延长、子宫收缩不良易造成产后大出血甚至死亡。据有关数据统计,我国产妇死亡率为0.488%,其中巨大儿造成的难产死亡率高于顺产死亡率。

（3）易造成产道撕裂伤。由于胎儿太大出生时会很困难,容易导致产程长、难产及产道撕裂伤、阴道裂伤,重者甚至发生子宫和膀胱破裂。

（4）剖宫术后引发的伤口感染、腹腔粘连、子宫内膜异位等,都有可能直接或间接导致产妇及新生儿的死亡。

2. 对胎儿的影响

（1）巨大儿在分娩时由于身体过胖、肩部过宽,通常会卡在骨盆里,勉强的牵拉过程易引发其骨骼损伤,有时因为时间的延长,还会使其发生窒息,甚至死亡。

（2）神经麻痹。在分娩过程中易发生新生儿臂丛神经麻痹、面神经麻痹、肩丛神经麻痹,严重的可能导致终身残疾。

（3）巨大儿易发生低血糖、红细胞增多症、高胆红素血症和其他疾病。

（4）医学研究证明,剖宫产的新生儿因未经产道挤压,不易适应外界环境的骤变,不能及时排出呼吸道液体,肺部并发症发生率明显高于顺产分娩者。

（5）巨大儿中发生先天性心脏病、无脑儿等畸形的比例高于一般正常体重儿,并且在长大后患肥胖症的概率也较大,将成为糖尿病、高血压等多种疾病的易患人群。

六、治疗

预防难产和窒息,治疗各种原发疾病及其并发症。

1. 孕期疑有巨大儿

应做糖筛查试验,以便及早发现糖尿病。应积极控制血糖。

2. 骨盆及胎位正常者

可在严密观察下试产。如产程进展不顺利,应行剖宫产术。

3. 巨大儿阴道分娩

应注意肩难产,如有肩难产,应采取下列措施分娩。①助前肩娩出法:接产者的手伸入阴道置于胎儿前肩后,于宫缩时,将前肩推向骨盆斜径使之较易入盆,然后下引胎头,助手并在耻骨联合上加压。②助后肩娩出法:接产者的手伸入阴道置于胎儿后肩后,并使胎臂滑向胎儿腹部,同时下引胎头,助后肩娩出。③剖宫产:胎位不正及合并糖尿病孕妇的巨大儿应剖宫产。④巨大儿阴道分娩前,应及时行会阴侧切,娩出后,应仔细检查软产道,如有损伤,应予修补,并注意预防及处理产后出血。

4. 新生儿出生后的处理

巨大儿不一定成熟,尤其是母有糖尿病的患儿,需加强护理,注意并发症的发生。密切观察生命体征变化,监测血糖、黄疸和其他有关生化检查等,必要时转入新生儿监护病房。

七、预后

母有糖尿病的巨大儿病死率约为10%,其死亡原因分别为:肺透明膜病45%,呼吸道疾患11%,先天畸形28%,感染9%。存活儿于青年期患糖尿病的概率比其他人约高20倍。Beckwith综合征病死率高,但生存者智力正常;Rh溶血病及大血管错位患儿的预后则取决于其本身疾病的严重度。

八、预防

孕妇应适度参加活动,不要整天待在家里坐着或躺着。同时适当补充营养,减少高热量、高脂肪、高糖分食品的摄入,保持自身体重和胎儿体重的匀速增长。密切关注胎儿的生长发育进程,当发现胎儿增长过快时,应该及早去医院做1次糖耐量的检测和营养咨询,合理调整饮食,避免隐性糖尿病的发生。同时,为胎儿做1次心脏超声波检查,以明确有无先天性心脏畸形存在,做到早期干预。

（修订日期:2017－02－15）

第八节　剖宫产温馨告知

一、剖宫产术前的准备工作

（1）术前常规禁食8小时，禁饮4小时。术前夜不得擅自外出，勿进食过多，且保证充足睡眠。如有腹痛、腰酸、见红、破水，应立即通知医务人员。

（2）修剪指（趾）甲，做好自身清洁工作。上午手术者在7:30之前，下午手术者在13:30之前脱去胸衣、内裤，穿好手术衣裤（衣服需要倒穿），并取下首饰、发夹、眼镜、活动假牙等。

（3）疼痛管理：术后会有切口疼痛、子宫收缩痛。医护人员评估产妇的疼痛程度，根据情况给予不同的止痛处理。适量的止痛剂不会影响产妇和宝宝的健康，请如实表述疼痛。

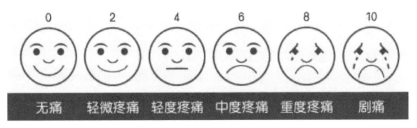

二、剖宫产术后的注意事项

1. 术后6小时内

去枕平卧，禁食禁饮，可用棉棒湿润口唇或涂擦润唇膏以防止嘴唇干裂。下肢恢复感觉后可做屈伸运动以促进血液循环。可让家属协助翻身侧卧，至少2小时翻身1次，侧卧时身后可垫靠枕。自己做深呼吸，以减少肺炎、肺不张的发生。

2. 术后6小时后

可垫枕头，抬高床头，多翻身，有利于减少肠粘连、促进肠蠕动、早期排气，并有助于恶露的排出。可饮开水、摄入流质,如米汤、藕粉、清水萝卜汤。肛门排气前忌食红糖水、牛奶、豆浆等产气食物。肛门排气后无腹胀,根据医嘱可摄入半流质饮食,如稀饭、面条、馄饨以及新鲜的水果蔬菜。进食果蔬可保持大便通畅。月子期间请勿食用人参、桂圆、荔枝,以及生、冷、辛、辣、酸等刺激性食物。

3. 3个1分钟

导尿管拔除后应尽早排尿,并适当下床活动。下床前可先摇高床头取半卧位1分钟,无头晕等不适后坐在床沿1分钟,再在床边站1分钟后由家属搀扶至卫生间。如产妇有血压异常、产后出血较多、头晕等不适,请勿下床,可用便盆在床上解小便。

4. 个人卫生

每日擦身并更换清洁衣裤;早晚刷牙,预防口腔感染;可用木梳梳头,通过刺激头皮促进局部皮肤血液循环,防止脱发。

5. 环境

产妇需要安静修养,请避免过多探视,有感染性疾病者禁止探视。

★注意:如产妇出血量超出月经量,或解小便困难,应及时告知医务人员。

三、关于宝宝需要注意的事项

1. 侧卧位

以避免吐羊水或吐奶时误吸入气管而造成窒息。

2. 安全

看管好自己的宝宝,不单独留置婴儿在病房内,也不要将婴儿抱出病房,更不要让无关人员来探视或抱婴儿。

3. 睡觉

产妇不与婴儿同睡(尤其是夜间),家属也不要抱着婴儿一起睡。勿用被子盖住婴儿的口鼻,以免造成意外。

4. 婴儿床

小床固定放置,床内不放杂物。请勿将小床挨着床头柜,床旁不放危险物品。

★注意:如发现宝宝有面色苍白、呼吸急促、口唇发绀、额头冒冷汗等异常情况,应立即告知医务人员。

四、母乳喂养

头两天乳汁分泌得不多,为使乳汁分泌得更快、更多,最好的办法是做到早吸吮、勤吸吮(24小时给宝宝吸12次以上,每次吸吮时间不少于30分钟)。

1. 母乳喂养的好处

(1) 对于新生儿:①增加营养及促进发育;②提高免疫力,抵御疾病;③有利于牙齿的发育与保护;④促进心理健康发育。

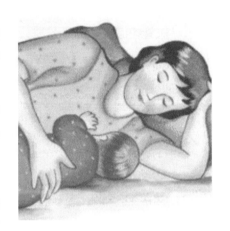

(2) 对于母亲:①有利于防止产后出血;②哺乳期闭经;③降低患乳腺癌、卵巢癌的危险性。

2. 正确的哺乳姿势(三贴一对)

哺乳时婴儿身体转向母亲,紧贴母亲身体,下颌接触乳房。胸贴胸、腹贴腹、下颌贴乳房、鼻头对乳头。

3. 母亲手托乳房的正确姿势(C字形托起乳房)

示指支撑乳房基底部,大拇指放在乳房的上方,托乳房的手不要太靠近乳头。如果母亲的乳房大而且下垂,用手托住乳房可帮助乳汁流出;如果乳房小而高,在喂奶时不需要总托住乳房。

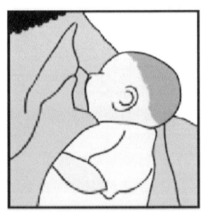

4. 挤奶手势

大拇指放在乳晕上,其他手指对侧(相当于距乳头根部2cm处)向内挤压:手指固定,不要在皮肤上移动,重复"挤压—松弛"达数分钟,沿乳头依次挤压所有输乳窦。

5. 如何判断母乳喂养是有效的

母乳喂养有效说明母乳充足,喂养得当。婴儿每天有软的大便,24小时小便6次以上,体重增长理想,每天体重能增长18～30g,喂奶时可听见吞咽声;母亲有下乳的感觉,喂奶前乳房丰满,喂奶后乳房较柔软。2次喂奶之间,婴儿满足且安静。

★注意:请勿将奶瓶、奶粉带入医院。

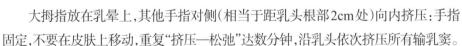

(修订日期:2017－02－15)

第九节 自然分娩温馨告知

一、自然分娩后产妇的注意事项

1. 及时排尿

产后4小时内请排尿,如果膀胱充盈,可影响子宫收缩引起产后出血,因此产妇应及时排尿。下床前做到3个1分钟:可先摇高床头取半卧位1分钟,无头晕等不适后坐在床沿1分钟,再在床边站1分钟后由家属搀扶至卫生间。如产妇有血压异常、产后出血较多、头晕等不适,请勿下床,可用便盆在床上解小便。

2. 饮食

分娩时体力消耗较大,产妇比较虚弱。可先给予清淡、易消化的半流质,如面条、稀饭、馄饨等。产妇切不可过多饮用红糖水,饮用时间以1周为宜,饮用过多过久会损坏牙齿,引起出血量增多。月子期间请勿食用人参、桂圆、荔枝以及生、冷、辛、辣、酸等刺激性食物。应多补充些含钙、铁丰富的食物,如牛奶、骨头汤、虾皮、蛋类、瘦肉、深绿色蔬菜等。多食新鲜的水果、蔬菜,以保持大便通畅。

3. 个人卫生

每日擦身并更换清洁衣裤。用温水清洁外阴。穿上内裤,勤换卫生巾,保持外阴清洁。产妇应预防口腔感染,做到早晚刷牙。产妇可通过木梳刺激头皮,以促进局部皮肤血液循环,防止脱发。产妇应适当下床活动,以促进血液循环,增强食欲,预防下肢静脉血栓形成。

4. 环境

保持室内环境清洁。产妇需要安静修养,请避免过多探视,有感染性疾病者禁止探视。夜间留陪客1人。

5. 疼痛管理

产后有子宫收缩痛、会阴切口疼痛。医务人员会来评估产妇的疼痛程度,并根据情况给予不同的止痛处理,请产妇如实表述疼痛。

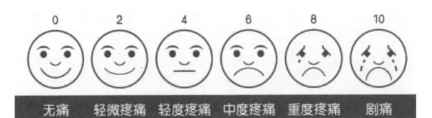

★注意：如产妇出血量超出月经量，或解小便困难，应及时告知医务人员。

二、关于宝宝需要注意的事项

1. 侧卧位

以避免吐羊水或吐奶时误吸入气管而造成窒息。

2. 安全

看管好自己的宝宝，不单独留置婴儿在病房内，也不要将婴儿抱出病房，更不要让无关人员来探视或抱婴儿。

3. 睡觉

产妇不与婴儿同睡（尤其是夜间），家属也不要抱着婴儿一起睡。勿用被子盖住婴儿的口鼻，以免造成意外。

4. 婴儿床

小床固定放置，床内不放杂物。请勿将小床挨着床头柜，床旁不放危险物品。

★注意：如发现宝宝有面色苍白、呼吸急促、口唇发绀、额头冒冷汗等异常情况，应立即告知医务人员。

三、母乳喂养

头两天乳汁分泌得不多，为使乳汁分泌得更快、更多，最好的办法是做到早吸吮、勤吸吮（24小时给宝宝吸12次以上，每次吸吮时间不少于30分钟）。

1. 母乳喂养的好处

（1）对于新生儿：①增加营养及促进发育；②提高免疫力，抵御疾病；③有利于牙齿的发育与保护；④促进心理健康发育。

（2）对于母亲：①有利于防止产后出血；②哺乳期闭经；③降低患乳腺癌、卵巢癌的危险性。

2. 正确的哺乳姿势(三贴一对)

哺乳时婴儿身体转向母亲,紧贴母亲身体,下颌接触乳房。胸贴胸、腹贴腹、下颌贴乳房、鼻头对乳头。

3. 母亲手托乳房的正确姿势(C字形托起乳房)

示指支撑乳房基底部,大拇指放在乳房的上方,托乳房的手不要太靠近乳头。如果母亲的乳房大而且下垂,用手托住乳房可帮助乳汁流出;如果乳房小而高,在喂奶时不需要总托住乳房。

4. 挤奶手势

大拇指放在乳晕上,其他手指对侧(相当于距乳头根部2cm处)向内挤压;手指固定,不要在皮肤上移动,重复"挤压—松弛"达数分钟,沿乳头依次挤压所有输乳窦。

5. 如何判断母乳喂养是有效的

母乳喂养有效说明母乳充足,喂养得当。婴儿每天有软的大便,24小时小便6次以上,体重增长理想,每天体重能增长18~30g,喂奶时可听见吞咽声;母亲有下乳的感觉,喂奶前乳房丰满,喂奶后乳房较柔软。2次喂奶之间,婴儿满足且安静。

★注意:请勿将奶瓶、奶粉带入医院。

(修订日期:2017 - 02 - 15)

第十节　产程相关知识宣教

产程开始的标志为规律及逐渐增强的子宫收缩,持续30秒,间歇5～6分钟,同时伴随进行性的子宫颈消失、宫口扩张和胎头下降。

一、产程分类

产程分为第一、二、三产程。

1. 第一产程

第一产程指临产开始到宫口开全(10cm)为止。第一产程又分潜伏期和活跃期。潜伏期指从规律宫缩开始至宫口开6cm,此期宫口扩张较慢,最大时限初产妇可为20小时,经产妇为14小时。活跃期指宫口开6cm至开全。

2. 第二产程

第二产程指宫口开全至胎儿娩出,初产妇可为3小时,无痛分娩初产妇可为4小时,经产妇为2小时,无痛分娩经产妇可为3小时。

3. 第三产程

第三产程指胎盘娩出期,一般5～15分钟,最大时限不超过30分钟。

二、第一产程注意事项

(1) 少量多餐,补充能量。根据个人喜好进食,红牛等功能饮料及巧克力可用于在宫口开全用力时补充能量,但宫口未开大以前少吃或不吃。产前、产后勿食人参、当归、鹿茸、黄酒、米酒等活血的食物,防止产后出血及各种并发症。

(2) 未破膜时宫口近开全(经产妇开大4cm)之前可下床适当活动。如不能起床,应多取侧卧位。孕妇要多喝水,注意保暖。

(3) 破膜后,要卧床休息,不得起床活动。请用便盆在床上解大小便。

(4) 2～3小时须自解小便1次,如未能自行排尿,请及时通知医护人员,以免影响胎头下降。

（5）有便意时，可能是胎头压破直肠所致，要及时告知医护人员，切勿私自用力。

三、第二产程注意事项

初产妇宫口开全或经产妇宫口开3～4cm，送入分娩室。此时于宫缩时向下屏气（如解大便样），间歇时放松，医生上台接生时要听从其指导，于宫缩间歇时娩出胎头。

（修订日期：2017 − 02 − 15）

第十一节　催产素静滴知识宣教

催产素用于引产或催产时,一般用2.5U催产素加入5%葡萄糖500mL,以8滴/分开始,根据产妇对催产素的敏感度和胎心率情况缓慢调节滴速,使其2~3分钟出现1次宫缩,每次宫缩持续30~40秒。

静滴催产素时,助产人员会密切观察产妇的宫缩、胎心变化,如有异常,立即停药。助产人员把滴速调整好以后,产妇不要随意改变滴速,以免引起强直性子宫收缩、血压上升、胎心异常等,这对产妇和胎儿都是非常危险的。

产妇要保持体力,及时排空膀胱和直肠。

及时向助产人员表达自己的感受和担忧,取得助产人员的支持和鼓励,这样可以减轻焦虑情绪,减少异常分娩的发生。

(修订日期:2017－02－15)

第十二节 导乐陪伴分娩知识宣教

"导乐分娩"是目前国际妇产科界倡导的一种妇女的分娩方式,其特点为:在产妇分娩的过程中,由一位有过生育经历,有爱心、耐心和责任心,善于与人沟通交流,精通妇产科知识的女性始终陪伴在产妇身边,这位陪伴者即为导乐师。导乐师在整个产程中给予分娩妈妈以持续的心理、生理及感情上的支持,帮助分娩妈妈渡过生产难关。

导乐师在产妇生产的过程中对其进行一对一的全程分娩陪伴,并且在产前、产中、产后为产妇提供全面、周到、细致的服务,向产妇介绍分娩知识,及时告诉产妇分娩进行到哪一步了,让产妇心中有数、看到希望。同时导乐师在产妇生产过程中指导产妇在阵痛时如何深呼吸,或帮助产妇按摩子宫、腰骶部等,帮助产妇缓解痛感。

导乐陪伴分娩的优点在于消除产妇的不良情绪,保证正确的产程观察、严密的母儿监护和及时的产科处理。据本院临床统计:有导乐师陪伴的产妇,其产程平均缩短了2～3小时。同时,实施导乐陪伴分娩的产妇,其生产和产后的出血量也会减少,剖宫产率下降,新生儿窒息率也下降,从而提高了分娩质量,对确保母婴健康起到了积极的作用。

（修订日期:2017－02－15）

第十三节　无痛分娩知识宣教

无痛分娩,在医学上其实叫作"分娩镇痛",就是用各种方法使分娩时的疼痛减轻,甚至消失。无痛分娩为害怕生产疼痛的产妇提供了自然分娩的机会。临床上常用的方法一般是硬膜外自控镇痛,这种无痛分娩方式是目前各大医院运用最广泛、效果比较理想的一种方法。我院开展的无痛分娩法就是硬膜外自控镇痛法。

一、无痛分娩的适用人群

基本适用于所有准妈妈,除非患有阴道分娩禁忌证、麻醉禁忌证等。

无痛分娩时用药剂量极低,只有剖宫产手术麻醉剂量的1/10或更少,通过胎盘吸收的药是很少的,因此它的风险比剖宫产麻醉要小很多,基本上对胎儿也不会造成什么影响。

二、关于无痛分娩的疑惑

1. 无痛分娩会不会影响到分泌乳汁?

因为药量很少,通过胎盘的药也很少,基本上对哺乳没有影响。

2. 做了无痛分娩后,在生孩子过程中就能一点都不痛吗?

无痛分娩只是让剧烈疼痛明显减弱,但还要保留一点疼痛的感觉,因为进入第二产程的时候,产妇可能要靠这个感觉用力。无痛分娩实际上是减弱疼痛,产妇中间可以下床活动,可以吃东西、喝水,其正常的生理活动都不会受到影响。做了无痛分娩的妈妈头脑清醒,能积极配合参与整个分娩过程。

3. 做了无痛分娩是不是就能顺产,不用剖宫产了呢?

在产程中会产生一些不可预测的因素,比如有胎儿的因素,如出现胎儿宫内的缺氧,或者产程进展不好,医生经过加强宫缩等一些措施,产程也不能得到很好的进展,这时候可能要进行剖宫产。当然如需剖宫产,不需再进行麻醉操作,只需要增加药物量即可。

　　4. 无痛分娩除了能减轻产痛外,到底还有什么好处?

　　(1) 使准妈妈们减轻疼痛感,减少分娩时的恐惧与产后的疲倦。让产妇在最需要休息、时间最长的第一产程得到休息,当宫口开全想用力时,产妇因积攒了体力会更有力量。

　　(2) 无痛分娩使医师及护理人员可花更多的时间来照顾产妇,因而母体或胎儿一旦发生不正常现象时,就可以及早发现并加以及时治疗。

　　　　　　　　　　　　　　　　　　　　　　(修订日期:2017 - 02 - 15)

第十四节　母乳喂养知识宣教

1. 母乳喂养的好处

营养好,防疾病,有利于牙齿的发育与保护,增强母婴感情,有利于母亲产后康复。

2. 纯母乳喂养的定义

6个月内纯母乳喂养和继续母乳喂养到2岁或以上很重要。

除母乳外,不给任何其他的食物,包括水。母乳是婴儿理想的天然食物,能满足出生6个月婴儿生长发育的全部营养需要,易消化,因此在出生后6个月内不要给婴儿母乳以外的食物。

3. 分娩后皮肤早接触及早开奶的重要性

(1) 有利于减少产后出血。

(2) 有利于尽早下奶。

(3) 有利于增加母婴感情。

(4) 可以吸吮到营养价值极为丰富的初乳。

4. 24小时母婴同室的重要性

让母亲和婴儿1天(24小时)在一起,分离不超过1小时,可使早吸吮的好处得到延续,有利于建立母婴感情,使按需哺乳得到保证,减少奶胀,使父亲早日参加育婴活动。

5. 产妇喂奶的姿势和婴儿含接姿势

(1) 哺乳的正确姿势:婴儿头与身体呈一直线,胸贴胸,腹贴腹,下颌贴乳房,鼻尖对乳头。

(2) 婴儿正确的含接姿势:用乳头刺激婴儿嘴唇,引起婴儿觅食反射,婴儿张开嘴吸入乳头和大部分乳晕,吸吮时能看到吞咽动作,听到吞咽声。

6. 按需哺乳的重要性

按照母亲和婴儿的需要哺乳,不受时间和次数的限制,促进乳汁的分泌。

7. 特殊情况如艾滋病、病毒性肝炎等的母乳喂养

（1）甲肝急性期：隔离，暂时停止母乳喂养。恢复期：继续母乳喂养。

（2）乙肝的注意事项：①喂奶前洗手，擦拭奶头；②奶头皲裂或婴儿口腔溃疡，暂停母乳喂养；③孩子和产妇的用品隔离，独立使用；④婴儿定期检测乙肝抗原抗体。

（3）人免疫缺陷病毒感染母乳喂养原则：避免母乳喂养；提倡人工喂养；杜绝混合喂养。

（4）其他病毒感染：①I型单纯疱疹病毒感染。避免在母亲乳房病灶活动期哺乳，以免造成直接传播。②巨细胞病毒感染。CMV－IgM 阳性：不应母乳喂养；CMV－IgM 转阴、CMV－IgG 阳性：可行母乳喂养。

（5）结核病患者：可以母乳喂养，但需参照国家结核病指南指导进行母乳喂养。

8. 产妇上班后如何坚持母乳喂养？

（1）新鲜的母乳：在25～37℃的条件下可保存4小时，15～25℃可保存8小时，15℃以下可保存24小时，母乳保存的时间超过24小时或乳汁喂哺其他的孩子则需要巴氏消毒。

（2）冷藏的母乳：在2～4℃的条件下可保存2天。将母乳保存在冰箱或冷藏室最冷的部位，若冰箱不能保持恒温，应该在3～5天将乳汁喂哺完。挤出的母乳放在冷冻室内保存（－18℃以下），可保存3个月以上，在半年之内喂哺自己的婴儿是安全的，不需要进行消毒，但不能再次冷冻。分成小份存放，便于家人根据婴儿的食量喂食且不浪费，并且在存放容器上贴上标签并记录挤出的日期。

（修订日期：2017－02－15）

第十五节 产妇出院指导

一、产妇方面

1. 清洁卫生

（1）每日做到饭后漱口、早晚刷牙。

（2）产褥期应每日清洗会阴，大便后也应清洗会阴，并随时保持会阴部清洁干燥。

（3）正常分娩者出院后沐浴，剖宫产术后15天伤口正常即可沐浴，沐浴以淋浴为主，禁盆浴。

（4）衣着以宽松、吸汗、舒适为宜。

2. 饮食

富含蛋白质，尤其是动物蛋白，比如瘦肉类、牛奶、鸡肉、鸭、虾、鸡蛋、鱼肉等；主食种类应多样化，粗粮、细粮都要摄入；多吃蔬菜和水果以摄入丰富的维生素、纤维素；多食各种汤类，以促进乳汁分泌；不吃辛辣食物；少食多餐，多饮水。

3. 母乳喂养

坚持纯母乳喂养6个月，有条件者可母乳喂养2年。母婴分离时每天挤奶6～8次，使乳房保持泌乳状态。哺乳期间若需要用药应在医生的指导下进行。

4. 产后不适宜久坐久站

产后不适宜久坐久站，避免长期仰卧位影响子宫复旧。出院后若阴道流血较多、会阴切口疼痛或有其他异常情况，随时到医院就诊。产后42天到当地卫生院妇产科门诊复查。

5. 产后注意避孕

产后42天内禁性生活，母乳喂养期间以工具避孕为宜。正常情况下自然分娩后42天、剖宫产后6个月可以安置宫内节育环，如果产妇是剖宫产的，请避孕2年以上。

二、宝宝方面

1. 喂养方面

坚持纯母乳喂养6个月,有条件者可母乳喂养2年。

2. 环境选择

随时保持室内空气流通,避免保暖过度,以手脚不感到凉为适宜。

3. 脐部的观察

保持脐部干燥,每日洗澡擦干后再用0.5%碘附轻轻擦拭即可。

4. 黄疸的观察

出生后2～3天出现,4～7天达高峰,7～10天逐渐消退。如逐渐加重且持续不退,宝宝精神反应差、进食差,应该及时到儿科门诊就诊。

5. 预防接种知识

宝宝满月后请携带新生儿首针乙肝疫苗和卡介苗接种登记卡至当地卫生院办理预防接种本,并进行第2针乙肝疫苗的接种。

6. 宝宝体检

宝宝满月后,请至当地卫生院或妇幼保健院进行健康体检,同时办理儿童保健册。

(修订日期:2017 - 02 - 15)

第十二章
儿科疾病教育

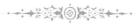

第一节 早产儿

早产儿指胎龄不足37周的新生儿,且胎龄越小,体重越低,死亡率越高。早产儿死亡的主要原因为围产期窒息、颅内出血、畸形、肺透明膜病、肺出血、硬肿症、呼吸暂停及各种感染等。

胎龄小于32周出生、体重≤1500g的早产儿为极低出生体重儿,存活者后遗症发生率较其他早产儿高。恰当的护理、及早进食及有效的呼吸管理,可显著降低存活者发育异常的发生率。

一、早产儿的特点与评估

1. 外观特点

早产儿头大,头长占身长的1/3,前囟宽大,头发呈短绒状,耳壳软,耳舟不清楚。皮肤红嫩、水肿发亮,胎毛多,胎脂丰富,皮下脂肪少,指(趾)甲软,不超过指(趾)端。足底纹理少,仅在足底前三分之一可见,足跟光滑。乳腺结节常较小或不能触及,36周后可触到直径小于3mm的乳腺结节。男婴睾丸未降或未全降,女婴大阴唇不能盖住小阴唇。

2. 呼吸系统

早产儿由于呼吸中枢发育不够成熟,常见呼吸不规则,并可出现呼吸暂停现象。如呼吸停止时间超过20秒,伴或不伴有心率减慢(<100次/分)和出现发绀或肌张力降低等现象时称为呼吸暂停。一般孕周大于34周呼吸暂停发生率较低。早产儿肺发育不成熟,Ⅱ型细胞产生肺泡表面活性物质少,肺泡表面张力增加,易患肺透明膜病。胎龄越小,肺透明膜病的发生率越高、病情越重。早产儿的气道和肺泡易受气压伤和氧中毒,接受高浓度氧时易产生支气管、肺发育不良与早产儿视网膜病变。

3. 消化系统

胎龄越小,吸吮力越差,吞咽反射能力越弱,生活能力越差。早产儿贲门括约肌松弛,胃容量小,较正常儿更易发生溢乳。其消化酶的发育接近成熟儿,但淀粉酶发育不成熟。早产儿对蛋白质需求量较高,脂肪消化能力较成熟儿差,且对脂溶性维生素吸收不良。由于上述原因,早产儿易发生胃食管反流、胃潴留、腹胀、腹泻。坏死性小肠结肠炎在早产儿中发生率较高。

4. 神经系统

神经系统功能与胎龄关系较大,与体重关系较小,因此神经系统检查可作为胎龄评估的依据。胎龄越小,各种反射能力越差,如吞咽、吸吮、觅食、对光、眨眼反射均不敏感,拥抱反射不完全,肌张力低下,觉醒程度低、嗜睡。早产儿,尤其是体重低于1500g、胎龄小于32周的早产儿,脑室管膜下存在着发达的胚胎生发组织,因而易导致脑室周围出血。

5. 肝脏及造血系统

早产儿生理性黄疸持续时间长而且严重,这主要是由于早产儿肝脏不成熟、葡萄糖醛酸转换酶不足、胆红素代谢不完全所致。早产儿肝功能不全,肝贮存维生素K较少,维生素K依赖因子缺乏,易致出血。由于维生素A、维生素D贮存量较少,易患佝偻病。肝脏合成蛋白质功能不足,血浆蛋白低下,出生后最初几天可有水肿。肝脏糖原转变为血糖的功能减弱,血糖水平较低。出生数天后外周血红细胞及血红蛋白迅速减少。体重越低,红细胞及血红蛋白数量降低越早,大约出生后6周时血红蛋白降至最低点70～100g/L。

6. 体温调节及代谢

由于体温中枢发育不成熟,不能稳定地维持体温。新陈代谢慢,棕色脂肪少,产热量低,而体表面积相对较大,皮肤薄而易渗透,皮下脂肪少,容易散热,故早产儿随环境温度高低而体温波动较大,易出现低体温和寒冷损伤。早产儿的中心温度一般为32～36℃。在代谢方面,水的需要量相对比足月儿多,但对水和热卡的需要量个体差异较大。水分摄入不足可导致脱水和高钠血症,而水分摄入过多可能增加动脉导管未闭,坏死性小肠结肠炎,支气管、肺发育不良的发生率。酸碱调节能力差,易发生晚发性代谢性酸中毒。

二、出院后的生活环境

1. 保持适宜的温度

通常适合早产儿的室温是24～26℃,室内相对湿度为55%～65%,可以用热水袋或空调将室温调节到最佳状态,使早产儿的腋下温度保持在36.5～37.5℃,

每天上午和下午各测1次体温,如果超过这个范围,需要采取相应的措施来调节,保持体温的恒定。

（1）婴儿穿衣量应根据具体环境进行增减,一般标准是同一环境下比成年人多1件衣服。

（2）给早产儿戴绒帽以减少散热。

（3）如果室内开空调,应注意每周清洗空气过滤网,每天室内彻底通风换气2次。可在室内挂温度计。

（4）开空调时避免对流风吹在婴儿脸上。

（5）没有空调时,可以将婴儿放在妈妈身边保暖。

（6）使用热水袋:注入水温应不超过50℃,水量小于热水袋容量的2/3,拧紧,应隔着棉被放置,不要直接放在婴儿的皮肤上。尽量不要使用,若使用的话,千万注意安全。

2. 安静的环境

噪声对早产儿正在发育的大脑有影响,可以引起呼吸暂停,应尽量营造一个安静的环境。

3. 光线

光线对早产儿脑部发育有很大的影响,可以使早产儿视网膜病变的发生率增高,生长发育缓慢。持续的照明能使早产儿的生物钟节律变化和睡眠剥夺,因此,必须采取措施,减少光线对早产儿的刺激,如使用深色窗帘、避免灯光直接照到婴儿的眼睛等。

三、出院后复查

（1）根据医生要求按时到医院复查,主要的复查内容有听力检查、眼底检查、体格发育及神经行为的发育状况检查。

（2）如进行过氧疗者,应在出生后4～6周或矫正胎龄32周到眼科进行眼底检查,以便及时诊断并治疗早产儿视网膜病变。

（3）平时如有特殊情况,应及时到医院就诊。

四、喂养注意

（1）强调对早产儿坚持母乳喂养。

（2）如果不能进行母乳喂养,应选用早产儿专用配方奶粉,并按要求正确配置浓度。一般按需喂养,母乳喂养量根据早产儿的耐受情况而定,新生儿期内每日体重增加15~20g/kg,如配方奶喂养,每日奶量不低于130mL/kg,以不发生腹胀和呕吐为原则。注意奶具消毒。

(3) 喂奶时将婴儿斜卧抱起,不要让其躺着吃奶;哺喂后竖起婴儿轻拍后背,使之排出吞咽的空气。哺乳需要有耐心,按需喂养,以少量多次为宜。当母亲患有急慢性传染病,或使用药物时,需要咨询医生是否能进行母乳喂养。

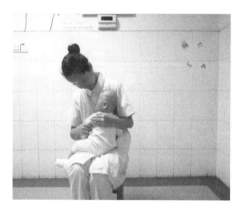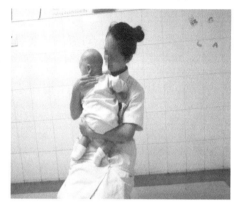

(4) 纯母乳喂养的早产儿出生1个月后补充适量的维生素K_1,预防出血症,补充维生素、铁预防贫血,补充鱼肝油以预防佝偻病。4个月内不需要添加辅食。

五、家庭护理

(1) 维持有效呼吸。吃奶后取右侧卧位注意不要遮住婴儿口鼻;经常观察婴儿面色,如发现呼吸暂停或婴儿屏气时,可轻弹足底、捏耳垂刺激呼吸,如反复发作,应及时送医院治疗。

(2) 根据季节决定洗澡次数,夏季可每天洗澡,冬季可每周洗澡1~2次。洗澡时室温在30℃,水温以38~40℃为宜。洗澡后彻底擦干,防止受凉。

(3) 皮肤要勤清洁:很多家长都存在认识上的误区,认为早产儿体质弱,怕感冒,就给他(她)减少洗澡次数,其实早产儿的皮肤薄,更容易受细菌感染,因此清洁显得更为重要。清洗的过程中要特别注意其褶皱部位,每次换完尿布后要及时用清水清洗并擦干屁股。口腔要用凉开水清理,防止口腔感染。

(4) 脐带一般在3~7天内可以脱落,脐带脱落前避免盆浴,应做脐部护理。局部用双氧水(过氧化氢)清洗后涂以聚维酮碘溶液,保持局部清洁干燥。

如发现局部红肿、有分泌物,必须去医院就诊。

（5）保持舒适体位,用毛巾或床单制作早产儿的卧具,使其手脚能触到物体,有安全感。另外,包裹婴儿时要确定婴儿的手能触及面部,以利于头手互动。经常变换婴儿的睡觉姿势,注意头部塑形,防止因头部平坦造成持久的体格、心理问题和社会适应困难。俯卧位可增加猝死的发生率,应引起注意。

（6）注意亲子间的亲密接触,这对日后亲子关系的建立有深远的影响,包括触摸、亲吻、拥抱、面对面注视、父母共同参与婴儿的照顾等。

（7）适当的婴儿锻炼:如婴儿游泳。

（8）减少探视,防止感染:除专门照看孩子的人(母亲或奶奶)外,最好不要让其他人走进早产儿的房间,更不要把孩子抱给外来的亲戚邻居看。专门照看孩子的人,在给孩子喂奶或做其他事情时,要换上干净清洁的衣服(或专用的消毒罩衣),洗净双手。母亲患感冒时应戴口罩哺乳,哺乳前应用肥皂及热水洗手,避免交叉感染。

六、如何判断早产儿生长发育良好

正常情况下早产儿体重每天可增加25g。如果婴儿的身长和体重与他(她)相应的月龄相符合,即为生长发育良好。

七、给小儿服药的正确方法

（1）注意药物与乳汁不能同时服用。

（2）对片剂药物,先碾碎后溶化在糖水中,用奶瓶或小汤勺喂;糖浆类药物,应先摇晃均匀后给其服用。

（3）小儿哭泣或吵闹时,请勿喂药,以免误吸入气管。

（修订日期:2017－02－15）

第二节　新生儿窒息

　　新生儿窒息是指出生后1分钟内,无自主呼吸或未能建立规律呼吸而导致低氧血症和混合性酸中毒。凡能造成胎儿或新生儿缺氧的因素均可引起窒息。本病是引起新生儿伤残和死亡的重要原因之一,需要争分夺秒地抢救。

一、原因

　　新生儿窒息与在子宫内环境及分娩过程密切相关。凡影响母体和胎儿间血液循环和气体交换的原因都会造成胎儿缺氧而引起窒息。

　　1. 出生前的原因

　　(1) 母体疾病:如妊娠高血压综合征、先兆子痫、子痫、急性失血、严重贫血、心脏病、急性传染病、肺结核等。

　　(2) 子宫因素:如子宫过度膨胀、痉挛和出血,影响胎盘血液循环。

　　(3) 胎盘因素:如胎盘功能不全、前置胎盘、胎盘早剥等。

　　(4) 脐带因素:如脐带扭转、打结、绕颈、脱垂等。

　　2. 难产

　　如骨盆狭窄、头盆不称、胎位异常、羊膜早破、助产术不顺利或处理不当以及应用麻醉、镇痛、催产药物不妥等。

　　3. 胎儿因素

　　如新生儿呼吸道阻塞、颅内出血、肺发育不成熟以及严重的中枢神经系统、心血管系统畸形和膈疝等。

二、临床特点

　　(1) 胎动、胎儿心率改变:缺氧早期胎动增加,胎心率加快(≥160次/分);晚期为胎动减少或消失,胎心率减慢(<100次/分)或消失。

　　(2) 羊水呈黄绿或墨绿色:系缺氧导致胎儿肛门括约肌松弛,排出的胎粪污染羊水所致。

（3）皮肤、指(趾)甲被胎粪污染。

（4）Apgar评分降低。0～3分为重度窒息,4～7分为轻度窒息,8～10分为正常。如出生1分钟评分为8～10分,5分钟后复评降到7分及以下亦属窒息。窒息患儿5分钟后再评分仍低于6分,神经系统损伤较大,预后较差。

体征	0分	1分	2分
心率	无	<100次/分	>100次/分
呼吸	无	浅慢,哭声弱	正常,哭声响
肌张力	松弛	四肢稍屈曲	四肢动作好
刺激反应	无反应	稍有动作,皱眉	咳嗽、喷嚏、哭
皮肤颜色	青紫或苍白	躯干红,四肢青紫	全身红

（5）部分患儿复苏后可出现各系统受损及并发症。

①呼吸系统:羊水、胎粪吸入性肺炎,肺透明膜病,呼吸暂停。

②神经系统:颅内出血、缺氧缺血性脑病。

③血液系统:出血倾向及弥漫性血管内凝血。

④消化系统:应激性溃疡、坏死性小肠结肠炎、肝功能损害。

⑤泌尿系统:尿少、蛋白尿及管型,重者可发生急性肾小管坏死,有血尿素氮及肌酐增高、高钾血症等。

⑥循环系统:心肌受损、三尖瓣闭锁不全、心衰、心源性休克或肺动脉高压。

⑦代谢紊乱:低血钙、低血糖或高血糖、酸中毒。

三、窒息发生后如何治疗

新生儿窒息的复苏应由产科、儿科医生共同协作进行。事先必须熟悉病史,对技术操作和器械设备要有充分准备,才能使复苏工作迅速而有效。Apgar评分不是决定是否要复苏的指标,出生后应立即评价呼吸、心率、肤色来确定复苏措施。

ABCDE复苏方案:①尽量吸净呼吸道黏液;②建立呼吸,增加通气;③维持正常循环,保证足够的心搏出量;④药物治疗;⑤评价。前三项最为重要,其中吸净呼吸道黏液是根本,通气是关键。

1. 最初的复苏步骤

（1）保暖：婴儿娩出后即被置于远红外或其他方法预热的保暖台上。

（2）减少散热：温热干毛巾揩干头部及全身，减少散热。

（3）摆好体位：肩部以布卷垫高2～2.5cm，使颈部轻微伸仰。

（4）在娩出后立即吸净口、咽、鼻黏液，吸引时间不超过10秒，先吸口腔，再吸鼻腔黏液。

（5）触觉刺激：婴儿经上述处理后仍无呼吸，可采用拍打足底2次和摩擦婴儿背来促使呼吸出现。

以上5个步骤要求在婴儿出生后20秒钟内完成。

2. 通气复苏步骤

婴儿经触觉刺激后，如出现正常呼吸，心率＞100次/分，肤色红润或仅手足青紫者可予观察。如无自主呼吸、喘息和（或）心率＜100次/分，应立即用复苏器加压给氧；15～30秒后如心率＞100次/分，出现自主呼吸者可予以观察；心率在80～100次/分，有增快趋势者宜继续用复苏器加压给氧；如心率不增快或＜80次/分者，同时加胸外按压心脏30秒，无好转则行气管插管术，同时给予1∶10000肾上腺素静脉或气管内注入；如心率仍＜100次/分，可根据病情酌情用纠酸、扩容剂，有休克症状者可给多巴胺或多巴酚丁胺，对其母在婴儿出生前6小时内曾用过麻醉药者，可用纳洛酮静脉或气管内注入。

3. 复苏后观察监护

监护内容主要为体温、呼吸、心率、血压、尿量、肤色和窒息所导致的神经系统症状。注意酸碱失衡、电解质紊乱、大小便异常、感染和喂养等问题。

四、出院后的注意事项

1. 出院后的生活环境

（1）婴儿房以阳光充足、空气流通的朝南房间为佳。

（2）室温22～24℃，可借助空调或取暖器调节。

（3）室内相对湿度在55%～65%，干燥房间可放一盆清水。

（4）保持室内空气新鲜，定时通风，冬天可每天通风30分钟，避免对流风。

（5）尽量避免噪声，以利于婴儿的睡眠和休息。

2. 出院后复查

（1）病愈出院一般不需要用药。

（2）如需要用药，需要根据医嘱进行药物治疗，不可随意增减药物。

（3）定期到医院复查，主要的复查内容有听力检查、眼底检查、体格发育及神经行为的发育状况。按时预防接种。

（4）平时如有特殊情况，应及时到医院就诊。

五、喂养注意

（1）提倡坚持母乳喂养，母乳是婴儿最好的食物。喂奶时将婴儿斜卧抱起，不要让其躺着吃奶；哺喂后竖起婴儿轻拍后背，使之排出吞咽的空气。哺乳需要有耐心，按需喂养，以少量多次为宜。当母亲患有急慢性传染病，或使用药物时，需要咨询医生是否能进行母乳喂养。

（2）使用配方奶喂养需选用婴儿配方奶粉，严格按照奶粉说明提示配置奶汁。新生儿期内每日体重增加 15～20g/kg，如配方奶喂养，每日奶量不低于 130mL/kg。奶具、食具使用前应消毒，一般需要在沸水中持续煮沸 10 分钟以上。每次配适量奶汁，剩下的奶汁应弃去不要。喂奶前应用手腕部测试奶汁的温度，以不烫手为宜。选择合适的奶嘴，奶嘴孔应大小合适，以奶汁可以连续滴出为宜。

（3）随着年龄的增长按时添加辅食。

六、家庭护理

（1）应根据季节及气温的变化及时增减衣服，以婴儿手足温暖、无汗为宜。

（2）根据季节决定洗澡次数，夏季可每天洗澡，冬季可每周洗澡 1～2 次。洗澡时室温在 26～28℃，水温以 38～40℃为宜。洗澡后彻底擦干，防止受凉。

（3）脐带一般在 3～7 天内可以脱落，脐带脱落前避免盆浴，应做脐部护理。局部用双氧水清洗后涂以聚维酮碘溶液，保持局部清洁干燥。如发现局部红肿、有分泌物，必须去医院就诊。

（4）保持舒适体位，用毛巾或床单制作早产儿的卧具，使其手脚能触到物体，有安全感。另外，包裹婴儿时要确定婴儿的手能触及面部，以利于头手互动。经常变换婴儿的睡觉姿势，注意头部塑形，防止因头部平坦造成持久的体格、心理问题和社会适应困难。俯卧位可增加猝死的发生率，应引起注意。

（5）预防疾病和意外的发生。按期预防接种。在冬春季节，让婴儿适当地晒太阳，少去人多的公共场所。减少探视，避免接触呼吸道感染者；如家人患呼吸道疾病,接触婴儿时可戴口罩。采用有围栏的婴儿床,勿将尖锐、锋利及细小的物品玩具放在婴儿可以接触到的地方,以防误伤或误吸;勿将容易飘落的物品放在婴儿床上方,以防物品飘落在婴儿头面部造成窒息。当婴儿发生呕吐时,迅速将其头侧向一边,并轻拍其背部,及时清除其口鼻腔内的乳汁,擦干面部。

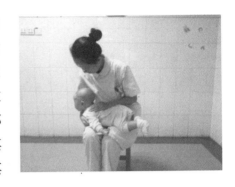

七、给小儿服药的正确方法

（1）注意药物与乳汁不能同时服用。

（2）对于片剂药物,先碾碎后溶化在糖水中,用奶瓶或小汤勺喂;对糖浆类药物,应先摇晃均匀后让其服用。

（3）小儿哭泣或吵闹时,请勿喂药,以免误吸入气管。

（修订日期:2017 - 02 - 15）

第三节　新生儿败血症

新生儿败血症系病原体侵入新生儿血液循环并在其中生长繁殖,产生毒素所造成的全身性感染。常见病原体为细菌,也可为真菌、病毒或其他病原体。细菌感染以葡萄球菌、大肠杆菌为主。近年来,条件致病菌引起败血症有增多趋势。

一、临床特点

（1）产前、产时感染一般在出生后3天内出现症状,而产后感染一般在出生3天后出现症状。

（2）临床表现无特异性,表现为全身中毒症状,可累及多个系统。

①体温不稳定,可表现为发热或体温不升。面色苍白或青灰。

②神经系统:精神萎靡、嗜睡、反应低下、少哭少动,重者不哭不动。并发化脓性脑膜炎时则有激惹、凝视、颈部抵抗、前囟饱满、抽搐等。

③消化系统:少吃、不吃、呕吐、腹胀、腹泻、体重不增,严重者出现中毒性肠麻痹(腹胀、肠鸣音消失)和坏死性小肠结肠炎(吃奶量减少、胃潴留、腹胀、呕吐、腹泻、血便等)。

④呼吸系统:气促、发绀、呼吸暂停。

⑤循环系统:心率加快、脉搏细速、皮肤花纹、四肢末端凉或冷。重者出现毛细血管充盈时间延长、血压下降、酸碱平衡紊乱、出血等循环衰竭表现。

⑥黄疸常加重,持续不退或退而复现,并伴肝脾肿大。

⑦当体温不升或低体温时,可发生皮肤硬肿。

⑧迁徙性病灶:脓毒败血症时可出现局部蜂窝组织炎、脓气胸、骨髓炎、肝脓肿等。

⑨发病前可有脐炎、脓皮病、甲沟炎等。

（3）辅助检查。

①血常规：白细胞总数低于5.0×10^9/L或超过20×10^9/L，中性粒细胞比例升高，血小板数量小于100×10^9/L。

②末梢血C反应蛋白增多，大于8mg/L。

③末梢血中性粒细胞杆状核细胞所占比例≥0.20。

④血培养阳性。

二、护理措施

1. 血培养采集

应在抗生素使用之前抽血以提高血培养阳性率，抽血时严格无菌操作，避免杂菌污染，取血量至少1mL，采血后即送细菌室培养。必要时同时做双部位采血，分别培养。

2. 保证有效静脉用药

（1）抗生素现配现用，遵医嘱准时分次使用，以维持抗生素的有效血浓度。熟悉所用抗生素的药理作用、用法、不良反应及配伍禁忌。

（2）遵医嘱正确静脉输入免疫球蛋白，部分患者输注免疫球蛋白1小时内可出现头痛、哭吵、心率加快、恶心。因此最初半小时以5mL/h速度输入，如无不良反应，再加快速度。血管活性药物应尽可能采用上肢近心端静脉输入，以较快发挥效果。纠正酸中毒，用碳酸氢钠时一般稀释至1.4%，30～60分钟内输完。

（3）本病治疗疗程长且往往需每12小时或8小时用药1次，加上部分抗生素如万古霉素等药物静脉刺激性强，因此静脉损伤大。应注意保护静脉，如采用外周静脉置管，应从远端到近端有计划地使用静脉，提高静脉穿刺成功率，尽量做到一针见血。肘部静脉暂时保留以备必要时中心静脉置管用。对于血培养持续阳性或并发化脓性脑膜炎、脓胸、骨髓炎等估计抗生素使用时间达2周以上者，应及早行中心静脉置管。

3. 清除局部病灶

脐部感染时先用3%双氧水清洗，再涂5%聚维酮碘溶液，必要时用抗生素溶液湿敷；脓疱疹可用无菌针头刺破后涂5%聚维酮碘溶液或抗生素软膏；对鹅口疮，在吃奶后或两餐间涂制霉菌素甘油；对皮肤破损者局部涂5%聚维酮碘溶液，对创面大者必要时给予保温箱暴露疗法。

4. 维持正常体温

提供中性环境温度。体温偏低或体温不升时,及时予加盖包被、热水袋或保温箱保温;体温过高时予松解包被,洗温水澡,多喂水。新生儿一般不用药物降温,以免体温过度下降。

5. 耐心喂养,保证营养供给

不能进食时可行鼻饲或通过静脉补充能量和水,必要时输注鲜血或血浆。

6. 密切观察病情,发现异常及时处理

(1)症状体征的观察:监测体温,观察面色、精神反应、哭声、吃奶、黄疸情况。注意有无出血倾向如皮肤黏膜出血,重症出血时可口吐咖啡色液体,应及时吸引清除以防止窒息,并给予吸氧和止血药物。注意有无腹胀、胃潴留、呕吐、黏液血便等坏死性小肠结肠炎表现,必要时禁食,对腹胀明显者给予胃肠减压、肛管排气。注意观察有无迁徙性病灶。

(2)并发症的观察:如患儿出现持续发热、激惹、面色青灰、颈部抵抗、呕吐、前囟饱满、两眼凝视、呼吸暂停,提示有化脓性脑膜炎可能;如患儿面色青灰、脉搏细速、毛细血管充盈时间延长、皮肤花纹、四肢厥冷、皮肤有出血点等,应考虑感染性休克;如患儿黄疸突然加重伴拒食、嗜睡、肌张力减退,提示胆红素脑病可能。出现以上情况应及早与医生联系,积极处理。

(3)观察药物疗效和毒不良反应:应用抗生素后如病情无改善、反复或恶化,应及时与医生联系,以便适当调整抗生素。头孢类抗生素可引起二重感染和凝血功能障碍。万古霉素可造成听力、肾脏损害,输液速度宜慢,保证输注1小时以上,并监测尿常规,及时做听力检查。

7. 做好家属心理护理

8. 向家长讲解与该病有关的护理知识

如接触患儿前洗手,保持患儿皮肤黏膜清洁、干燥、完整,指导做好脐部护理等。

三、出院后的注意事项

1. 出院后的生活环境

(1)婴儿房以阳光充足、空气流通的朝南房间为佳。

(2)室温22～24℃,可借助空调或取暖器调节。

(3)室内相对湿度在55%～65%,干燥房间可放一盆清水。

（4）保持室内空气新鲜,定时通风,冬天可每天通风30分钟,避免对流风。

（5）尽量避免噪声,以利于婴儿的睡眠和休息。

2. 出院后复查

（1）病愈出院一般不需要用药。

（2）如需要用药,则根据医生的医嘱进行药物治疗,不可随意增减药物。

（3）定期到医院复查,主要的复查内容有听力检查、眼底检查、体格发育及神经行为的发育状况。按时预防接种。

（4）平时如有特殊情况,应及时到医院就诊。

四、喂养注意

（1）提倡坚持母乳喂养,母乳是婴儿最好的食物。喂奶时将婴儿斜卧抱起,不要让其躺着吃奶;哺喂后竖起婴儿轻拍后背,使之排出吞咽的空气。哺乳需要有耐心,按需喂养,以少量多次为宜。当母亲患有急慢性传染病,或使用药物时,需要咨询医生决定是否进行母乳喂养。

（2）使用配方奶喂养需选用婴儿配方奶粉,严格按照奶粉说明提示配置奶汁;新生儿期内每日体重增加15～20g/kg,如配方奶喂养,每日奶量不低于130mL/kg;奶具、食具使用前应消毒,一般需要在沸水中持续煮沸10分钟以上;每次配适量奶汁,剩下的奶汁应弃去不要;喂奶前应用手腕部测试奶汁的温度,以不烫手为宜;选择合适的奶嘴,奶嘴孔应大小合适,以奶汁可以连续滴出为宜。

（3）随着年龄的增长按时添加辅食。

五、家庭护理

（1）应根据季节及气温的变化及时增减衣服,以婴儿手足温暖、无汗为宜。

（2）根据季节决定洗澡次数:夏季可每天洗澡,冬季可每周洗澡1～2次。洗澡时室温在26～28℃,水温以38～40℃为宜。洗澡后彻底擦干,防止受凉。

（3）一般脐带在3～7天内可以脱落,脐带脱落前避免盆浴,应做脐部护理。局部用双氧水清洗后涂以聚维酮碘溶液,保持局部清洁干燥。如发现局部红肿、有分泌物,必须去医院就诊。

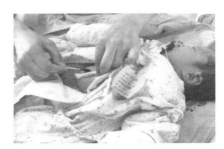

（4）保持舒适体位,用毛巾或床单制

作早产儿的卧具,使其手脚能触到物体,有安全感。另外,包裹婴儿时要确定婴儿的手能触及面部,以利于头手互动。经常变换婴儿的睡觉姿势,注意头部塑形,防止因头部平坦造成持久的体格、心理和社会适应困难。俯卧位可增加猝死的发生率,应引起注意。

（5）预防疾病和意外的发生:按期预防接种。在冬春季节,让婴儿适当晒太阳,少去人多的公共场所。减少探视,避免接触呼吸道感染者;如家人患呼吸道疾病,接触婴儿时可戴口罩。采用有围栏的婴儿床,勿将尖锐、锋利及细小的物品玩具放在婴儿可以接触到的地方,以防误伤或误吸;勿将容易飘落的物品放在婴儿床上方,以防物品飘落在婴儿头面部造成窒息。当婴儿发生呕吐时,迅速将其头侧向一边,并轻拍其背部,及时清除其口鼻腔内的乳汁,擦干面部。

六、给小儿服药的正确方法

（1）注意药物与乳汁不能同时服用。

（2）对片剂药物,先碾碎后溶化在糖水中,用奶瓶或小汤勺喂;对糖浆类药物,应先摇晃均匀后让其服用。

（3）小儿哭泣或吵闹时,请勿喂药,以免误吸入气管。

（修订日期:2017 - 02 - 15）

第四节　新生儿湿肺

新生儿湿肺又称新生儿暂时性呼吸困难或Ⅱ型呼吸窘迫综合征,是一种自限性疾病。出生后出现短暂性气促,与新生儿呼吸窘迫综合征及羊水吸入综合征稍相似,但多见于足月儿或足月剖宫产儿,其症状很快消失,预后良好。

一、病因

本病与肺内的液体增加及肺淋巴引流不足有关,为一种暂时性呼吸功能不全。正常胎儿出生前肺疱内含液体约30mL,在正常生产过程中通过狭窄的产道,当头部娩出而胸廓受挤压时有1/2~2/3的肺疱液被挤出体外。胎儿开始呼吸后,空气进入肺疱,剩下的肺疱液即被肺疱壁毛细血管所吸收。如肺疱内及间质内液体多,吸收延迟,或有液体运转困难,以致出生24小时内肺疱存留较多液体而影响气体交换,出现呼吸困难,再加上转运功能不全,这是本病发生的主要机理。常多见于剖宫产儿,因其肺疱液未被挤出;亦多见于吸入过多羊水的窒息儿。

二、临床表现

患儿大都为足月儿,多数在出生后6小时内即出现呼吸加速(>60次/分)。轻症较多,症状仅持续12~24小时。重症较少见,可拖延到2~5天,表现为哭声低弱、青紫、轻度呻吟、鼻扇、三凹征、呼吸急速(可>100次/分)。肺部阳性体征不多,听诊可有呼吸音减低和粗湿啰音,Pa_{O_2}略下降。个别病例可见呕吐。Pa_{CO_2}上升及酸中毒均不常见。患儿一般情况较好,能哭,亦能吮奶。

重症患儿可出现呼吸性酸中毒和代谢性酸中毒,甚至窒息,应密切观察。

三、出院后的注意事项

1. 出院后的生活环境

（1）婴儿房以阳光充足、空气流通的朝南房间为佳。

（2）室温22～24℃，可借助空调或取暖器调节。

（3）室内相对湿度在55%～65%，干燥房间可放一盆清水。

（4）保持室内空气新鲜，定时通风，冬天可每天通风30分钟，避免对流风。

（5）尽量避免噪声，以利于婴儿的睡眠和休息。

2. 出院后复查

（1）病愈出院一般不需要用药。

（2）如需要用药，则根据医生的医嘱进行药物治疗，不可随意增减药物。

（3）定期到医院复查，主要的复查内容有听力检查、眼底检查、体格发育及神经行为的发育状况。按时预防接种。

（4）平时如有特殊情况，应及时到医院就诊。

四、喂养注意

（1）提倡坚持母乳喂养，母乳是婴儿最好的食物。喂奶时将婴儿斜卧抱起，不要让其躺着吃奶；哺喂后竖起婴儿轻拍后背，使之排出吞咽的空气。哺乳需要有耐心，按需喂养，以少量多次为宜。当母亲患有急慢性传染病，或使用药物时，需要咨询医生决定是否进行母乳喂养。

（2）使用配方奶喂养需选用婴儿配方奶粉，严格按照奶粉说明提示配置奶汁；新生儿期内每日体重增加15～20g/kg，如配方奶喂养，每日奶量不低于130mL/kg；奶具、食具使用前应消毒，一般需要在沸水中持续煮沸10分钟以上；每次配适量奶汁，剩下的奶汁应弃去不要；喂奶前应用手腕部测试奶汁的温度，以不烫手为宜；选择合适的奶嘴，奶嘴孔应大小合适，以奶汁可以连续滴出为宜。

（3）随着年龄的增长按时添加辅食。

五、家庭护理

（1）应根据季节及气温的变化及时增减衣服，以婴儿手足温暖、无汗为宜。

（2）根据季节决定洗澡次数：夏季可每天洗澡，冬季可每周洗澡1～2次。洗澡时室温在26～28℃，水温以38～40℃为宜。洗澡后彻底擦干，防止受凉。

（3）一般脐带在3～7天内可以脱落,脐带脱落前避免盆浴,应做脐部护理。局部用双氧水清洗后涂以聚维酮碘溶液,保持局部清洁干燥。如发现局部红肿、有分泌物,必须去医院就诊。

（4）保持舒适体位,用毛巾或床单制作早产儿的卧具,使其手脚能触到物体,有安全感。另外,包裹婴儿时要确定婴儿的手能触及面部,以利于头手互动。经常变换婴儿的睡觉姿势,注意头部塑形,防止因头部平坦造成持久的体格、心理和社会适应困难。俯卧位可增加猝死的发生率,应引起注意。

（5）预防疾病和意外的发生:按期预防接种。在冬春季节,让婴儿适当晒太阳,少去人多的公共场所。减少探视,避免接触呼吸道感染者;如家人患呼吸道疾病,接触婴儿时可戴口罩。采用有围栏的婴儿床,勿将尖锐、锋利及细小的物品玩具放在婴儿可以接触到的地方,以防误伤或误吸;勿将容易飘落的物品放在婴儿床上方,以防物品飘落在婴儿头面部造成窒息。当婴儿发生呕吐时,迅速将其头侧向一边,并轻拍其背部,及时清除其口鼻腔内的乳汁,擦干面部。

六、给小儿服药的正确方法

（1）注意药物与乳汁不能同时服用。

（2）对片剂药物,先碾碎后溶化在糖水中,用奶瓶或小汤勺喂;对糖浆类药物,应先摇晃均匀后让其服用。

（3）小儿哭泣或吵闹时,请勿喂药,以免误吸入气管。

（修订日期:2017－02－15）

第五节 新生儿肺炎

新生儿肺炎是一种常见病。按病因不同可分为吸入性肺炎和感染性肺炎两大类。

一、类型

(一) 吸入性肺炎

吸入性肺炎主要指胎儿或新生儿吸入羊水、胎粪、乳汁等引起的肺部炎症。胎儿在宫内或娩出时吸入羊水所致的肺炎,称羊水吸入性肺炎;吸入被胎粪污染的羊水引起的肺炎,称胎粪吸入性肺炎;出生后因喂养不当、吞咽功能不全、反流或呕吐、食道闭锁和唇裂、腭裂等引起乳汁吸入而致肺炎,称乳汁吸入性肺炎。其中以胎粪吸入性肺炎最为严重,病死率最高。

1. 羊水、胎粪吸入者多有宫内窘迫和(或)产时的窒息史

(1) 羊水吸入量少者可无症状或仅轻度呼吸困难,吸入量多者常在窒息复苏后出现呼吸窘迫、青紫,口腔流出液体或泡沫,肺部可闻及粗湿啰音。

(2) 胎粪吸入者症状常较重,分娩时可见羊水混胎粪,患儿皮肤、脐窝、指(趾)甲被胎粪污染,口鼻腔、气管内吸引物中含胎粪。窒息复苏后很快出现呼吸急促、鼻翼扇动、三凹征、呼气呻吟及发绀,甚至呼吸衰竭。双肺可闻及干湿性啰音。可并发肺不张、肺气肿、纵隔气肿或气胸、持续肺动脉高压等。

2. 乳汁吸入者常有喂奶时或喂奶后呛咳,乳汁从口、鼻腔流出或涌出

症状与吸入程度有关。患儿可有咳嗽、喘憋、气促、发绀、肺部啰音等。严重者可导致窒息。

(二) 感染性肺炎

感染性肺炎是指出生前、出生时或出生后感染细菌、病毒、原虫等微生物引起的肺炎。宫内和分娩过程中感染以大肠杆菌、B族链球菌、巨细胞病毒为主;出生后感染以金黄色葡萄球菌、大肠埃希菌为主,近年来条件致病菌如克雷伯

菌、表皮葡萄球菌、厌氧菌、真菌等亦可引起。新生儿感染性肺炎多数为产后感染性肺炎,可由上呼吸道炎症向下蔓延引起,也可为败血症并发症。

（1）宫内、产时感染发病早,产后感染发病较晚。

（2）症状与体征。症状与体征主要有发绀、呻吟、口吐泡沫、呼吸急促、鼻翼扇动、点头样呼吸、三凹征、体温异常、反应差、吃奶情况差。早产儿可见呼吸暂停,日龄大的新生儿可有咳嗽。双肺可闻及干湿性啰音。严重者可出现呼吸衰竭、心力衰竭。金黄色葡萄球菌肺炎易并发气胸、脓胸、脓气胸,病情常较严重。

二、出院后的注意事项

1. 出院后的生活环境

（1）婴儿房以阳光充足、空气流通的朝南房间为佳。

（2）室温22～24℃,可借助空调或取暖器调节。

（3）室内相对湿度在55%～65%,干燥房间可放一盆清水。

（4）保持室内空气新鲜,定时通风,冬天可每天通风30分钟,避免对流风。

（5）尽量避免噪声,以利于婴儿的睡眠和休息。

2. 出院后用药

（1）病愈出院一般不需要用药。

（2）如需要用药,则根据医生的医嘱进行药物治疗,不可随意增减药物。

3. 出院后复查

（1）一般不需要复查,如有医嘱需要复查,应遵照医生的嘱咐。

（2）定期到当地妇幼保健机构为婴儿常规体检。

（3）如婴儿出现不哭、少动、吃奶量减少或拒吃、面色发青等情况,及时送医院就诊。

三、如何喂养

（1）提倡坚持母乳喂养,母乳是婴儿最好的食物。喂奶时将婴儿斜卧抱起,不要让其躺着吃奶;哺喂后竖起婴儿轻拍后背,使之排出吞咽的空气。哺乳需要有耐心,按需喂养,以少量多次为宜。当母亲患有急慢性传染病,或使用药物时,需要咨询医生决定是否进行母乳喂养。

（2）使用配方奶喂养需选用婴儿配方奶粉,严格按照奶粉说明提示配置奶汁;新生儿期内每日体重增加15～20g/kg,如配方奶喂养,每日奶量不低于

130mL/kg;奶具、食具使用前应消毒,一般需要在沸水中持续煮沸10分钟以上;每次配适量奶汁,剩下的奶汁应弃去不要;喂奶前应用手腕部测试奶汁的温度,以不烫手为宜;选择合适的奶嘴,奶嘴孔应大小合适,以奶汁可以连续滴出为宜。

（3）随着年龄的增长按时添加辅食。

四、家庭护理

（1）应根据季节及气温的变化及时增减衣服,以婴儿手足温暖、无汗为宜。

（2）多怀抱婴儿,经常给其拍背并检查鼻孔是否通畅,及时清除鼻孔内的分泌物。

（3）避免物品阻挡婴儿口鼻或按压其胸部,以保持呼吸道通畅。

（4）保持婴儿皮肤清洁,根据季节决定洗澡次数:夏季可每天洗澡,冬季可每周洗澡1～2次。洗澡时室温在26～28℃,水温以38～40℃为宜。洗澡后彻底擦干,防止受凉。

（5）一般脐带在3～7天内可以脱落,脐带脱落前避免盆浴,应做脐部护理。局部用双氧水清洗后涂以聚维酮碘溶液,保持局部清洁干燥。如发现局部红肿、有分泌物,必须去医院就诊。

（6）预防疾病和意外的发生:按期预防接种。在冬春季节,让婴儿适当晒太阳,少去人多的公共场所,减少探视,避免接触呼吸道感染者;如家人患呼吸道疾病,接触婴儿时可戴口罩。采用有围栏的婴儿床,勿将尖锐、锋利及细小的物品玩具放在婴儿可以接触到的地方,以防误伤或误吸;勿将容易飘落的物品放在婴儿床上方,以防物品飘落在婴儿头面部造成窒息。当婴儿发生呕吐时,迅速将其头侧向一边,并轻拍其背部,及时清除其口鼻腔内的乳汁,擦干面部。

五、给小儿服药的正确方法

（1）注意药物与乳汁不能同时服用。

（2）对片剂药物,先碾碎后溶化在糖水中,用奶瓶或小汤勺喂;对糖浆等药物,应先摇晃均匀后再让其服用。

（3）小儿哭泣或吵闹时,请勿喂药,以免误吸入气管。

（修订日期:2017 - 02 - 15）

第六节　新生儿黄疸

新生儿黄疸又称高胆红素血症,是由于新生儿时期血清胆红素浓度升高而引起皮肤、巩膜等黄染的临床现象。新生儿黄疸分生理性黄疸及病理性黄疸两大类。严重者未结合胆红素进入脑部可引起胆红素脑病(核黄疸),危及生命或导致中枢神经系统永久性损害而留下智力落后、听力障碍等后遗症。

一、临床特点

(一) 生理性黄疸

生理性黄疸主要由新生儿肝葡萄糖醛酰转移酶活力不足引起。黄疸一般在出生后2~3天开始出现,4~5天达高峰,10~14天消退,早产儿可延迟到3~4周。血清胆红素足月儿<221μmol/L(12.9mg/dL),早产儿<256.5μmol/L(15mg/dL)。一般情况良好,以血中未结合胆红素升高为主。

(二) 病理性黄疸

1. 一般特点

①黄疸出现早,一般在出生后24小时内出现;②黄疸程度重,血清胆红素足月儿>221μmol/L(12.9mg/dL),早产儿>256.5μmol/L(15mg/dL);③黄疸进展快,血清胆红素每日上升>85μmol/L(5mg/dL);④黄疸持续时间长,足月儿超过2周或早产儿超过4周黄疸仍不退或退而复现;⑤血清结合胆红素>26μmol/L(1.5mg/dL);⑥重者可引起胆红素脑病,又称核黄疸,是由于血中游离未结合胆红素通过血脑屏障引起脑组织的病理性损害。核黄疸一般发生在出生后2~7天,早产儿更易发生。

2. 不同病因引起病理性黄疸的特点

(1) 胆红素来源增多引起病理性黄疸:以未结合胆红素增高为主。①新生儿溶血;②体内出血;③红细胞增多症;④肠肝循环增加:如母乳性黄疸。

(2) 肝摄取结合胆红素减少:以未结合胆红素升高为主。①葡萄糖醛酰转移酶受抑制。②先天性葡萄糖醛酰转移酶缺乏症。③家族性暂时性新生儿高胆红素血症。④先天性非溶血性黄疸:常染色体显性遗传病。⑤酸中毒、低蛋白血症。⑥药物:磺胺类、水杨酸盐、维生素K_1、消炎痛、西地兰与胆红素竞争Y、Z蛋白结合位点;噻嗪类利尿剂可使胆红素与白蛋白分离等,病儿有用药史。⑦其他:甲状腺功能低下、脑垂体功能低下、先天愚型等常伴血胆红素升高或生理性黄疸消退延迟。

（3）胆红素排泄障碍:引起结合胆红素增高或混合性高胆红素血症。

①肝细胞对胆红素的排泄障碍:a.新生儿肝炎综合征,如TORCH(T:弓形虫;R:风疹病毒;C:巨细胞病毒;H:单纯疱疹病毒;O:其他,如乙肝病毒、梅毒螺旋体、EB病毒等)感染引起,以巨细胞病毒感染最常见;b.先天性代谢缺陷病:如半乳糖血症;c.先天性遗传性疾病,如家族性进行性胆汁淤积、先天性非溶血性黄疸(结合胆红素增高型)等,以结合胆红素升高为主。

②胆管胆红素的排泄障碍:a.新生儿先天性胆道闭锁;b.先天性胆总管囊肿;c.胆汁黏稠综合征;d.肝和胆道肿瘤、胆道周围淋巴结压迫胆总管引起黄疸,以结合胆红素升高为主。

（4）混合性:如新生儿败血症,感染的病原体或病原体产生毒素破坏红细胞及抑制肝酶活性引起黄疸。

二、出院后的生活环境

保持室内空气清新,阳光充足。若卧室的阳光过少,可抱婴儿进行适当的户外活动,多晒太阳。

三、出院后用药

（1）婴儿生长发育快,容易发生缺钙、贫血等现象,故常需要补充维生素D及钙、铁、锌等营养素。具体方法可咨询医务人员。

（2）生理性黄疸、母乳性黄疸的新生儿出院时,若黄疸程度较轻,日龄已大,可不必再服用其他药物。

（3）有出院带药,按照医嘱服用,不能随意增减药物。

（4）若婴儿的黄疸是由其他疾病引起的,还应积极治疗原发病。肝炎综合征病程长,一般需4～6个月,出院后常需要服用护肝药,如肝泰乐、胆酸钠等。同时,加强脂溶性维生素A、维生素D、维生素E、维生素K的补充。

（5）患新生儿溶血病的婴儿，尤其强调铁剂的补充。

（6）葡萄糖－6－磷酸脱氢酶缺乏症（G－6－PD，蚕豆病）的婴儿，需要禁食蚕豆及其制品。保管衣服时勿放樟脑丸。

（7）某些药物，如维生素K3、磺胺类及新生霉素等可引起溶血和黄疸，乳母和婴儿都应避免使用。

四、出院后复查

（1）怀疑有核黄疸或已经确诊有核黄疸的新生儿，应加强神经系统方面的随诊，以便尽早做康复治疗。

（2）患新生儿溶血病的婴儿，一般在出生后2～3个月内每1～2周复查1次血红蛋白，若血红蛋白降到8g以下，应输血以纠正贫血。

（3）患肝炎综合征的婴儿，应每隔1～2个月复查肝功能，直到完全康复。

五、如何喂养

（1）建议首选母乳喂养。即使新生儿患溶血症，也可以继续母乳喂养。

（2）若患母乳性黄疸，黄疸较深时，可暂停或减少母乳，改用新生儿配方奶，2～4天后黄疸会减退，再用母乳喂养。采用这种间断喂养法，虽然有黄疸再现的可能，但会逐渐消退，所以不必因黄疸而放弃母乳喂养。

（3）使用配方奶喂养需选用婴儿配方奶粉，严格按照奶粉说明提示配置奶汁；新生儿期内每日体重增加15～20g/kg，如配方奶喂养，每日奶量不低于130mL/kg；奶具、食具使用前应消毒，一般需要在沸水中继续煮沸10分钟以上；每次配适量奶汁，剩下的奶汁应弃去不要；喂奶前应用手腕部测试奶汁的温度，以不烫手为宜；选择合适的奶嘴，奶嘴孔应大小合适，以奶汁可以连续滴出为宜。

（4）喂奶时将婴儿斜卧抱起，不要让其躺着吃奶；哺喂后竖起婴儿轻拍后背，使之排出吞咽的空气。当母亲患有急慢性传染病，或使用药物时，需要咨询医生决定是否进行母乳喂养。

六、家庭护理

（1）注意观察婴儿黄疸情况。发现以下情况及时去医院就诊：①新生儿黄疸持续时间较长，足月儿大于2周，早产儿大于4周，黄疸消退或减轻后又再出现或加重；②更换尿布时发现婴儿粪便颜色淡黄、发白甚至呈白陶土色或粪便变黑等,尿色变深黄或呈茶色,或者皮肤出现瘀斑、瘀点。

（2）保持排便通畅。如婴儿排便困难,应及时就诊,在医护人员的指导下使用开塞露等通便,减轻黄疸。

（3）由于低温、低血糖会加重黄疸,应避免受寒和饥饿。

（修订日期:2017 - 02 - 15）

第七节 急性支气管炎患儿的护理

一、急性细支气管炎的定义

急性细支气管炎是指婴幼儿的细小的支气管发炎,是2岁以下常见的下呼吸道感染疾病,常发生在冬天或早春。

二、感染方式

感染方式主要是飞沫传播,致病原因以呼吸道合胞病毒最为常见,其他如副流行性感冒病毒、腺病毒、鼻病毒也很常见。

三、症状

最初的症状如同一般感冒,流鼻涕、打喷嚏,偶尔会有轻微发烧,随后会开始咳嗽,食欲不振。过3天左右,病童会出现呼吸急促、呼吸费力、鼻翼扇动的情形,腹部常因呼吸急促而有腹胀现象。因为细支气管发炎会引起阻塞,所以患儿呼吸声会有类似气喘的哮鸣(咻咻)声。如果将手贴靠其胸部,还可以察觉到胸腔里有痰在震动。通常3~4天症状会开始改善,约2周之内病童逐渐恢复健康。

四、治疗方法

患儿是否住院依其年龄、呼吸困难的严重程度来决定,治疗方式除了药物外还有吸氧、雾化治疗及拍背。

五、护理方面需要注意的事项

(1)保持室内空气新鲜,定时开窗通风,避免直吹或对流风,避免二手烟。室温维持在18~22℃。

(2)宜给予易消化、营养丰富的流质、半流质饮食(如牛奶、奶粉、蛋羹、藕粉、豆腐脑、果汁、米粥、面条、馄饨等),若食欲不好,可采用少量多餐进食。

(3)若无禁忌,可鼓励多饮水以稀释痰液并补充流失的水分。

(4)保持患儿衣物干燥,避免再次感冒。

(5)加强排痰,促进痰液的排出。

(6)请加强洗手意识,注意口腔、鼻腔分泌物的处理。

(7)此病持续3~10天,预后一般良好,若有反复发作,则需详细检查是否有过敏体质、哮喘的可能。

(修订日期:2017 - 02 - 15)

第八节　急性阑尾炎患儿的护理

急性阑尾炎是儿童常见的急腹症,可发生于任何年龄,新生儿及婴幼儿阑尾炎也有报道。临床表现多变,易被误诊,若能正常处理,绝大多数患儿可以痊愈,但如延误诊断治疗,可引起严重的并发症,甚至造成死亡。

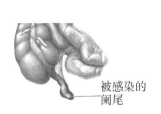
被感染的
阑尾

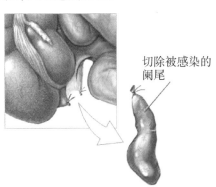
切除被感染的
阑尾

一、临床表现

1. 腹痛

多起于脐周或上腹部,呈阵发性加剧,数小时后腹痛转移至右下腹。右下腹压痛是急性阑尾炎最重要的体征,压痛点常在麦氏点。

2. 呕吐

早期常伴有呕吐,吐出胃内容物。

3. 发热

早期体温正常,数小时后渐发热,一般在38℃左右。

二、治疗原则

小儿急性阑尾炎治疗原则为早期手术切除阑尾,避免感染扩散。临床中很多患儿及家长开始不接受手术,等到炎症扩散,药物治疗不能控制时再要求手术,这时往往已错过了最佳手术时机。

三、急性阑尾手术前后健康指导

1. 术前指导

（1）提醒家长注意,如果患者出现腹痛加重、高热、神志不清等症状时,立即通知医护人员。

（2）在未完全确诊前,禁止给患者使用止痛药或热敷,以免掩盖病情。

（3）患者必须要禁食、禁饮6小时以上方可手术,以免麻醉后引起呕吐,导致窒息。

（4）患者在去手术室前一定要排空膀胱,以免术中因膀胱充盈而误伤膀胱。

2. 术后指导

（1）患者术后回病房要去枕平卧6小时,以免因麻醉引起血压下降。

（2）术后患者不能马上进食、进水,因患者刚做完手术,肠道未恢复正常功能。

（3）阑尾炎(单纯性)或阑尾化脓的患者术后第1天可食流质,但禁食乳品,以免引起腹胀。住院期间少食水果,禁食香蕉一类的润肠食品。出院后避免暴饮暴食,禁生冷油腻食物。

（4）阑尾穿孔腹膜炎的患者,要禁食,行胃肠减压,以减轻胃肠道负担,有利于肠道功能恢复。抬高床头采取半卧位,这样有利于脓液的引流。

（5）鼓励患者早期离床活动,有利于肠蠕动,可预防肠粘连的发生。

（6）患者术后注意有无腹痛、腹胀,进食后有无呕吐现象。谨防肠粘连的发生。

（7）阑尾炎术后大便失禁是由于阑尾穿孔,腹腔内脓液刺激腹膜引起的,经过抗感染治疗后,会自行好转。

（8）手术后3天更换伤口敷料,术后第7天拆线(皮内吸收线缝合不需拆线),如伤口无感染,即可出院。

（9）患者术后应注意排气、排便情况,以检查肠功能恢复情况。

（10）出院后按医嘱继续服用出院时所带的抗生素。

（11）手术后1～2个月内,避免剧烈活动。学龄儿童可以免体育课1个月,同时尽量少去公共场合,以减少呼吸道感染的可能。

（12）出院后如患儿出现呕吐、腹胀、腹痛、发热等不适症状,应随时来医院就诊。

（修订日期:2017－02－15）

第九节　腹股沟斜疝患儿的护理

小儿腹股沟疝均是斜疝，几乎没有直疝，在腹股沟或阴囊有一可复性肿块，可发生在任何年龄，右侧多于左侧。

一、小儿疝气手术的注意事项

当父母发现孩子患有疝气时，应立即带孩子到正规医院就诊，18个月以上的患儿如果疝块逐渐增大或有嵌顿史者，则应选择手术治疗。

那么，小儿疝气手术应注意哪些事项？小儿疝气是小儿普通外科手术最常见的疾病，在胚胎时期，腹股沟处有腹膜鞘状突，可以帮助睾丸降入阴囊或子宫圆韧带的固定，有些小孩出生后，此鞘状突关闭不完全，导致腹腔内的小肠、网膜、卵巢、输卵管等进入此鞘状突，即成为疝气，若仅有腹腔液进入阴囊内，即为阴囊水肿。疝气一般发生率为1%～4%，男生是女生的10倍，早产儿则更高，且可能发生于两侧。

二、小儿疝气的就诊注意事项

（1）诊断：在腹股沟一侧或者双侧肿块，可到达阴囊。哭闹活动时出现，平静或睡觉时消失。

（2）唯一的治疗方法是手术，手术年龄为6个月以后，越早越好。

（3）当肿块出现并疼痛的时候，叫嵌顿疝，必须急诊处理。

（4）手术前6小时禁食，因为麻醉的时候如果胃里有东西就会呕吐，易引起窒息呛咳，有生命危险。

（5）术后注意保护好伤口，尤其是婴幼儿，不要让孩子将覆盖在伤口上的纱布抓掉，更不能因大小便弄脏纱布面而污染伤口，造成伤口感染、化脓。

（6）让患儿侧身睡，用一块软的棉质尿布折成长条状让其夹在会阴部，如果右侧手术，应让孩子左侧卧位，这样一旦尿了，也不会尿在纱布上而污染伤口。

如果非兜尿布不可,应把伤口的纱布露在尿布外面。

（7）术后阴囊可有不同程度的肿胀,一般2～3天会退。如果肿胀不消和发硬,可能有瘀血或血肿,应请医生检查;如果肿胀和发硬不再发展了,瘀血就会慢慢被吸收。

（8）术后麻醉药作用消失后伤口会有不同程度的疼痛,应多哄一哄或转移患儿的注意力,尽量避免大哭大闹,如果哭闹不止,可注射或口服镇静药,让孩子安静入睡。

（9）手术后饮食。完全清醒后给予流质,若患儿没有呕吐就可以吃任何平时喜欢的食物。

三、出院指导

（1）饮食。适当增加营养,给易消化的饮食,多吃新鲜水果、蔬菜。

（2）切口护理。保持伤口的清洁、干燥,小婴儿的双手用干净的手套套住或予约束,伤口痒时切忌用手抓伤口,以防伤口发炎,伤口未愈合前忌过早浸水洗浴。

（3）注意观察腹股沟、阴囊红肿消退情况,观察腹股沟有无肿块突出。

（修订日期:2017－02－15）

第十节 发热患儿的护理

发热通常是细菌、病毒或其他外来病原体侵入人体时，身体对抗侵入物或病原体的一种炎症反应。根据研究显示，适度的发热可以提升免疫系统功能，并不会造成脑部伤害，除非是脑炎、脑膜炎、代谢性疾病等直接影响脑部的疾病或是由心肺功能异常导致的发热。如果一直使用退热药，不但无法缩短病程，还会影响医师的诊断，所以应找出引起发烧的原因，正确治疗比只是退烧更加重要！

一、儿童发烧的定义

温度	发烧程度
37.3～38℃	低热
38.1～39℃	中度发热
39～41℃	高热
超过41℃	超高热

二、发热的症状与处理方法

发热分期	身体表现	处理方法
发冷期	发冷寒战、皮肤苍白、手脚冰冷	给予加衣服或被服保暖，以维持舒适为原则，可多喝温开水；此时不适合用退烧方法处理
发热期	皮肤发热、面色潮红、口渴、头痛头晕、身体无力、肌肉酸痛、烦躁不安、食欲差、抽筋	①减少衣服，以舒适为原则 ②保持环境适度通风（室温22～24℃） ③如果感觉不舒服，可依照医师指示服用退热药 ④处理后1小时后观察体温变化 ⑤注意有无出现其他症状

续表

发热分期	身体表现	处理方法
退热期	大量出汗、皮肤潮湿温暖	更换干净的衣服,维持干爽舒适;可以鼓励水分的摄取,如温开水、果汁、汤,但不强迫进食

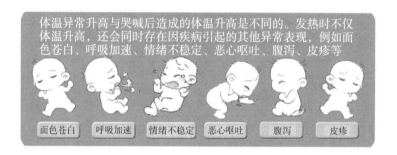

三、注意观察的症状

（1）生病期间体温会不稳定,要随时关注。

（2）发热天数。

（3）体温高峰是否渐渐下降。

（4）2次发热的间隔时间是否拉长。

（5）如果只是单纯发热,没有其他症状,精神、活动都很好,只要继续观察,但是若是出现以下症状则需到医院检查治疗。

①精神差、头痛,颈部僵直,活力差,哭闹,意识不清,抽筋。

②皮肤红疹。

③解尿疼痛。

④咳嗽、鼻塞、流鼻水、呼吸喘、嘴巴破、脸色苍白发紫。

⑤呕吐、腹痛、腹泻、食欲不佳。

（修订时间:2017－02－15）

第十一节　肺炎患儿的护理

一、定义

肺炎是指肺部有发炎的情形,属于下呼吸道感染,X光片检查可以看到点状或小斑片状阴影。肺炎可发生在任何季节,尤其是冬季及早春。

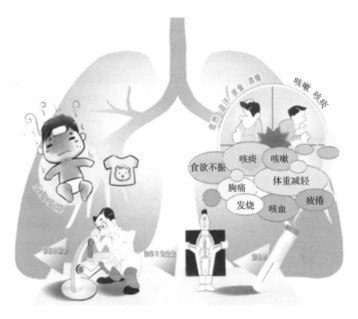

二、肺炎的表现

肺炎的表现:①发热;②咳嗽;③气促;④呼吸困难;⑤肺部固定湿啰音。

三、分类

1. 病因分类

（1）感染性肺炎：如病毒性肺炎、细菌性肺炎、真菌性肺炎、支原体肺炎。

（2）非感染性肺炎：如吸入性肺炎、过敏性肺炎等。

2. 病程分类

（1）急性肺炎：病程＜1个月。

（2）迁延性肺炎：病程1～3个月。

（3）慢性肺炎：病程＞3个月。

3. 病情分类

（1）轻症肺炎：主要是呼吸系统受累，其他系统无或仅轻微受累。

（2）重症肺炎：除呼吸系统受累外，其他系统也受累且全身中毒症状明显。

四、并发症

常见中耳炎、脓胸、脓气胸、肺大疱等并发症，所以应密切观察患儿的活动力、面色、呼吸状况。若有精神不佳、气喘、活动力差，请告知医生。

五、居家护理

（1）保持室内空气新鲜，定时开窗通风，避免直吹或对流风，避免二手烟。室温维持在18～22℃。

（2）宜给予易消化、营养丰富的流质、半流质饮食（如牛奶、奶粉、蛋羹、藕粉、豆腐脑、果汁、米粥、面条、馄饨等）。若食欲不好，可采用少量多餐进食。

（3）若无禁忌，可鼓励多饮水以稀释痰液并补充流失的水分。

（4）避免到人多的公共场所，必要时戴口罩。

（5）小心喂食，避免呛到而造成吸入性肺炎。

（6）当痰液积在肺叶中，可给予拍背，帮助痰液排出。

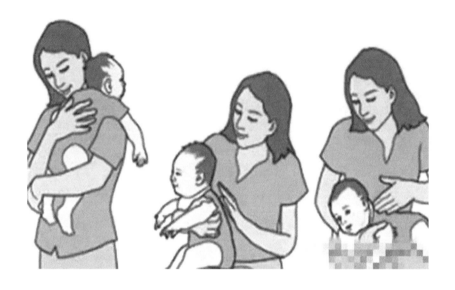

（修订日期:2017 - 02 - 15）

第十二节　腹泻患儿的护理

一、腹泻的定义

腹泻是指排便情形与平时习惯不同,次数突然增加,大便呈稀状或水分较平常增加很多,粪便的气味与平时不一样或有酸臭味等现象。

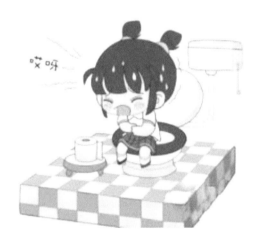

二、造成腹泻的常见原因

(1)感染:病毒或细菌感染,以轮状病毒、沙门氏菌感染最常见。

(2)药物:使用抗生素、泻药。

(3)饮食:牛奶过敏、乳糖不耐受、不干净的饮用水、食物不新鲜。

(4)腹部受凉。

轮状病毒感染性腹泻的预防

口服疫苗最有效　母乳喂养获得抗体　改善供水，勤洗手　消毒奶瓶，清洗玩具

三、腹泻的饮食指导

1. 婴儿的饮食

对于轻微腹泻可将牛奶浓度调稀。若持续腹泻，医生可能会建议改用腹泻奶粉，使用至恢复正常。

2. 幼儿的饮食

腹泻期间的饮食需由医师依病情来决定，一般可从米汤、米粥、馒头、苹果泥开始喂食，要避免油腻、太甜的食物。

3. 避免脱水

可以补充适量的水分或口服电解质液，注意是否有脱水的现象。

四、照护注意事项

（1）常洗手。

（2）请观察孩子的排便次数、性状（例如稀水便、糊状便、软便），粪便中有无血丝，腹部是否柔软，会不会腹痛，以及活动力、小便量、呕吐情况、进食量及发烧的情况。

（3）对于以牛奶为主食的婴儿，开水必须是煮沸过的，并认真消毒奶瓶、奶嘴、餐具等。

（4）不可以自己给予止泻药服用，以免致其他并发症。

（5）腹泻期间如果有发烧，请尽量不要量肛温及使用肛门栓剂退烧。

（6）排便时请用温水清洗屁股，保持臀部清洁干燥。

（7）勤换尿片以预防尿布疹，如果已经有尿布疹，可遵照医师指示使用药膏治疗。

五、马上回诊的情形

（1）精神不好,持续发烧超过2天。

（2）大便中有血丝或呈脓血便。

（3）有严重腹痛、腹胀或呕吐等情形。

（4）判断有无脱水最方便的方法是观察尿量,如果太久没有小便,就必须马上就医。

（修订日期:2017 - 02 - 15）

第十三节 抽搐患儿的护理

一、定义

抽搐是指中枢神经系统的神经元组织不正常地释放电流,造成人突然失去意识,对外界刺激没有反应,身体僵直、双眼上翻、凝视、屏气、面色青紫、大小便失禁。抽搐很难以外力制止,通常发作数秒或数分钟会自行停止。

二、原因

(1) 热性痉挛:常见于6个月～5岁幼儿,因体温突然升高而引起抽搐,可能与婴幼儿脑组织还不成熟有关,如果幼儿发育正常,过去没有其他原因引起的抽搐,则预后较好。

(2) 感染:脑炎、脑膜炎、败血症。

(3) 癫痫:脑部的电位活动反复不正常的发作现象。

(4) 电解质不平衡:如低血钙、低血钠、脱水所引起的抽搐。

(5) 脑瘤、脑出血、脑部严重创伤。

三、处理的方法

(1) 让患者侧卧,使口水流出,避免舌头后倒而堵塞呼吸道,并解开领口的扣子以确保呼吸道通畅。

(2) 切勿强行扳开牙齿,以免造成患儿口腔、牙齿的伤害,也不可以用手指伸入以免受伤害。

(3) 若有缺氧现象,可抬高下巴,让头部、颈部稍微上仰,维持呼吸道通畅,若有氧气,则马上给予,有时可给予口对口人工呼吸。

(4) 维持安全:不自主地抽动会有跌倒或碰撞的危险,所以发作时应给予安全的环境以防止撞伤,有专人保护,并保持冷静,在场观察到抽筋结束。

四、住院中发作时的措施

（1）按紧急铃通知医护人员。

（2）让患者侧卧，松开领口扣子以利于呼吸。

（3）医护人员还没到达之前，床旁若有氧气，可先给予氧气使用，并观察肤色变化。

（4）拉上床栏，勿离开患者，以确保安全。

（5）观察并记录发作的时间、发作的情形。

五、注意事项

（1）抽搐后易有疲惫或昏睡现象，此时先不要吃东西，以避免呛到。

（2）癫痫的患者，应配合医生指示按时、按量服药，定期门诊复查，不可因症状改善就自行停药或减少药量，以免造成重症癫痫发作。

（3）若需长期服用控制抽搐的药物，当医师有更改药物种类或调整剂量时，家属或学校老师都要特别注意是否有抽搐现象。

（4）不要自行服用偏方、草药，若要服用，应跟医生讨论。

（5）平时应保持充分睡眠，避免刺激性食物或药物，如酒精性饮料、咖啡、茶或兴奋剂等。

（6）有癫痫的患者从事户外活动时，应有人陪伴并注意安全防护，在参加活动前建议先告知医生跟主办单位以做好事前的防范措施。

（7）若有下列情形请紧急送医：①抽筋发作时间超过5分钟；②在30分钟内抽搐发作超过3次；③抽搐的状态变严重。

发作记录表：

日期	发作次数	发作形态	结束时间

（修订日期：2017－02－15）

第十四节　惊厥患儿的急救护理

小儿在呼吸道感染或其他感染性疾病早期，当腋下温度超过39℃时称为高热症。小儿腋温在37.5～37.9℃时为低热，超过39℃为高热，超过41℃为超高热。持续高热对身体损害很大，应及时查明原因或纠正高热症。及时控制体温是预防高热惊厥的关键。

急救关键是根据病因进行抢救。病因不明前不要轻率用退热药和抗生素，以免掩盖病情，进而贻误急救时机。高热持续40℃以上而不下降者，高热出现惊厥、谵语或休克者，明显外伤引起的高热者，都应紧急送往医院抢救。

小儿惊厥，俗称抽风，是小儿时较常见的紧急症状，系由大脑皮质功能暂时紊乱所致。年龄越小，发生率越高，婴幼儿更为多见。引起惊厥的病因较多，病理变化亦复杂，但婴幼儿期常由低血糖、低血钙、高热等引起；较大年龄则由菌痢、大叶性肺炎、癫痫等引起。

惊厥发作前有烦躁、惊跳、精神紧张、四肢肌张力增加等预兆。常突然出现意识不清，易跌倒，口吐白沫，面色苍白或发青，两眼凝视或斜视，面肌或四肢肌肉抽动，大小便失禁，项强直，角弓反张，甚者呼吸暂停，心律失常。惊厥常持续数分钟到数十分钟不等。

一旦发生小儿惊厥，应立即采取急救措施。

（1）使患儿平卧，头偏向一侧，松解衣扣，用纱布垫在上下磨牙之间，以防咬伤舌，保持呼吸通畅，保持安静。

（2）手按摩或针刺人中、合谷、十宣、内关等穴位。

（3）有条件应及时吸氧。还可每次口服苯巴比妥钠5～8mg/kg，或每次肌肉注射安定0.2～0.3mg/kg。

（4）对高热者应用冷水将手巾浸湿或用冰袋敷前额、肘窝、腘窝等以降温。

（修订日期：2017－02－15）

第十五节　误服药物的患儿的急救护理

孩子误服药物的原因很多,例如,孩子多喜欢吃糖果,但缺乏鉴别能力,有时把带有甜味和糖衣的药物当成糖果吃,还有的会把有鲜艳颜色、芳香气味的水剂药物、化学制剂当成饮料喝引起中毒。另外,幼儿好奇心强,模仿大人服药也能酿成中毒。孩子一旦发生误服药物的情况,由于成倍或十几倍超出剂量,有的药物对小儿敏感性高,婴儿解毒和排泄能力差,如不及时发现和处理,常常发生严重后果。

一旦发现孩子误服药物,正确处理的原则是迅速排出,减少吸收,及时解毒,对症治疗。

首先,尽快了解其在什么时间误服了什么药物以及服用的大体剂量,为就医时提供情况。不要打骂和责怪孩子,免得孩子害怕不说真实情况而误诊。

1. 误服的是一般性药物(如毒不良反应很小的维生素、止咳糖浆等)

可让孩子多饮凉开水,使药物稀释并及时排出。

2. 吃下的药物剂量过大又有毒性

首先应立即用手指或硬鸡毛刺激舌根催吐,然后再喝大量茶水、肥皂水反复洗胃。催吐和洗胃后让患者喝几杯牛奶并摄入3～5枚生鸡蛋的蛋清以养胃解毒。

3. 误服腐蚀性药物

如为碘酒类药物,要分秒必争,马上喝米汤、面汤等含淀粉液体;若为来苏尔,可喝生鸡蛋清、牛奶、面粉糊以保护胃黏膜;若为强酸,禁用胃管以免损伤食道、胃黏膜,应立即服石灰水、肥皂水、生鸡蛋清,以保护胃黏膜;若为强碱,应立即服用食醋、橘子汁、柠檬水等,然后立即送医院。

4. 有毒性的药物

在采取急救措施后,可取绿豆100g、甘草20g,煎煮30分钟服汤以解余毒。另外,患者送医院急救时,应将错吃的药物或药瓶带上,以使医生对症及时采取解毒措施。

(修订日期:2017 - 02 - 15)

第十三章
眼耳喉鼻疾病教育

第一节 翼状胬肉

翼状胬肉是常见的变性性结膜病,为睑裂部球结膜及结膜下的纤维血管组织呈三角形向角膜侵入,形似翼状。通常双眼患病,多见于鼻侧。

一、发生原因

原因至今还不清楚,可能包括:①与工作过度劳累、睡眠不足和结膜慢性炎症,风沙、粉尘等长期刺激有关;②与长期紫外线照射有关,多见于户外工作者,如渔民、农民;③与遗传有一定关系;④其他:流泪异常、人乳头状瘤病毒感染、I型变态反应等。

二、一般表现

早期一般无明显症状,偶有异物感,若胬肉侵及瞳孔区,则影响视力。

翼状胬肉就其形态而言,可以分为3个部分。

(1)长在黑眼珠上,是胬肉的尖端,叫作头部。

(2)后呈扇形展开,稍隆起,位于黑白眼珠交界处的叫颈部。

(3)伸展到白眼珠表面的宽大部分叫作体部。

三、治疗方法

1. 药物治疗

对静止型者,胬肉未侵入角膜,又不影响视力,可不必治疗。对合并有沙眼或慢性结膜炎者,可应用抗生素或糖皮质激素眼药水滴眼,每日4～5次。避免风沙、粉尘、长时间光照等,定期随诊。

2. 手术治疗

如胬肉侵袭瞳孔区影响视力,或因外观容貌上需要,可手术治疗,但易复发。

常用的手术方法:①胬肉单纯切除术;②胬肉切除合并结膜瓣转位术;③胬肉切除联合角膜缘干细胞移植或羊膜移植术;④板层角膜移植联合角膜缘干细胞移植或羊膜移植术。为防止复发,术后可照射β射线,用噻替哌、丝裂霉素C、争光霉素等滴眼均有一定疗效,但应注意其不良反应。

四、术前的注意事项

(1)在术前要注意休息,调整饮食,戒烟,戒酒,有全身症状的患者要在内科医生的指导下,将血压、血糖、心脑血管指标等调整到最佳状态。

(2)术前常规点抗生素眼药水。翼状胬肉手术采用局部麻醉,术前可以正常饮食,但不宜吃得过饱。更换手术衣裤,排空大小便。

(3)术前消除紧张情绪,保证睡眠正常。

五、术后及出院后的注意事项

(1)在术后治疗期间,应当禁食辣椒、大葱等刺激性食物,并应禁烟酒。

(2)注意眼部卫生,患沙眼或慢性结膜炎时应及时治疗,应注意睡眠充足、生活规律,避免大便干燥等。

(3)一般7~10天后拆除缝线,定期复查,观察胬肉是否复发。

(4)户外活动时戴上防风尘及防紫外线眼镜,避免眼睛受风沙、烟尘、有害气体及寒冷等因素的刺激。

(5)避免风尘环境和减少户外工作时间。

(修订日期:2017－02－15)

第二节　白内障

白内障是发生在眼球里面晶状体上的一种疾病,如衰老、物理损伤、化学损伤、手术、肿瘤、炎症、药物(包括中毒)以及某些全身性代谢性或免疫性疾病引起的任何晶状体的混浊都可称为白内障。白内障根据不同方法可分好多类型,最常见的是年龄相关性白内障,由于多见于老年人,又称老年性白内障,常双眼发病,但可有先后,程度也可不一致。根据调查,白内障是最常见的致盲和视力残疾的原因。

一、发生原因

年龄相关性白内障病因较为复杂,是多种因素长期综合作用导致的晶状体退行性改变。年龄、职业、紫外线照射、过度饮酒、吸烟、营养状况及糖尿病、高血压、心血管疾病等均是年龄相关性白内障的危险因素。

二、一般表现

症状表现为渐进性、无痛性视力下降。早期常出现眼前固定不动的黑点,可出现单眼复视或多视、屈光改变等表现,注视灯光可在其周围出现七色的彩圈或晕轮,类似彩虹的现象,也可出现畏光和炫光。

三、手术方法

(1) 白内障囊外摘除联合人工晶状体植入术。

(2) 超声乳化白内障吸除联合人工晶状体植入术。

(3) 激光乳化白内障吸除联合人工晶状体植入术。

四、术前的注意事项

(1) 做好防跌倒的安全教育:①教会患者使用呼叫器,将呼叫器放置于方便取到的位置;②穿防滑拖鞋,裤子大小适中;③将常用的物品放于随手可及的距离内;④病房内物品放置整洁,通道无障碍物,地面保持干燥;⑤晚上睡觉拉起两侧床栏,上厕所开头灯和廊灯,家属注意陪护。

(2)在术前还要注意休息,调整饮食,戒烟,戒酒。配合医生做好术前准备,包括眼部检查、全身检查、人工晶体度数的测量等。对合并糖尿病、高血压、心血管疾病的患者,术前注意控制血糖、血压,判断其是否能耐受手术。冲洗双眼泪道和术眼结膜囊。用散瞳药点滴术眼充分散瞳。

(3)术前常规点抗生素眼药水。白内障手术采用局部麻醉,术前可以正常饮食,但不宜吃得过饱。更换手术衣裤,排空大小便。

五、术后的注意事项

(1)术后注意术眼有无疼痛。术眼胀痛伴同侧头痛、恶心、呕吐等症状,可能为高眼压,及时通知医生。

(2)由于手术的应激,合并糖尿病、高血压的,血糖和血压可能会升高,不要惊慌。

(3)多卧床休息,头部不可过多活动,不要用力闭眼,避免低头、弯腰,防止碰撞术眼,避免重体力劳动和剧烈活动。

(4)不要用手或不洁物品擦揉眼睛,保持眼部周围皮肤清洁,洗脸时勿用力擦洗。洗头、洗澡时,避免水进入眼睛。

(5)注意保暖,预防感冒,避免咳嗽、打喷嚏、擤鼻涕。

(6)不要穿领子过紧的衣服,头部不要过度紧张或悬空。

(7)饮食宜清淡,摄入易消化的食物,少吃坚硬、辛辣的食物,多摄入含维生素、纤维素的食物,保持大便通畅。

六、出院后的注意事项

(1)指导用眼的卫生知识,不宜长时间看电视、电脑和阅读,宜多休息,外出戴防护眼镜。

(2)有合并全身性疾病的,积极治疗,特别是糖尿病、高血压。

(3)能正确点滴眼药水和眼药膏,必须遵医嘱按时点滴眼药水。

(4)术后1个月术眼的保护:严格按医嘱门诊随访,若出现头痛、眼痛、视力下降、恶心、呕吐等症状,应立刻到医院就诊。

（5）术后配镜指导。白内障摘除术后，未植入人工晶体的患者，无晶状体眼呈高度远视状态，应佩戴框架眼镜或角膜接触镜；植入人工晶体者，3个月后屈光状态稳定时，可验光佩戴近视或远视眼镜。

七、点滴眼药水的注意事项

（1）使用流动的水彻底清洗干净双手。

（2）滴眼药水前请先将头稍微向后仰，用手指轻轻拉下下眼皮，同时眼睛向上望。

（3）点眼药水、眼药膏时药品要靠近眼睛但不可碰触到眼睛，以避免污染。

（4）轻按眼药水的瓶身，让眼药水从眼角侧滴入眼袋内，轻闭眼睛，用干净的纸巾抹去流出眼外的药水，可轻压眼角鼻梁廓，以防药水流出。

（5）若同使用两种以上眼药膏时，建议至少间隔10分钟。

（6）若有眼药水及眼药膏，先用药水后用药膏（药水、药膏间隔5～10分钟使用）。

（7）治疗近视用药，可能会有怕光的现象，一般为睡前点，第1次使用者可能会不舒服（视力模糊），须经3天左右的适应期。

（8）切勿与他人共同使用同一药品以免发生相互感染。

（修订日期：2017－02－15）

第三节　慢性鼻窦炎

慢性鼻窦炎多因急性鼻窦炎反复发作而未彻底治愈迁延所致,可发生于一侧或双侧,可限于一窦或多窦,如一侧或两侧各窦均发病,则称为全组鼻窦炎。

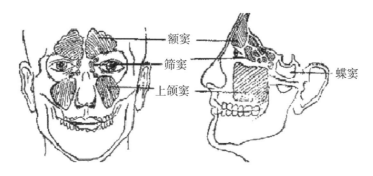

一、发生原因

急性鼻炎反复发作或未彻底治愈。鼻腔或鼻窦慢性疾病:如鼻中隔偏曲、慢性鼻窦炎等,增加鼻黏膜反复发生感染的机会,分泌物长期刺激鼻腔黏膜,不易彻底治愈。

（1）临近部位感染性病灶:如慢性扁桃体炎、腺样体肥大等。

（2）鼻腔用药不当或过久:如鼻内滥用药物可导致药物性鼻炎,鼻内用丁卡因、利多卡因等可损害鼻黏膜纤毛的输送功能。

（3）由于职业及环境因素长期或反复吸入粉尘和有害气体。

二、表现

1. 脓涕多

脓涕多为主要症状之一,鼻涕多为脓性或黏脓性、黄色或黄绿色,牙源性上颌窦炎患者的鼻涕常有腐臭味。

2. 鼻塞

鼻塞是另一主要症状,多因鼻黏膜充血肿胀和分泌物增多所致,鼻塞常可致暂时性嗅觉障碍。伴有鼻息肉时鼻腔可完全阻塞。

3. 头痛

一般头痛较轻,常表现为钝痛或头部沉重感,白天重,夜间轻。患牙源性上颌窦炎时,常伴有同侧上列牙痛。

4. 嗅觉减退或消失

多数属暂时性,少数为永久性。

5. 视功能障碍

视功能障碍是本病的眼眶并发症之一,主要表现为视力减退或失明。

6. 其他

由于脓涕流入咽部和长期用口呼吸,常伴有慢性咽炎症状,如痰多、异物感或咽喉疼痛等。若影响咽鼓管,也可有耳鸣、耳聋等症状。

三、治疗方法

1. 局部

急性鼻窦炎遵医嘱使用糖皮质激素(地塞米松或强的松片)、鼻内减充血剂(盐酸羟甲唑啉喷鼻剂)、鼻腔冲洗(用生理盐水冲洗)。

2. 全身

抗病毒治疗,合并细菌感染后有可疑并发症时,全身应用抗生素。发热者给予减热镇痛药。

3. 手术

上颌窦根治术、鼻中隔偏曲矫正术、鼻内鼻窦开放术等。

四、术前的注意事项

(1) 做好充分的思想准备,避免焦虑、紧张。

(2) 鼻部准备,剪去患侧鼻毛,男患者需理发,剃净胡须。

(3) 术晨更衣,贴身穿手术衣裤。全麻者术前禁食8小时,禁饮4小时,

(4) 进入手术室前,遵医嘱术前用药,嘱排空大小便;取下义齿、发夹、眼镜、手表、假牙等。

(5) 准备手术需要的物品,如病历、CT片、术中用药等,并随患者一同带入

手术室。

（6）术前有上呼吸道感染者,女患者月经来潮,均需暂缓手术。

（7）术前禁烟酒及刺激性食物。

五、术后的注意事项

（1）全麻术后去枕平卧6小时,禁食6小时后,可改为半卧位,摄入温凉的流质或半流质饮食,可少量多餐,避免辛辣刺激性食物。

（2）注意观察鼻腔渗血情况,如果后鼻孔有血液流下,一定要吐出,以便医生观察出血量,并防止血液进入胃内,刺激胃黏膜引起恶心、呕吐。24小时内可用冰袋冷敷鼻部和额部,如出血过多,及时通知医生处理,必要时医生可用止血药。遵医嘱使用抗生素,预防感染,注意保暖,防止感冒。

（3）不要用力咳嗽或打喷嚏,以免鼻腔内纱条松动后脱出而引起出血。学会避免打喷嚏的方法(用手指按人中、做深呼吸、舌尖抵住硬腭)。

（4）因鼻腔通气不畅,需张口呼吸,口唇易干燥,需多饮水,保持口腔清洁无异味,防止口腔感染,促进食欲。

（5）鼻腔填塞物,一般于24～72小时后抽取,填塞物取出后2小时避免喝热饮料和热开水。根据医嘱使用滴鼻剂或行鼻窦冲洗。

（6）注意保护鼻部勿受外力碰撞,防止出血和影响手术效果。

六、出院后的注意事项

（1）注意鼻腔卫生,术后遵医嘱用药,冲洗鼻腔,定期随访,1个月内避免重体力劳动。

（2）注意擤鼻方法(左、右侧鼻腔分次擤鼻)。鼻塞多涕者,宜先按一侧鼻孔,稍用力外擤,盐水洗鼻,之后交替而擤。涕过浓时以盐水洗鼻,避免伤及鼻黏膜。

（3）游泳时姿势要正确,尽量做到头部露出水面。

（4）有牙病者,要彻底治疗。

（5）急性鼻窦炎需彻底治愈,及时治疗全身和局部病因。

（6）生活有规律,防止感冒,注意劳逸结合,戒烟酒及辛辣食品。

（7）每日早晨可用冷水洗脸,可有效增强鼻腔黏膜的抗病能力。

（8）在秋冬季或感冒流行期间,外出戴口罩,避免公众聚会,少去公共场所,对发病者做好隔离,对污染的室内可用白醋熏蒸进行空气消毒。

（9）慢性鼻窦炎者治疗要有信心与恒心,注意加强锻炼以增强体质。

（修订日期:2017 - 02 - 15）

第四节　慢性扁桃体炎

　　慢性扁桃体炎是扁桃体的慢性炎症,多由急性扁桃体炎反复发作或因隐窝引流不畅,而致扁桃体隐窝及其实质发生慢性炎症病变。

一、发生原因

　　链球菌和葡萄球菌为本病的主要致病菌,也可以继发于猩红热、白喉、流感、鼻腔及鼻窦感染。反复发作的急性扁桃体炎使实质性结构增生或纤维蛋白样变性,瘢痕形成,扁桃体隐窝阻塞,细菌与炎性渗出物充塞其中且引流不畅,从而导致慢性扁桃体炎发生。

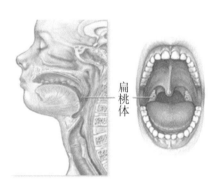

扁桃体

二、一般表现

　　(1)检查:扁桃体和舌腭弓呈弥漫性充血,隐窝口有反复发作的咽痛且有易感冒或扁桃体周围脓肿的病史。平时症状多不明显,但常有急性发作病史。

　　(2)常有咽干、发痒、异物感、刺激性咳嗽、口臭等轻微症状。如扁桃体过度肥大,可能出现呼吸、吞咽或言语共鸣障碍,若儿童伴有腺样体肥大,可引起鼻塞、打鼾及中耳炎。

　　(3)常有消化不良、头痛、乏力、低热等症状。

　　(4)可见黄、白色干酪样点状物,这些点状物有时需用压舌板挤压舌腭弓才能自隐窝内排出。

三、需要切除的扁桃体类型

　　(1)急性扁桃体炎反复发作,每年4～5次以上。

（2）有扁桃体周围脓肿病史。

（3）扁桃体过度肥大，妨碍吞咽、呼吸，导致营养障碍。

（4）风湿热、肾炎、关节炎、风心病等，疑扁桃体为病灶。

（5）因扁桃体增殖腺体肥大，影响咽鼓管功能，造成分泌性中耳炎，经保守治疗无效。

（6）白喉带菌者，经保守治疗无效。

（7）不明原因的长期低热，而扁桃体又有炎症存在时。

（8）各种扁桃体良性肿瘤，对恶性肿瘤则应慎重选择病例。

四、手术禁忌

（1）年龄：除非病情确实需要及时手术，一般5岁以后才考虑手术。

（2）扁桃体及咽部急性充血或急性扁桃体炎消退时间不长者，宜等待3～4周后进行手术，以免术后出血及感染。

（3）在风湿疾患或急性肾炎过程中，如需切除扁桃体，需在风湿发病后4～6个月，肾炎4～6周后，病情缓解即可手术治疗。如患者长期服用乙酰水杨酸、水杨酸钠或肾上腺皮质激素（强的松等），宜在停药后2个月再行手术。

（4）急性传染病，如脊髓灰质炎流行时，易感儿应避免扁桃体切除术。妇女月经期及月经前期不宜手术。

（5）患者家属中免疫球蛋白缺乏或自身免疫疾病的发病率高者。白细胞计数低于3000/mm³者，不宜手术。

（6）活动性肺结核、糖尿病、血液病（如血友病、紫癜、白血病、贫血等）、患肝炎后1年之内，均为手术禁忌证。

五、术前的注意事项

（1）注意适当休息，避免过度疲劳，预防感冒。

（2）手术前一天男同志刮胡子，以免伤口感染。手术前女同志剪指甲，避免涂指甲油（影响术中和术后的心电监护的血氧饱和度测定）。

（3）协助医生进行术前检查，排除手术禁忌证。

（4）保持口腔清洁，术前3天开始漱口液含漱，每天4～6次。如有感染，术前遵医嘱应用抗生素治疗3天。

（5）减轻紧张情绪，术前晚注意睡眠，必要时可服用镇静剂帮助睡眠。

（6）术日晨禁食，更换手术衣裤，解大小便，并术前用药。

六、术后的注意事项

（一）防止出血

（1）嘱卧床休息，全麻未苏醒的，可取侧俯卧位，头偏向一侧。全麻清醒后及局麻的可取半卧位。

（2）手术当日尽量少说话，避免咳嗽，以免引起伤口出血。轻轻地吐出口腔分泌物，不要咽下。

（3）术后常规心电监护2～3小时，密切观察生命体征，注意神志、面色及口腔内分泌物的颜色、量，注意麻醉未清醒者有无频繁吞咽动作，如口腔内吐出鲜红色液体，可能出血，应立刻报告医生。

（4）不要吃辛辣、生硬和过热的食物，漱口时冲洗力度不可过大，以免损伤创面而引起出血。

（5）在手术后的24小时内，由于伤口尚未完全长好，时有一些渗出的血液混在口水中吐出，这是正常的现象。如果发现口中不时有血吐出，说明伤口有出血现象。最简单的办法是冷敷法，贴敷在前额部和头颈两侧。如果口中血块吐个不停，且数量越来越多，那就得汇报医生，做进一步止血处理。

（二）减轻疼痛

扁桃体手术后会有不同程度的疼痛产生，属于正常现象。为帮助止痛，可以听音乐、看电视分散注意力，也可适当地含用冷饮料，用冰块、冰袋或浸有冰水、冷水的毛巾、布块贴敷在颈部两侧，减轻疼痛。用手按捏或针刺合谷穴，也可起到一定作用。必要时遵医嘱给予镇痛药。

（三）预防感染

术后当天用温凉的开水漱口，术后次日开始用漱口液漱口，保持口腔清洁。术后次日创面会形成一层具有保护作用的白膜，勿用力擦拭，以免出血和感染。遵医嘱应用抗生素预防感染。

七、鼓励进食

如无出血，局麻术后2小时、全麻清醒后6小时可摄入冷流质饮食，如粥油、牛奶、豆浆、麦乳精、营养汤、藕粉、雪糕、冰砖等，次日改为半流质饮食，如烂面条、蛋汤、馄饨皮、粥等，3日后可摄入软食，2周内忌摄入硬食及粗糙的食物。因创面疼痛,可少量多餐,鼓励进食。

八、出院后的注意事项

（1）加强身体锻炼,增强体质,预防感冒,勿与上呼吸道感染患者接触。

（2）注意休息,劳逸结合,生活要有规律,戒烟酒。

（3）保持良好的心态,术后1个月内避免做剧烈运动和摄入硬、粗糙及刺激性的食物。

（4）保持口腔卫生,进食前后用温盐水或漱口液漱口,预防口臭及感染。

（5）由于术中误咽入一些血液,术后解出黑色大便是正常现象,在4~5天内将恢复正常。

（6）术后24小时扁桃体窝即可有白膜生成,7~8天白膜脱落时,口腔内分泌物带有少量血丝属于正常现象,无须担心。

（修订日期:2017-02-15）

第五节　声带息肉

声带息肉是指发生于一侧声带的前中部边缘的灰白色、表面光滑的息肉样组织,多为一侧单发或多发,有蒂或广基,常呈灰白色半透明样,或为红色小突起,有蒂者常随呼吸上下移动,大者可阻塞声门发生呼吸困难,影响发音。位置多位于声带前中三分之一交界处,一般小儿出现声带小结可以暂不处理,成人出现小结或者息肉一般要通过手术治疗。

一、发生原因

声带息肉多为发声不当或过度发声所致,也可为1次强烈发声之后所引起,所以本病多见于职业用声或过度用声人群,如教师、销售人员、歌唱演员、喜欢大喊大叫人员,成人、儿童均可患病。或者是因为长期慢性刺激,如长期吸烟可诱发,又或者继发于上呼吸道感染。

二、一般表现

（1）声嘶:轻者发生间歇性嗓音改变,发声容易倦,音色较闷暗、毛糙,发高音一般较困难,唱歌时容易走调等表现。重症者会表现出沙哑,甚至失音。

（2）异物感:声带息肉常伴随有咽喉干燥不适、发痒、异物感的感觉,用声过多时会出现喉痛,严重者可伴有呼吸困难。

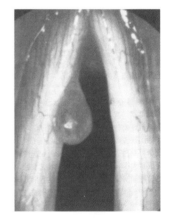

三、治疗方法

1. 一般治疗

（1）积极治疗呼吸道感染性疾病,避免过度用嗓子,在患有急性喉炎、月经期间尤其注意。

（2）举重用力时，切勿屏气过猛、过久，以免声带过于紧张用力。

（3）早期患者应严格噤声2～3周，手术治疗后应严格噤声1周，创口恢复后应立即进行发声训练，矫正不正确的发声方法，防止复发。

2. 局部治疗

（1）蒸汽或雾化吸入，使用布地奈德、安息香酊、薄荷醑或碘化钾、苏打水治疗。

（2）使用洗必泰或含碘喉片含化。

3. 手术治疗

较大或已纤维化的声带小结和长期声带息肉，经过声带休息、发声训练和药物治疗无效时，应采取手术的方法进行治疗。目前，可采用的手术方法主要有：①在局部麻醉下通过间接喉镜将声带小结或声带息肉切除。②在光导纤维喉镜下运用等离子将声带小结或声带息肉去除。由于早期的声带癌和有些声带息肉用肉眼难以鉴别，因此，对切除的声带息肉应做相应的病理检查。对在局部麻醉下不能配合治疗的患者，应采取全身麻醉的方法对其进行手术治疗。③支撑喉镜下切除术。手术要注意双侧声带前部黏膜不能同时损伤，否则可造成声带粘连。

四、危害性

1. 癌变率高

声带息肉的致命杀伤力在于突发癌变。从20世纪80～90年代，因形成的声带息肉的性质不同，癌变率逐渐增高。而在癌变中及癌变后，许多息肉患者没有不适的感觉。在不知不觉中发展，在不知不觉中癌变，这也是息肉最可怕的特点。

2. 发病率逐渐增高

声带息肉多为发声不当、过度发声所致，也为1次强烈发声之后所引起，本病也可继发于上呼吸道感染。慢性喉炎的各种病因，均可引起声带息肉，特别是长期用声过度、用声不当，有着极其重要的激发因素，如大喊大叫的人，成人、儿童均可患病。

3. 隐蔽攻击性强

声带小结、声带息肉皆是慢性喉炎的一种类型，其病因与慢性喉炎相同。小结位于双侧声带前、中1/3汇合处，呈灰白色点状突起。息肉多为一侧单发多发,有蒂或广基,常呈灰白色半透明样,为红色小突起,有蒂者常随呼吸上下移动,大者可阻塞声门发生呼吸困难,影响发音。

五、术后的注意事项

(1) 全麻术后6小时或局部麻醉术后2小时后,可以摄入软食。

(2) 注意保持口腔清洁,餐后要用冷开水漱口,避免剧烈咳嗽。

(3) 手术后2周内不要说话,使声带充分休息,减轻声带充血水肿,建议要说话时可以用笔写着交谈。

(4) 如果咽喉有液体往下流想吞咽时,应将其吐出,以便观察是否出血。

六、出院后的注意事项

(1) 注意休息,预防上呼吸道感染,感冒期间尽量少说话,使声带休息,同时积极治疗。

(2) 不能使声带过度疲劳,避免长时间畅谈。

(3) 一旦出现声哑,应停止发声说话,尽量不咳嗽,即使咳,也应轻咳微咳。

(4) 多饮温开水,饮食不宜过烫或过冷。

(5) 夏天少食冷饮,冬天远离熔炉和取暖设施。

(6) 术后应禁烟酒,避免粉尘、烟草及有害气体刺激,忌辛辣刺激性食物,注意保护嗓子,注意正确的发音方法,避免长时间用嗓后高声喊叫,纠正不良的发音习惯,防止术后复发。

(修订日期:2017 - 02 - 15)

第六节 鱼刺卡喉的急救

鱼是我们餐桌上的美味食物,可往往肉质越细腻鲜美的鱼,越是多刺,成人可凭借经验将鱼刺挑干净,可孩子尚不具备这项技能,所以在给孩子吃鱼时,一定要多加注意。万一孩子不慎被鱼刺卡住,一定要用正确的方法处理,否则后果不堪设想!

一、如何处理儿童被鱼刺卡喉的情况

(1)家长应该在光线明亮处让孩子尽量张开嘴,用手电筒查看鱼刺的位置,如果鱼刺位置很近,可在家人帮忙稳住孩子头部的情况下,用镊子将鱼刺取出。

(2)如果鱼刺位置很深,应立刻送医救治,期间不要吃任何东西,以免鱼刺进入食道,增加取出鱼刺的难度。

(3)家长自行将鱼刺取出后,孩子的喉咙处还会留有刺痛的感觉,所以需要等待观察一下,如果孩子仍感到不适,一定要到医院请医生诊治。切忌使用喝醋或是吞咽馒头的方法处理鱼刺卡喉!

(4)切记:鱼刺卡喉与异物卡喉是两个概念,鱼刺因其尖锐多卡于口咽及食道上段,其后果多为造成疼痛及后续外力(如吞咽)导致的撕裂伤甚至戳破大血管,而异物卡喉多为异物阻塞气道造成的呼吸困难及窒息,异物卡喉可以通过咳嗽和海默立克法进行自排或急救,但海默立克法绝对不适用于鱼刺卡喉!

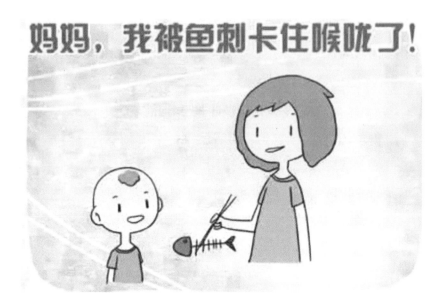

二、温馨提示

（1）家长应尽量选择鱼刺少的鱼品种给孩子食用。

（2）只给孩子吃鱼腹部位的鱼肉。

（3）精心为孩子挑出所有鱼刺。

（4）教会孩子剔鱼刺的方法,鼓励孩子慢慢学习。

（修订日期:2017 - 02 - 15）

第七节　鼻出血的处理

一、原因

　　鼻出血亦称鼻衄,常由全身或局部病变或外伤引起,也可因气候变化、鼻炎、高血压或因月经期间代偿性出血引起,也可见于某些疾病或因用指抠鼻不良习惯引起。如鼻的外伤、炎症、挖鼻、鼻中隔偏曲、鼻咽癌、高血压、肝硬化、维生素K和维生素C缺乏等。

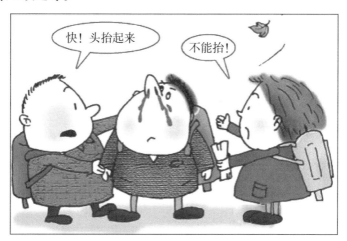

二、主要症状

　　少量血呈点滴状,大量时可堵住鼻孔,血常经咽入胃。反复出血大于500mL时,可出现头晕、口渴、乏力、面色苍白;失血量在500～1000mL时,可出现出汗、血压下降、脉搏快而无力;出血1500mL以上则出现休克征象。患者的恐惧易引起血压升高,加大出血量。

三、如何判断

(1) 是一侧还是两侧出血：一侧出血多由于局部原因引起。两侧出血多见于儿童、青年，由外伤、鼻炎、维生素缺乏引起。鼻后部出血多见于老年人、高血压动脉硬化者。

(2) 出血部位：鼻中隔前下方出血为毛细血管破裂。下鼻道后方出血为静脉丛破裂。鼻中隔底部出血者压上唇时血止，放松又出。中鼻甲上方出血为蝶腭动脉破裂。

四、如何急救

(1) 患者坐在椅子上头后仰，医者用拇指、示指紧捏鼻翼5～15分钟，令患者张口呼吸。

(2) 用冷水冲洗鼻腔或把浸湿的毛巾、冰块(用手巾包住)敷于前额和鼻部，每隔5～10分钟更换1次。

(3) 出血多者用纱布、脱脂棉或普通棉花在1%麻黄素液中浸湿，用镊子(禁用筷子)轻轻填入鼻腔，稍紧一些，以便压迫出血点。持续3～5小时可止血。

(4) 可将云南白药撒在棉球上塞入鼻腔。

(5) 用0.1%肾上腺素液棉片放于出血的鼻腔，1分钟后，将凝血块清除，以便寻找出血点。寻找出血点是为了更好地止血，临场不易办到，先用上述简易办法止血。

五、鼻出血的健康指导

(1) 避免用力擤鼻、重体力劳动和运动，打喷嚏时张开嘴以减小鼻腔压力，避免使用含有水杨酸钠的药物。

(2) 鼻出血要以预防为主，平时不挖鼻，有相关的全身性疾病或鼻部疾病应积极治疗。

(3) 鼻腔黏膜干燥时应注意增加液体摄入，增加居住空间的湿度。

(4) 饮食中要有新鲜蔬菜水果以增加维生素的摄入，不偏食，忌辛辣刺激食物，戒烟酒。保持大便通畅。

(5) 少量出血可自行处理，如一次性出血量较多，应立即到医院就诊。

(修订日期：2017 - 02 - 15)

第十四章
皮肤科疾病教育

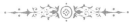

第一节　药疹

药疹又称药物性皮炎,是指药物经各种途径进入人体内引起的皮肤、黏膜炎症反应。药物进入人体内最常见的途径为口服和注射,其他途径有灌注、滴眼、滴鼻、漱口、含化、喷雾、吸入、熏药、冲洗、电离子导入等。

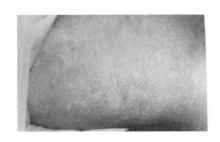

一、表现

1. 固定型药疹

固定型药疹常由解热镇痛类、磺胺类或巴比妥类等药物引起。皮疹为圆形或类圆形的水肿性暗紫红色斑疹,重者红斑上可出现水疱或大疱,黏膜褶皱处易糜烂、渗出,甚至继发感染而出现溃疡,产生痛感。

2. 荨麻疹型药疹

荨麻疹型药疹较常见,多由血清制品(如破伤风或狂犬病疫苗)、呋喃唑酮、青霉素等引起。临床表现与急性荨麻疹相似,但持续时间较长,同时可伴有血清病样症状,如发热、关节疼痛、淋巴结肿大、血管性水肿甚至蛋白尿等。

3. 麻疹样或猩红热样药疹

麻疹样药疹为散在或密集、红色针头至米粒大的斑疹或斑丘疹,对称分布,可泛发全身,以躯干为多,类似麻疹,严重者可伴发小出血点。猩红热样药疹初起为小片红斑,从面、颈、上肢、躯干向下发展,于2~3日内可遍布全身,并相互融合,伴面部四肢肿胀。酷似猩红热的皮疹,可伴发热等全身症状,多有明显瘙痒,末梢血白细胞可升高,一过性肝功能异常。

4. 湿疹型药疹

皮疹为大小不等红斑、丘疹、丘疱疹及水疱,常融合成片,泛发全身,可有糜烂、渗出、脱屑等。全身症状常较轻,病程相对较长。

5. 紫癜型药疹

轻者双侧小腿出现红色斑点或瘀斑,散在或密集分布,可略微隆起,压之不褪色,有时可伴发风团或中心发生小水疱、血疱。重者四肢躯干均可累及,可伴有关节肿痛、腹痛、血尿、便血等,甚至有黏膜出血、贫血等。

6. 多形红斑型药疹

皮损为豌豆至蚕豆大圆形或椭圆形水肿性红斑、丘疹,境界清楚,中心呈紫红色,虹膜现象阳性,常有水疱。可伴高热、外周血白细胞数量升高、肝肾功能损害及继发感染等,为重型药疹之一,病情凶险,可导致死亡。

7. 大疱性表皮松解型药疹

皮损为弥漫性紫红或暗红色斑片,迅速波及全身。严重者常因继发感染、肝肾功能衰竭、电解质紊乱、内脏出血、蛋白尿甚至氮质血症等而死亡。

8. 剥脱性皮炎型药疹

剥脱性皮炎型药疹为重型药疹之一。全身出现大量鳞片状或落叶状脱屑,手足部则呈手套或袜套状剥脱。头发、指(趾)甲可脱落(病愈可再生)。口唇和口腔黏膜红肿,或出现水疱、糜烂、疼痛而影响进食。眼结膜充血、水肿、畏光、分泌物增多,重时可发生角膜溃疡。

二、治疗要点

(1)停用一切可疑致病药物。

(2)病情轻微时可选用1~2种抗组胺药物,多饮水,促进体内药物及其代谢产物的排泄。

(3)早期足量抗过敏治疗,预防和积极治疗并发症。

(4)对重症者可试用静脉丙种球蛋白。

(5)注意及时纠正水电解质紊乱的情况。

(6)对重症全身情况极差者可以输新鲜血或血浆。

(7)及时正确处理其他脏器损害,如药物性肝炎。

三、健康指导

(1)重症药疹患者,保持创面清洁,遵医嘱外用药膏或湿敷,减少探视,避免交叉感染,必要时安置单间病房,保持适当的温度、湿度,病室紫外线消毒早晚各

1次,每次30~60分钟。

（2）饮食方面,鼓励多饮水,要摄入高蛋白、高热量、富含维生素的食物,禁食生、冷、硬或不洁食物。

（3）卧床休息,多喝开水及输液可加速过敏药物的排泄。

（4）注意口腔、会阴卫生。

四、出院指导

（1）不要接触已确认致敏的药物,每次看病时应告诉医生勿用该药。

（2）出院后遵医嘱继续服药,必要时到医院复诊,不私改剂量及停药。

（3）应用青霉素、血清制品等药物时,按规定做皮试。

（4）用药后一旦出现皮疹瘙痒,应立即停药,及时到医院就诊。

（修订日期:2017 - 02 - 15）

第二节　湿疹

湿疹是由多种内、外因素共同作用引起的一种具有明显渗出倾向的急性、亚急性或慢性过敏性炎症性皮肤病。临床上急性期皮损以丘疱疹为主,有渗出倾向,慢性期以苔藓样变为主,病情易反复发作。

一、表现

根据病程和临床特点,湿疹可分为三大类,从临床上看,湿疹可以从任何一个阶段开始发病并向其他阶段演变。

1. 急性湿疹

好发于面、耳、手、足、前臂、小腿外露部位,严重者可弥漫全身,常对称分布。皮损呈多形性,常表现为红斑基础上的针头至粟粒大小丘疹、丘疱疹,严重时可出现小水疱,常融合成片,境界不清楚,皮损周边丘疱疹逐渐稀疏,常因搔抓形成点状糜烂面,有明显渗出。自觉瘙痒剧烈,搔抓、热水洗烫后加重皮损。如继发感染则形成脓疱、脓液、脓痂,淋巴结肿大,甚至出现发热等全身症状;如合并单纯疱疹病毒感染,可形成严重的疱疹性湿疹。

2. 亚急性湿疹

因急性湿疹炎症减轻或不适当处理后病程较久发展而来。表现为红肿及渗出减轻,但仍可有丘疹及少量丘疱疹,皮损呈暗红色,可有鳞屑及轻度浸润。仍自觉有剧烈瘙痒。再次暴露于致敏原、新的刺激或处理不当可导致急性发作,如经久不愈,则可发展为慢性湿疹。

3. 慢性湿疹

由急性湿疹及亚急性湿疹迁延而来,也可由于刺激轻微、持续而一开始就表现为慢性化。好发于手、足、小腿、肘窝、股部、乳房、外阴、肛门等处,多对称发病。表现为患部皮肤浸润性暗红斑上有丘疹、抓痕及鳞屑,局部皮肤肥厚、表面粗糙,有不同程度的苔藓样变、色素沉着或色素减退。自觉亦有明显瘙痒,常呈阵发性。病情时轻时重,延续数月或更久。

4. 几种特殊类型的湿疹

（1）手部湿疹。

（2）乳房湿疹。

（3）外阴、阴囊和肛门湿疹。

（4）钱币状湿疹。

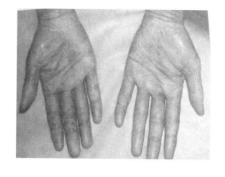

二、治疗要点

应尽可能寻找该病发生的原因,避免各种外界刺激,避免易过敏和有刺激的食物。

1. 内用药物治疗

目的在于抗炎、止痒。可用抗组胺药、镇静安定剂等,一般不宜使用糖皮质激素;急性期可用钙剂、维生素C、硫代硫酸钠等静注或普鲁卡因静脉封闭;有继发感染者加用抗生素。

2. 外用药物治疗

应充分遵循外用药物的使用原则。急性期无渗液或渗出不多者可用炉甘石洗剂皮质激素霜,渗出多者可用3%硼酸溶液做冷湿敷;亚急性期可选用糖皮质激素乳剂、糊剂,为防止和控制继发性感染,可加用抗生素;慢性期可选用软膏、硬膏、涂膜剂。顽固性局限性皮损可用糖皮质激素做皮损内注射。

三、健康指导

（1）向患者详细介绍瘙痒的特点、搔抓的弊端,避免摩擦、搔抓刺激患处,防止由搔抓引起皮疹增多、瘙痒加剧。指导患者观察引起瘙痒的因素并学习排除方法,晚间睡眠前患者戴手套,避免无意识搔抓而引起皮疹加重。

（2）避免刺激性和易致敏食物,忌食辛辣食物及酒、浓茶和鱼虾、海鲜、牛奶等,多吃瓜果蔬菜,以清淡、富含营养的食物为主。

（3）注意卫生,保持皮肤清洁,温水洗浴,减少清洁品、化妆品等对皮肤的刺激。

（4）保持被褥清洁、柔软,穿棉质宽松内衣,避免毛织物直接与皮肤接触。

四、出院指导

（1）注意自我保健，出院后合理安排生活和工作，保证充足的睡眠和愉快的心理状态。室内保持一定温度，不宜过暖。衣服应经常更换，保持清洁。

（2）饮食宜清淡，忌食酒、鱼虾等能诱发本病的食物。

（3）指导患者出院后按医嘱继续坚持内服药和外用药治疗。

（4）避免各种外界刺激，如热水洗澡、过度搔抓；避免接触一切可疑致敏因素，如化妆品、寒冷等。

（5）服用抗组胺药物的患者，可能发生头晕等不良反应，应注意安全，严防下床活动时摔伤。慎服安眠药，以防引起过敏反应。

（6）必要时到医院复查，出现复发现象应早治疗，不要轻视或延误治疗。

（修订日期：2017 - 02 - 15）

第三节　荨麻疹

急性荨麻疹俗称风疹块,是由于皮肤、黏膜小血管反应性扩张及渗透性增加而产生的一种局限性水肿反应,临床表现为风团,伴有明显的瘙痒。

一、表现

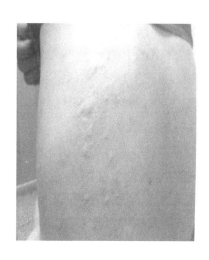

皮肤突然发痒,出现大小不等的红色风团,呈圆形或不规则形逐渐扩大,皮肤表面凹凸不平,呈橘皮样外观,融合成片。数小时后迅速消退,但又不断成批出现。病情严重者可伴有心慌、烦躁甚至血压降低等过敏性休克样表现,胃肠道黏膜受累可出现腹痛、腹泻,恶心呕吐,累及喉头支气管则出现呼吸困难,甚至窒息。感染引起者可出现寒战、高热、脉速等全身中毒症状。

二、治疗要点

治疗原则为抗过敏和对症治疗,但首先应去除病因。

(1)可酌情选用抗组胺药,维生素C、钙剂能降低血管通透性。

(2)病情严重且伴休克、喉头水肿及呼吸困难者应立即抢救。

三、健康指导

(1)寻找和去除一切可能引起或加重本病的原因。如是药物引起的,必须停用该药;如为感染引起的,必须尽快控制感染,积极治疗原发病。避免和动、植物亲密接触。

(2)避免精神刺激,解除精神负担。

（3）注意皮肤卫生，勤换内衣。

（4）养成良好的生活习惯，应戒烟和浓茶，不饮咖啡，不摄入有刺激性的食物（特别是鱼虾、蟹、蛋等），防止诱发或加重病情。

（5）发病期间，饮食清淡，多补充维生素，忌食辛辣食物及酒等，多吃蔬菜。酌情给予半流食或软食，嘱患者多饮水，保持排便通畅。

（6）根据本病的发病特点，让患者掌握自己的发病规律，复发后及时到医院就诊，不要轻视或延误治疗。

（7）必要时可做过敏源测定，不要接触已确认的过敏性食物和药物。

四、出院指导

（1）避免用力搔抓致使皮肤破损，防止感染；患儿应包手，夜间加以约束。

（2）避免冷热环境刺激、情绪激动、剧烈运动等。

（3）家里保持清洁，防止患者吸入灰尘加重过敏。

（4）指导患者饮食清淡，忌鱼虾及辛辣食物，忌暴饮暴食。

（5）向患者提供疾病知识，使其了解可能出现的症状并增强耐受性。

（修订日期：2017 - 02 - 15）

第四节 带状疱疹

带状疱疹民间俗称"盘腰蛇""蛇丹""蜘蛛疮",是由水痘-带状疱疹病毒感染引起的一种以沿周围神经痛为特征的病毒性皮肤病。当机体免疫力下降如劳累、感染、感冒、使用免疫抑制剂后,易发病。

一、表现

如轻度发热、疲倦、无力、全身不适、食欲不振、局部皮肤灼痛及瘙痒感、神经痛等。一般2~4天内开始发疹,也有7~10天后发疹者,在受损神经分布区域发生不规则的红斑,继而出现多数成群簇状的粟粒至绿豆大小的疱疹,迅速形成水疱,疱壁紧张透明发亮。一般发病后不断出现新皮疹,数日后疱液混浊化脓或部分破溃形成溃疡。水疱亦可形成大疱,间有血疱,有继发感染时可形成脓疱。

二、治疗要点

带状疱疹患者应休息,避免摩擦患处,防止感染。可应用镇静药、镇痛药。

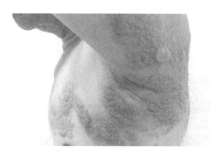

1. 抗病毒治疗

用于病情重的带状疱疹患者,尤其是眼部带状疱疹患者。在起病4天内,首先用阿昔洛韦疗程治疗7~10天,也可选用阿糖腺苷、α-干扰素等。

2. 外用药

以干燥、消炎为主,疱疹未破时可使用炉甘石洗剂、阿昔洛韦乳膏,疱疹破溃后可用硼酸湿敷。

3. 防止并发症

皮肤继发感染时加用抗生素。

4. 物理治疗

氦氖激光照射、紫外线照射及频谱电疗等。

三、健康指导

（1）减轻心理负担，保持乐观情绪。只要配合治疗，皮损会痊愈，而且不会留下疤痕。

（2）饮食宜清淡可口，注意色、香、味的调配以促进食欲。

（3）鼓励患者多进食，最好不要因疼痛而影响食欲。少吃多餐，保证机体需要。

（4）眼部带状疱疹和疼痛剧烈时，最好卧床休息，给予镇痛剂或镇静剂，以保证充足的睡眠。

（5）内衣以松软棉质为好，并保持清洁，勤洗手、剪指甲，避免抓挠磨破局部皮肤，防止皮损面感染。

四、出院指导

（1）皮疹瘙痒时忌搔抓。

（2）保持生活规律，加强锻炼，提高机体免疫力。

（3）后遗神经痛的患者应保持情绪乐观，要有坚强毅力和耐受能力，疼痛经数月或半年后可消失。

（修订日期：2017 - 02 - 15）

第五节 丹毒

丹毒是乙型溶血性链球菌所引起的成片红肿的急性炎症。患处可有水疱或大疱,甚至发生坏疽。患者有发热等全身症状。

一、表现

好发于面部、小腿、足背等处,多为单发。经2~5天的潜伏期后,突然急性发病,伴有高烧、寒战、头痛及呕吐等全身症状。初起的皮疹为一个有灼热感的红斑,而后迅速向周围蔓延成为一片红色损害。局部红、热、肿,有触痛,表面紧张而有光泽,轮廓鲜明可分,严重时患部可发生水疱和大疱,甚至发生坏疽,皮肤由发红变成暗红及青黑色,以后皮肤组织坏死脱落,露出皮下组织;败血症可使患者短期内死亡。

二、治疗要点

(1)需卧床休息,抬高患肢。

(2)内用药:抗生素治疗,一般10~14天为1个疗程,在皮损消退后,应维持一段时间。治疗复发性丹毒比治疗急性丹毒用药时间要长些,不要停药过早,以预防复发。

(3)局部用药:可用25%~50%硫酸镁或0.5%呋喃西林湿敷,再外用抗生素软膏,如诺氟沙星软膏,也可用紫外线、超声波、红外线照射。

三、健康指导

(1)注意抬高患处,避免局部压迫受累。对于小腿部丹毒,可抬高患肢;对于颜面部丹毒,应采取半卧位使患处朝上。

（2）不要紧张。减轻患者心理负担,积极配合治疗。

（3）皮损护理。注意局部皮肤清洁,可用25%～50%硫酸镁或0.5%呋喃西林液湿敷。颜面部丹毒注意口腔、鼻腔及外耳道的护理,可给予漱口液、洗鼻剂、滴耳剂等药物进行局部治疗护理。

（4）对症处理。体温超过38.5℃时应及时给予降温处理。对疼痛患者可分散其注意力,严重者可使用镇痛药;对全身症状明显者应密切观察病情发展,防止出现脓毒血症。

四、出院指导

（1）提醒患者讲究卫生,勤洗手,勤剪指甲,保持皮肤清洁,避免搔抓。

（2）积极预防和处理慢性疾病,如扁桃体炎、龋齿、手足癣等。

（3）有皮肤溃疡、外伤,要及时处理。

（修订日期:2017－02－15）

第十五章
感染性疾病教育

第一节　肺结核

肺结核是由结核杆菌侵入人体所引起的疾病。人体的任何器官均有可能受感染,如肺部、脑膜、肠、生殖器、骨骼、淋巴结等,其中以肺部最多,约占90%。最主要的感染原因是吸入肺结核患者飞沫中的结核杆菌,而不是营养不良或肺部受伤,也不会遗传。

一、肺结核是不是都会传染?

不是。肺结核可分为开放性(占1/10)与非开放性(占9/10)两种。

开放性肺结核患者是指痰内含有结核杆菌会传染给别人,需采取隔离措施。

非开放性肺结核患者是指痰内含少量结核杆菌,不会传染给别人,不需采取隔离措施。

二、肺结核的传染过程

肺结核主要是由飞沫传染(空气传染)的。当开放性肺结核患者咳嗽、打喷嚏时,含结核杆菌的痰液散到空气中,正常人吸入后,使肺感染结核杆菌。

三、症状

可能出现的症状:①早期或病情较轻时没什么症状;②长期的咳嗽、咳痰;③感觉疲倦、胃口不好;④可能午后发烧、夜间盗汗;⑤严重时会胸痛或咯血。

四、检查肺结核的方法

(1)胸部X光检查可早期发现不正常的病变。

(2)验痰:取痰液做涂片或培养。

(3)结核菌素皮肤试验:阳性表示已受到感染或卡介苗反应仍强。

五、治疗方法

开放性肺结核患者只要给予有效治疗后，均可变成不具传染性的非开放性肺结核患者，但非开放性肺结核患者若不接受治疗或治疗不当，也会变成开放性肺结核患者，进而传染别人。目前治疗肺结核已有各种特效药，可完全治愈肺结核病。一般的治疗通常需要6个月以上的时间，所以患者应该要有恒心，依照医护人员的指示服药，不要以为症

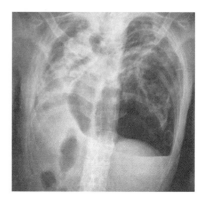

状消失或好转就可停止服药。免疫系统较弱者，例如糖尿病、慢性肺疾病、长期使用类固醇药物、癌症、艾滋病患者等，治疗时间可能需延长9个月至1年。

六、注意事项

1. 患者应注意的事项

（1）开放性肺结核患者在开始接受药物治疗14天内应戴口罩，以避免传染给他人。

（2）按医生指示规则服药，若出现不舒服的症状时，请告知医生，不可私自停药或服用成分不明的偏方。

（3）吸烟者请戒烟。

（4）保持室内空气流通及光线充足。

（5）养成良好的卫生习惯，吐痰时请用卫生纸包好，并集中于垃圾袋绑好。咳嗽或打喷嚏时，应该掩住口鼻。

（6）服用抗肺结核药物1小时后才可进食（因食物会影响药效，所以建议空腹服药）。

（7）适度休息，不可熬夜。

（8）每年定期进行X光检查。按时门诊追踪。

2. 家属应注意的事项

（1）家中如有人感染肺结核，与其常接触的人也应接受X光检查。

（2）照顾开放性肺结核患者，应戴口罩与常洗手。

（3）抗结核药能有效地控制肺结核传染，若照医生指示服药超过2个星期，

则传染力可降低很多,只要患者遵从服药,就不需要限制活动,也不需要和其他人隔离。

（4）协助提醒患者服药及复查。肺结核是一种可治愈的疾病,若早期接受治疗、每天按时服药、不任意停药,几乎有100%的治愈率。完成治疗后,别忘了第1年需每半年复查1次,之后每年复查1次。

（修订日期:2017 - 02 - 15）

第二节　细菌性痢疾

细菌性痢疾是由痢疾杆菌感染引起的。痢疾杆菌是革兰氏阴性菌,不具动力,在普通培养基中生长良好,最适宜温度为37℃,在水果、蔬菜及腌菜中能生存10日左右,在牛奶中可生存24日之久,在阴暗潮湿及冰冻条件下可生存数周。阳光直射对其有杀灭作用,加热至60℃,10分钟即死,一般消毒剂也能将其杀灭。经消化道传播。

一、主要的临床表现

畏寒、发热、腹痛、腹泻、里急后重和黏液脓血便,严重者出现感染性休克,甚至中毒性脑病。

二、细菌性痢疾的护理要点

(1)急性期患者要卧床休息,大便次数频繁的,应用便盆、布兜或垫纸,以保存体力。

(2)饮食:以流食为主,开始的前两天最好只喝水,如淡糖水、浓茶水、果子水、米汤、蛋花汤等。喝牛奶有腹胀者,不喝牛奶。病情好转,可逐渐增加稀饭、面条等,切忌过早给予刺激性、多渣、多纤维的食物。不要吃生冷食品,可适当多摄入生大蒜。

(3)保护肛门:由于大便次数增多,尤其是老人和小孩肛门受多次排便的刺激,皮肤容易溃破,因此每次便后,用软卫生纸轻轻按擦后用温水清洗,涂上凡士林油膏或抗生素类油膏。

(4)按时服药:要坚持按照医嘱服药7~10天,不要刚停止腹泻就停止服药,这样容易使细菌产生抗药性,很容易转为慢性痢疾。

（5）不要过于劳累，腹部要注意保暖，防止着凉感冒，因降低身体抵抗力会使病情加重。要进行力所能及的各种体育锻炼，以增强体质，如散步、做体操、练气功、打太极拳等。

（6）一般采用中西医结合的方法治疗。为提高疗效，也可采取保留灌肠的方法给药，每天治疗1次，一般在便后或饭前进行。

三、预防

从控制传染源、切断传播途径和增进人体抵抗力三方面着手。

（1）早期发现患者和带菌者，及时隔离和彻底治疗，是控制病菌的重要措施。对于从事饮食业、保育及水厂工作的人员，更需做较长期的追查，必要时将其暂调离工作岗位。

（2）切断传播途径，搞好"三管一灭"，即管好水、粪和饮食以及消灭苍蝇，养成饭前便后洗手的习惯。对饮食业、儿童机构工作人员定期检查带菌状态。一发现带菌者，应立即予以治疗并将其调离工作岗位。

（3）保护易感人群可口服依莲菌株活菌苗。该菌无致病力，但有保护效果，保护率达85%～100%。国内已生产多价痢疾活菌苗。

四、出院指导

（1）加强锻炼，早睡早起，生活尽量规律，以增强体质，保持乐观情绪，避免紧张、过度疲劳和受凉。

（2）遵医嘱按时、按量、按疗程检查服药，一定要在急性期彻底治愈，以防转变成慢性痢疾。

（3）告知慢性患者食用生冷食物、受凉或劳累是细菌性痢疾急性发作的诱因，应加以预防。

（4）养成良好的个人卫生习惯，餐前便后勤洗手，不饮生水，不摄入不洁食物，把住"病从口入"关。

（修订日期：2017－02－15）

第三节　感染性腹泻

由感染(细菌、病毒、寄生虫等微生物)引起的腹泻就称为感染性腹泻。其长期危害着人类的健康,在积极治疗的同时,其护理及预防工作也得到临床重视。

一、引起腹泻的原因

腹泻是消化系统疾病最常见的症状,如患胃、肠、胰、胆等方面的许多疾病都可以引起腹泻。

二、主要表现

感染性腹泻的主要表现为脱水的表现:精神烦躁或萎靡,面色发灰或皮肤发花,出冷汗;四肢发冷、脉搏细速、尿量少等休克的表现。有些患者可能有肌肉无力、腹胀、肠鸣音减弱、心律失常等低钾血症的表现。一旦发现上述症状,应该及时告知医师,积极对症处理。此外,还要监测患者的排便情况及伴随症状。

三、饮食注意事项

慢性腹泻病程长,常反复发作,影响食物消化吸收,并造成体内热能过度消耗。为改善营养状况,应给予高蛋白、高热量食物,可采用逐渐加量的方法,如增加过快,食物中的营养素不能被完全吸收,反而加重了胃肠的负担。还应供给低渣饮食,以尽量减少食物在消化后给肠胃等消化道留下的残渣量,从而减少粪便量,并排除机械性的刺激以及任何刺激物质,以减少胃肠道的蠕动,使其获得休息,使患者早日康复。

四、注意事项

(1) 用药过程中应当注意:按时、按量服用治疗药物,在用药过程中,注意药物的不良反应,如口干、视力模糊、心动过速等。

（2）肛周皮肤护理：感染性腹泻患者排便次数多，粪便的刺激会使肛周皮肤糜烂及感染，因此排便后应使用软纸揩拭，清洗肛周，并使其保持清洁干燥，涂无菌凡士林或抗生素软膏，以保护肛周皮肤。

（3）心理护理：主要是针对慢性腹泻的患者。慢性腹泻治疗效果不明显时，患者常会出现担心、焦虑的负面情绪，护理人员应热情地开导、鼓励患者，使其积极地配合检查和治疗。

五、预防工作

（1）要加强宣传教育。搞好卫生常识的普及教育，提高人们的自身防护能力，教育人们要自觉养成良好的个人卫生习惯，做到饭前便后洗手，不吃不洁食物，生吃的瓜果、蔬菜要洗净，严禁生食海产品等。

（2）要管好传染源。医院、门诊部要设立腹泻病专科门诊，对感染性腹泻患者做到早发现、早诊断、早隔离、早治疗；对从事饮食服务、幼儿保育和饮水管理工作的人员要定期为他们做体检，防止慢性患者或病原携带者从事公众服务性工作。

（3）要切断传播途径。要做好"三管一灭"，即管好水、管好饮食、管好粪便，消灭苍蝇。防止"病从口入"，注意手的卫生，养成好的卫生习惯，饭前便后手要洗净；安全卫生用水，不喝生水，生活中应时刻防止饮用水被污染；食品卫生是重点，食物要生熟分开，避免交叉污染；吃剩的食物应及时储存在冰箱内，且储存时间不宜过长；隔餐食品食用前要加热，以热透为准；一些易带致病菌的食物，如螺、贝壳、螃蟹等水、海产品，食用时要煮熟蒸透，同时吃蒜以助杀菌；生吃的瓜果、蔬菜一定要洗净；注意防蝇、灭蟑；避免与腹泻患者密切接触，特别是不要共用餐饮用具；改善水供应的公共卫生措施和环境卫生设备对控制大多数肠道感染是重要的。

（4）要保护易感人群，特别是老人和孩子。统计显示，感染性腹泻是5岁以下儿童死因之一，老年人患感染性腹泻也往往伴随着病症凶险。在特殊季节对老人和孩子可采取预防性服药等措施，有条件的可进行预防接种，如轮状病毒疫苗可有效预防轮状病毒性腹泻。同时，要加强身体锻炼，提高机体免疫力。

（修订日期：2017 - 02 - 15）

第四节　水痘

一、定义

水痘是由水痘 – 带状疱疹病毒引起的急性传染病。原发感染为水痘,潜伏再发则表现为带状疱疹。

二、临床特征

全身症状轻微,分批出现的皮肤黏膜斑疹、丘疹、疱疹及结痂并存。

三、流行病学

水痘患者是唯一的传染源。病毒存在于患儿上呼吸道鼻咽分泌物及疱疹液中,经飞沫直接接触传播。出疹前至疱疹全部结痂时均有传染性,且传染性很强。易感儿(一般为1~6岁)接触后发病率为90%。感染水痘后多可获得持久免疫,复发可以发生带状疱疹。本病一年四季均可发生,以冬春季为主。潜伏期为14~16天,有时达3周。

四、临床表现

(1) 前驱期婴幼儿常无症状或症状轻微。年长儿可有低热、头痛、乏力、食欲不振、咽痛等上呼吸道感染症状。本期持续1~2天。

(2) 出疹期皮疹以红斑疹、丘疹、疱疹、脓疱、结痂顺序演变。疱疹椭圆形,3~5mm,周围有红晕,无脐眼,经24小时,水疱内容物变混浊,壁薄易破,常伴痛痒,愈后多不留疤痕。皮疹连续分批出现,每批历时1~6天,同一时间可见不同性状的皮疹。皮疹呈向心性分布,首发于躯干,后至脸、肩、四肢。部分患儿疱疹亦可发生于口腔、咽喉、结膜和阴道黏膜,破溃后形成溃疡。

五、主要的治疗原则

主要是对症治疗,对免疫功能受损或应用免疫抑制剂治疗的患儿,应及早使用抗病毒药物,如阿昔洛韦,以减轻症状和缩短病程。

六、水痘的护理要点及健康教育

(1) 皮肤的护理:室内温度适宜,衣服宽大柔软、被褥整洁不宜过厚且要勤换洗,以免造成患儿不适,增加痒感。保持手的清洁,剪短指甲,婴幼儿可戴并指手套,以免抓伤皮肤,继发感染或留下疤痕。一般无并发症的水痘皮疹,不需做特殊处理,仅对症治疗。皮肤瘙痒时,设法分散注意力,或用温水洗浴、局部涂0.25%冰片炉甘石洗剂或5%碳酸氢钠溶液,或口服抗组胺药物。疱疹破溃时涂1%甲紫,继发感染者局部用抗生素软膏,或口服抗生素控制感染。皮疹处用治疗仪照射,有止痒、防止继发感染、加速疱疹干涸及结痂脱落的效果。

(2) 降低体温:患儿多仅有中、低度发热,不必用降温药物。同时给予易消化的饮食,做好口腔护理。

(3) 病情观察:水痘临床过程一般顺利,偶可发生播散性水痘、并发肺炎及脑炎,应注意观察,及早发现,并予以相应的治疗及护理。

(4) 避免使用肾上腺皮质激素类药物(包括激素类软膏),因其可使病毒在体内增殖和扩散,使病情恶化。应用激素治疗其他疾病的患儿一旦接触了水痘患者,应立即肌注较大剂量的丙种球蛋白0.4~0.6mL/kg或带状疱疹免疫球蛋白0.1mL/kg,以期减轻病情。如已发生水痘,应争取在短期内递减用量,逐渐停药。

(5) 预防感染的传播:采取呼吸道隔离至疱疹全部结痂或出疹后7日止。保持室内空气新鲜,托幼机构采用紫外线消毒。避免与易感儿接触。对与高危人群接触者,可用丙种球蛋白或带状疱疹免疫球蛋白肌注。

(6) 家庭护理:一般无并发症者可在家治疗护理。做好隔离消毒、皮肤护理,以及病情观察的指导,并注意病程中禁用肾上腺皮质激素。

(修订日期:2017－02－15)

第五节　恙虫病

　　恙虫病又称丛林斑疹伤寒,是由恙虫病东方体所致的急性自然疫源性传染病,因通过恙虫幼虫叮咬传播而得名。

一、流行病学

　　传染源为鼠类,传播媒介为恙螨,易感人群为从事野外劳动、较多接触丛林杂草的人员及青壮年,因其暴露机会多而发病率较高。流行季节:我国多为夏、秋季,见于5～10月,以6～7月为高峰。

二、临床表现

　　其临床表现为突然发病,以高热、淋巴结肿大、皮疹、肝脾肿大以及周围血液血细胞数减少为特征,被恙螨叮咬的部位会出现焦痂或形成溃疡。

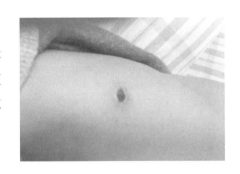

三、健康指导

　　1. 心理护理

　　患者大多来自农村,文化层次相对较低,对本病认识不足,认为自己得了传染病,担心会传染给家人,顾虑心重。根据患者的心理特征、文化层次,有针对性地给予心理疏导,与患者建立良好护患关系。向患者及家属讲解本病的发病原因、传播方式、临床特征及预后等,解释本病在人与人之间不会传播,患病者不必隔离,接触者不必检疫,使患者和家属解除思想顾虑。

　　2. 高热的观察和护理

　　出现高热,体温为39℃以上呈弛张热型,发热伴有畏寒或寒战、头痛、肌肉酸痛、面色潮红等症状。入院后热程为1～7天,因此必须重视发热的护理,细致观察体温改变,以协助医师作出正确的诊断。发热期间隔2～4小时测1次体温,同时观察患者面色。若脉搏和血压有异常,立即报告医师。降温处理以物理降温为主,如冰枕、冰帽、温水浴,避免乙醇擦浴,以免影响观察皮疹和诱发皮下出血。退热时患者大量出汗,应及时更换衣服,以免着凉。保持床单、被单干燥整洁及病房空气新鲜,温、湿度适宜,注意补充营养和水分,鼓励患者多饮水,摄入营养丰富、易消化的流质或半流质,禁吃坚硬食物和刺激性食物,防止消化道出血。

3. 皮肤黏膜焦痂或溃疡的护理

皮肤黏膜焦痂或溃疡对早期诊断十分重要。焦痂直径为0.5～1.5cm,焦黑色,边缘稍隆起,周围有红晕,无痒痛感,无渗液。焦痂分布在腹股沟、腋窝、颈背部、腰部。护理应注意保持焦痂与溃疡部分的清洁,勿强行撕脱焦皮;局部涂抹2%甲紫后用无菌敷料覆盖,防止继发感染;溃疡感染时用2%金霉素眼膏涂于患处,涂2～3次/天,5天溃疡即可愈合。由于焦痂及溃疡是本病的特征性体征,且多分布在气味较浓、较湿润的体表,故在护理中发现焦痂或溃疡等症状时,应及时报告医生,以明确临床诊断。

4. 皮疹的护理

该病皮疹一般见于病程4～6天,为暗红色的斑丘疹,多为充血性,少数为出血性,不痒,直径为0.2～0.5cm,多散发于胸、腹、背并向四肢扩展,但面部较少。手掌和足底阙如,皮疹持续3～7天后消退,可遗留少数色素沉着,因此应密切观察皮疹情况,仔细分析,注意鉴别,及时发现并将情况报告医生给予处理。

5. 并发症的护理

恙虫病的死因多为肺炎、心力衰竭、感染性休克等并发症,特别是老年人、孕妇、有慢性病者(如心血管疾病的患者),而并发症的及时发现和治疗是降低病死率的重要手段。并发肺炎时,定时翻身、拍背、促进排痰;心力衰竭时限制入水量,24小时饮水量一般不超过800mL,控制输液速度,遵医嘱给予强心、利尿、扩血管药物并观察药物疗效。

四、健康教育

(1)告知社区群众认真搞好室内外环境卫生,除杂草、灭鼠、消灭恙螨滋生地,喷洒杀虫剂以消灭恙螨。

(2)指导患者及家属做好个人防护,在恙虫病流行季节避免在草地上坐卧。勤晒衣被。在流行区野外活动时,为了防止恙螨叮咬,应束紧袖领和裤脚,可在外露的皮肤上涂抹5%邻苯二甲酸二甲酯等。

（3）目前尚无可供使用的有效疫苗。进入重疫区的人员,可服用多西环素0.1～0.2g或氯霉素1g,隔日1次,连用4周。

（4）出院后应注意休息,加强营养。少数患者可出现复发,若复发,应及时就诊。

（修订日期:2017－02－15）

第六节 流行性乙型脑炎

流行性乙型脑炎(简称乙脑)是由乙型脑炎病毒引起的以脑实质炎症为主要病变的急性传染性疾病,严重者可死亡或遗留神经系统后遗症。本病经蚊虫传播,流行于夏秋季,多发于儿童。

流行性乙型脑炎患儿往往病情较重,持续高热、脑水肿、惊厥、昏迷是其重要的临床特征。因此,除一般基础护理外,应着重做好持续高热、惊厥、控制脑水肿、意识障碍等几方面的护理。采取有针对性的护理措施有助于改善流行性乙型脑炎预后。

一、如何护理

(1) 持续高热的护理:密切观察体温变化,每2～4小时测肛温1次,要求肛温控制在38℃左右。由于本病发病多数在炎热的夏季,室温较高,不利于患儿的降温处理。因此,应采取使用空调、电扇,室内放置冰块等措施,力求将室温控制在28℃以下。在遵医嘱应用退热药物的基础上,采用冰帽、冰袋冷敷,30%～50%酒精擦浴,4℃左右冰盐水或冰水灌肠等措施进行物理降温。高热伴有四肢厥冷者提示有循环不良,禁用冷敷和酒精擦浴,以免引起寒战反应和虚脱,此时可采用低于患儿体温2℃左右的温水擦浴。在降温期间,每30分钟测肛温1次,同时注意皮肤护理,防止冻伤;当肛温降至38℃左右时,停止降温。对于应用上述降温措施后体温仍持续不退的患儿,可采用亚冬眠疗法。在用药之前应注意补足血容量,用药过程中避免搬动患儿,密切观察患儿体温、呼吸、脉搏、血压等变化。

(2) 避免舌头咬伤:将患儿头侧向一侧,头部抬高15°～30°,及时清除呼吸道分泌物,保持呼吸道通畅,同时予以吸氧;建立静脉通路,遵医嘱予安定等止惊药物;密切观察患儿的病情变化,记录患儿抽搐发作的次数、类型、持续时间及伴随症状。

（3）控制脑水肿：根据病情使用甘露醇静脉滴注，随病情好转逐渐延长用药间隔时间。甘露醇的输注速度一般以4～5mL/min为宜，过快的输注速度可使单位时间内甘露醇浓度过高，加重肾小管的损害，很可能发生肾功能不全。使用甘露醇的同时，可酌情应用糖皮质激素和(或)速尿。在应用脱水剂时应注意保持患儿水电解质的平衡。

（4）意识障碍的护理：对于有意识障碍的患儿，应将其头侧向一侧，头部抬高15°～30°，及时清除呼吸道分泌物，以避免分泌物吸入呼吸道及舌后坠阻塞呼吸道，保持呼吸道通畅。密切观察患儿昏迷的程度、持续时间。加强皮肤护理，采取每2小时翻身1次、皮肤按摩等措施以避免褥疮的发生。同时加强营养支持治疗，早期静脉内营养，病情稳定后通过鼻饲开始肠内营养。密切观察患儿有无继发感染的表现，除加强无菌操作外，一旦怀疑有感染发生的可能，尽早留取标本进行细菌学检查，为抗生素的合理应用提供依据。

二、乙脑的健康教育

（1）进行预防乙脑的知识教育，做好防蚊、灭蚊工作。加强对家畜的管理。对10岁以下儿童进行乙脑疫苗接种。

（2）进行有关乙脑的疾病知识教育。

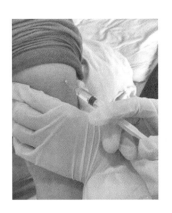

（3）对于乙脑恢复期、后遗症期遗留有精神病、神经症状者，进行康复指导，教会患者家属切实可行的护理措施及康复疗法，如针灸、按摩、语言训练。

（修订日期：2017－02－15）

第七节　流行性出血热

　　流行性出血热是由汉坦病毒引起的自然疫源性传染病,鼠为主要传染源。

　　流行性出血热的临床表现以发热、充血、出血、低血压休克和急性肾衰竭为主要特征,病程发展分为五期:发热期、低血压休克期、少尿期、多尿期、恢复期。

一、治疗原则

　　早期应用抗病毒治疗,中晚期则针对病理生理进行对症治疗。“三早一就”为本病的治疗原则,即早期发现、早期休息、早期治疗和就近治疗。

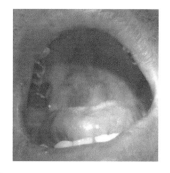

二、传播途径

　　(1) 呼吸道传播:含病毒的鼠类排泄物污染尘埃后形成的气溶胶颗粒通过呼吸道而感染人体。

　　(2) 消化道传播:食用被含病毒鼠类排泄物污染的食物,可经口腔或胃肠黏膜而感染。

　　(3) 接触传播:被鼠咬伤或经皮肤伤口接触带病毒的鼠类血液或排泄物可致感染。

　　(4) 母婴传播:孕妇感染本病后,病毒可经胎盘感染胎儿。

三、病程发展过程中的注意要点

　　(一) 发热期

　　(1) 卧床休息,摄入高热量、易消化的食物。补充足量液体,以利毒素排出。

　　(2) 密切观察体温的变化。一般体温越高,热程越长,则病情越重。因此应随时注意体温的变化,包括体温的高低和热程的长短。高热时,应按高热护理常规,以物理降温(冰敷)为主,不宜用酒精擦浴。忌用强烈发汗的退热药,以防大汗而进一步丧失血容量导致休克。

（3）由于发热期患者血管扩张、充血，眼周围组织及肾充血和水肿，临床出现头痛、腰痛、眼眶痛（一般称为"三痛"）。应嘱患者绝对卧床休息，必要时遵医嘱给予止痛剂。避免按摩肾区疼痛部位，以免发生肾破裂出血。

（4）发热3～4天后体温开始下降，此时要勤观察血压，早期发现低血压以利早期治疗。观测尿量及外观，及时送检，并准确记录24小时出入水量。

（5）由于毛细血管的损害表现为充血、出血和渗出水肿征，患者可表现为醉酒貌和鼻出血、咯血、黑便或血尿。应密切观察患者胃肠道的中毒症状与出血倾向，如有异常，及时报告医生以做好抢救护理工作。

（二）低血压休克期

（1）多数患者发热末期或热退同时出现血压下降，此时应有专人守护，患者取平卧位。注意给患者保暖和氧气吸入，切忌搬动患者。准备抗休克的有关药物与器材，做好抢救准备工作。

（2）密切观察生命体征的变化。注意患者神智、面色以及皮肤温湿度的改变，末梢血液循环情况及脉搏和尿量的变化。

（3）建立良好的静脉通路，保证早期、快速、适量输液。遵医嘱输入液体和扩容药物。应用血管活性药物时应注意滴数，勿致血压过高或过低。定时测量血压，做好记录。

（4）少数顽固性休克患者，由于长期组织灌注不良而出现发绀，并促进脑水肿、急性呼吸窘迫综合征和急性肾功能衰竭的发生，故要做好并发症的观察。

（三）少尿期

（1）少尿期的主要表现是尿毒症、酸中毒和水电解质紊乱，严重患者可出现高血容量综合征，并使出血症状加重。因此，要密切观察病情变化，注意患者的意识变化、消化道症状、出血倾向和呼吸的改变。

（2）注意尿的性质、量、颜色，及时留取标本进行化验。准确记录24小时液体出入量。严格控制进液量，并以口服为主。

（3）应摄入低蛋白饮食，多吃富含维生素B、维生素C、维生素K的食物，少吃钾盐丰富的食物。氮质血症消失后，可逐渐增加含蛋白质及含钾多的食物。

（4）明显氮质血症、高血钾或高血容量综合征患者，可应用血液透析或腹膜透析，透析期间，应按透析常规护理。

（5）密切观察可能发生的尿毒症、高血钾、高血容量综合征、心功能衰竭、肺水肿、脑水肿、出血及继发性感染等并发症。

（四）多尿期

（1）此期为新生的肾小管吸收功能尚未完善，同时尿素氮等潴留物质引起高渗性利尿，使尿量明显增加。护士要仔细做好出入水量的记录和相关化验检查。尽量鼓励患者进食、进水，饮食应给予半流质和含钾食物，量出为入；不能进食者，可以静脉补液，保持水电解质平衡，谨防脱水而发生继发性休克。

（2）防止继发感染。由于免疫功能下降，本期易发生呼吸道和泌尿系统感染，因此，需注意口腔和尿道卫生，必要时做室内空气消毒。

（3）指导患者逐步增加活动量，切勿麻痹大意，以防发生意外。

（五）恢复期

经多尿期后，尿量逐步恢复到2000mL以下，精神、食欲基本恢复。但少数患者可遗留高血压、肾功能障碍、心肌劳损和垂体功能减退等症状。因此，应嘱患者注意休息，一般为1～3个月，补充营养，逐步恢复正常生活和运动。

四、流行性出血热的健康教育

对患者及家属进行健康教育工作，宣传灭鼠为预防本病的关键措施，防止鼠类污染人类所食的食物、水等。在生产劳动中，出现皮肤损伤，应进行消毒、包扎。每年的10～12月为本病的发病高峰期，5～7月为小高峰，此期间更应注意做好灭鼠工作，养成良好的卫生习惯，提高全民健康水平。此病治愈后可终身免疫，无传染性，接种疫苗可预防。

（修订日期：2017－02－15）

第八节　慢性病毒性肝炎

急性乙型肝炎、急性丙型肝炎久治不愈,病程超过半年,多逐渐转为慢性病毒性肝炎。也有很多人感染肝炎病毒后,起病隐匿,发现时已成为慢性肝炎。慢性肝炎传染性较强。甲肝和戊肝一般不会发展为慢性肝炎,但是急性甲肝有迁延不愈的现象。丁型肝炎只能和乙型肝炎同时发生或在患者已经携带有乙型肝炎病毒的情况下才会发生,因为丁型肝炎病毒是一种有缺陷的病毒,它必须依赖乙型肝炎病毒才能繁殖传播,丁型肝炎也可以转变为慢性肝炎。慢性肝炎分为迁延性慢性肝炎和活动性慢性肝炎两类。

一、肝炎的症状表现

1. 迁延性慢性肝炎

患者的症状体征及肝功能改变均不严重,常见症状为乏力、食欲不振、肝区轻微疼痛,偶尔出现黄疸,肝脏轻度肿大,质地可中等硬,轻微压痛。少数患者可有脾肿大。谷丙转氨酶升高或反复升高,其他肝功能试验及蛋白代谢大致正常。其主要病理变化特点为汇管区的细胞浸润,浸润细胞以淋巴细胞、组织细胞为主,中性粒细胞很少。肝实质内可见少量肝细胞变性或点状坏死。但肝小叶完整,没有肝细胞再生结节形成,因而不发展成肝硬化,一般预后良好。

2. 活动性慢性肝炎

临床症状较重,病程经过以病情反复加剧为特征。乏力、厌食、腹胀、肝区痛等症状明显,中等度黄疸,肝大,脾脏常可触及,肝病面容,有蜘蛛痣及肝掌。有肝外系统表现,即关节炎、脉管炎、皮疹、谷丙转氨酶持续或反复升高,蛋白代谢异常,白蛋白/球蛋白倒置,白细胞及血小板减少,并可有贫血。其病理特征为汇管区的慢性炎性细胞浸润及其向周围肝实质内侵入发展,破坏肝小叶界板,肝细胞变性坏死和小叶内间隔形成,随后逐渐出现肝细胞再生结节,病变逐渐向肝硬化转变。一般认为慢性肝炎容易导致肝硬化。

二、慢性肝炎会传染吗?

慢性肝炎大都是具有传染性的,慢性肝炎传染途径与乙型肝炎的传染途径类似,主要为血液、母婴(父婴)、性接触,一般的拥抱、吃饭、一起工作等是不会传染的。

慢性肝炎传染性强,尤其以乙型慢性肝炎分布最为广泛,造成的影响也最大。我国有将近9300万的乙肝病毒携带者,约有三分之一患者有肝损害,徘徊在病毒携带者和慢性肝炎患者之间。所以健康人群应积极接种疫苗,防止被病毒携带者和慢性肝炎患者传染。慢性肝炎患者应积极治疗,多了解一些慢性肝炎常识,以免加重病情或把病毒传染给家人、朋友,造成经济损失。

(修订日期:2017 - 02 - 15)

第十六章
营养治疗与指导

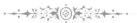

第一节 低嘌呤膳食

低嘌呤膳食是限制膳食中嘌呤含量的一种膳食。嘌呤在体内参与遗传物质核酸的代谢，有重要的生理功能。嘌呤在体内代谢的最终产物是尿酸，如果嘌呤代谢紊乱，血清中尿酸水平升高，或尿酸经肾脏排出量减少，可引起高尿酸血症，严重时会出现痛风症状，此类患者必须限制膳食中的嘌呤含量。

一、适用对象

适用对象为痛风患者及无症状高尿酸血症患者。

痛风、高尿酸血症是一种常见的慢性病，病程较长，在肥胖的中老年人群中发病率较高，其病因可能是由于人体内核蛋白的中间代谢失调，导致体内产生过多的尿酸或者由于肾脏排出尿酸的功能下降而引起血中尿酸增高，从而引起痛风关节炎、痛风结石和肾脏病变等疾病。患有慢性痛风的患者，在精神紧张、过度疲劳、关节损伤、创伤感染、饮食不当等情况下都可诱发急性发作。合理的饮食调理可减少食物性的尿酸来源并促进尿酸排出体外，以防止因饮食不当而诱发急性痛风。

二、配膳原则

限制外源性嘌呤的摄入，增加尿酸的排泄。

（1）限制嘌呤的摄入量：选用嘌呤含量低于150mg/100g的食物。

（2）限制总能量的摄入量：每日摄入总能量应较正常人减少10%～20%，肥胖症患者应逐渐递减，以免出现酮血症而促进尿酸的生成，减少尿酸的排泄。

（3）适当限制蛋白质的摄入量：每日蛋白质的摄入量为50～70g，并以含嘌呤少的谷类、蔬菜为主要来源，或选用含核蛋白很少的乳类、干酪、鸡蛋、动物血、海参等动物蛋白。

（4）适量限制脂肪的摄入量：痛风患者多伴有高脂血症和肥胖症，且体内脂肪堆积可减少尿酸排泄,故应适量限制。脂肪应占总能量的20%~25%,约为40~50g。

(5)合理供给碳水化合物:碳水化合物具有抗生酮作用,并可增加尿酸的排出量,每日摄入量可占总能量的60%~65%。但果糖可促进核酸的分解,增加尿酸生成,应减少果糖类食物如蜂蜜等的摄入。

(6)保证蔬菜和水果的摄入量:尿酸及尿酸盐在碱性环境中易被中和、溶解,因此应多食用蔬菜、水果等碱性食物。

三、注意事项

嘌呤广泛存在于各类食物中,但含量高低不等,需结合病情确定摄入程度,以免出现蛋白质营养不良。

四、食物的选择

(1)宜用食物:严格限制嘌呤者宜用嘌呤含量低于25mg/100g的食物,中等限制的可用嘌呤含量为(25~150)mg/100g的食物。

(2)忌(少)用食物:不论病情如何,痛风患者和高尿酸血症者都忌(少)用高嘌呤食物。

五、常见食物的嘌呤含量总结

1. 含量很少或不含嘌呤、可随意选用的
(1)谷类:精米面、精白面粉、各种淀粉、精白面包、饼干、馒头、面条。
(2)坚果及其他(猪血、海参、海蜇皮、花生、红枣等)。
(3)乳蛋类:各种鲜奶、炼乳、奶酪、酸奶及其他奶制品,各种蛋及蛋制品。
(4)蔬菜类:卷心菜、胡萝卜、青菜、黄瓜、茄子、莴笋、甘蓝、南瓜、西葫芦、冬瓜、番茄、萝卜、土豆、黄芽菜、鸡毛菜、各种薯类。
(5)水果类:各种鲜果。
(6)饮料:淡茶。
2. 嘌呤含量较少的
每周可选用4次,每次不超过100g。
嘌呤含量较少的有芦笋、花菜、四季豆、青豆、菜豆、鲜蚕豆、菠菜、蘑菇、麦片、蟹、牡蛎、鸡肉、羊肉、火腿、麸皮面包。

3. 嘌呤含量较高的

每周可共选用1次，每次不超过100g。

嘌呤含量较高的有扁豆、鲤鱼、鲈鱼、贝壳类水产、猪肉、牛肉、牛舌、小牛肉、鸡汤、鸭、鹅、鸽子、鹌鹑、兔、肉汤、鳝鱼、鳗鱼。

（修订日期：2017 - 02 - 15）

第二节　高血压患者的膳食

一、高血压的定义

高血压定义为未服用抗高血压药的情况下,收缩压≥140mmHg 和(或)舒张压≥90mmHg。

二、高血压患者该怎么吃

1. 减少钠盐

世界卫生组织建议每人每日食盐用量以不超过 6g 为宜。推荐每日食盐用量控制在 5g 以下(一啤酒瓶盖约 6g 盐),可选择低钠盐(含 30%钾),减少酱油的摄入(5mL 酱油＝1g 盐),限制食用腌制品,如榨菜、咸菜、腌肉等。

2. 减少膳食脂肪,补充适量优质蛋白

建议可以适当摄入精肉和一些豆类,以保证蛋白质的摄入。

3. 适当增加钾的摄入量

尽量从自然食物中摄取,可选择粗粮、紫菜、海带、蚕豆、黄豆、青豆、芋头等高钾食物。谷皮、果皮、菜汤中钾的含量也较高。

4. 注意补充钾和钙

蔬菜和水果是钾的良好来源,建议每天摄入 250mL 左右的奶及奶制品。

5. 多食用蔬菜和水果

选择当季的果蔬,果蔬中的膳食纤维有助于调节血脂。

6. 补充维生素 C

可以食用橘子、大枣、番茄等富含维生素 C 的食物。

7.禁烟限酒

若饮酒,不提倡高度烈酒。男性每天不超过 25g,或一杯 250mL 葡萄酒,或一瓶 750mL 啤酒;女性减半。

三、注意事项

1. 增加身体活动

每周3～5次、每次30分钟的中等强度有氧运动,如快走、慢跑、骑自行车、游泳、打太极拳、练气功、进行球类运动等(具体参考心脏康复运动指导)。

2. 减轻精神压力,保持平衡心理,定期检测血压

3. 常见食物中钙的含量(mg/100g)

食物	含钙量	食物	含钙量
牛乳	104	北豆腐	138
蛋黄	112	毛豆	135
虾皮	991	黄豆	191
猪肉	6	大白菜	59
鸡胸肉	3	腐竹	77
干海带	348	标准米	11
酸奶	118	标准粉	31
牛肉	23	干木耳	247

4. 常见食物中钾的含量(mg/100g)

食物	含钾量	食物	含钾量
小米	284	菠菜	311
马铃薯	342	马兰头	285
红苋菜	340	鲜蘑菇	312
荠菜	280	平菇	258
芹菜	154	藕	243
竹笋	389	荸荠	306
百合	510	黄豆	1503
香蕉	256	赤小豆	860

第三节　糖尿病患者的膳食

正常人进餐后,虽然血糖会暂时升高,但由于体内胰岛素分泌也会随之增加,所以血糖能稳定在一定范围内。而糖尿病患者因体内胰岛素绝对或相对不足,如果像正常人一样进餐,饭后就会出现血糖持续性升高,长此以往将引起一系列代谢紊乱。

糖尿病患者必须要药物治疗与营养治疗相配合,才能获得良好的治疗效果。

一、饮食

对糖尿病患者来说,最重要的是吃过某种食品后血糖会不会升高且能升多高。按以上情况可将碳水化合物分为4类。

1. 主食类

糖尿病患者控制主食饭量时,不要一味地恐惧米饭的摄入,而是在一般体格情况下,可以每天摄入4～6两(1g＝16两)的米饭。过少的米饭摄入量反而会减弱患者的体质,引起酮尿。应注意主食类包括米饭、馒头、饼干、面包、包子等。建议多摄入荞麦、燕麦等粗杂粮。

2. 蔬菜

在"吃不饱饭"的时候,可以多吃点蔬菜,因为膳食纤维可以起到降血糖和增加饱腹感的作用。但土豆、山药、南瓜、红薯、白薯、藕、粉丝(条)等食物,其所含淀粉较多,应代替部分主食食用。

3. 含单糖多的食品

例如蜜蜂、糕点类、含糖饮料等应当忌食。

4. 水果

水果含维生素丰富,可在患者血糖稳定时作为加餐食用,但食用后应注意减去半两主食。

总的来说,碳水化合物中含有植物纤维多的、粗加工的食品与精致食品比起来会使血糖升高得更慢,有利于糖尿病患者的健康。

下面就一些常食用的食品每100g所含碳水化合物的数量(g)列一张表。

食品	含糖量	食品	含糖量	食品	含糖量
粳米	76.8	糯米	77.5	面粉	71.5
黄豆	18.6	蚕豆	16.4	毛豆	6.5
扁豆	6.1	绿豆(干)	55.6	红豆(干)	57.2
豆角	4.6	黄豆芽	3.0	绿豆芽	2.1
四季豆	4.2	炒花生仁	21.2	炒葵花子	12.5
炒南瓜子	3.8	炒松子	9.0	炒西瓜子	9.7
鲜枣	28.6	蜜桃	9.0	葡萄	9.3
香蕉	20.8	苹果	9.6	荔枝	16.1
菠萝	9.5	芦柑	9.7	草莓	6.0
梨子	10.0	土豆	16.5		

注:糖尿病患者一般宜食用含糖量在4%以下的蔬菜水果,超过4%含糖量的蔬菜水果食用时应加以控制。

二、可以这样简单地吃

1. 普通膳食

适用于体重大致正常、一般情况好的患者。每日主食:休息者200～250g;轻体力劳动者250g;中体力劳动者300g。动物性蛋白食品150～250g,油1～2匙,蔬菜1～1.5kg。

2. 低热量膳食

适用于肥胖者,主食量及副食量按上述各减少10%,同时加强体育锻炼。

3. 高蛋白质膳食

适用于儿童、孕妇、乳母、营养不良和有消耗性疾病者。主食可比普通膳食增加10%以上,动物性蛋白食品增加20%。

三、水果食用法

1. 条件

在血糖控制不稳定的情况下,不提倡吃水果;待血糖得到控制后方可进食。

2. 时间

两餐之间，如上午9点、下午3点左右。

3. 数量

每次少量，每天可进食2次。

4. 水果选择

（1）含糖量低，可经常选用。如胡柚、脆瓜、柚子、草莓、樱桃、李子、火龙果等。

（2）含糖量一般，宜间隔选用。如青苹果、梨、猕猴桃、葡萄、橘子等。

（3）含糖量高，应忌吃。如提子、鲜桂圆、荔枝、水蜜桃、柿饼等。

各种蔬菜、水果的含糖量：

含糖量	蔬菜、水果种类
<1%	红苋菜、菠菜、大叶芥菜、生菜
1%	青菜、莴苣笋、黄豆芽、水芹菜、草头、荠菜、毛笋、芹菜、绿豆芽、蛇瓜、冬瓜、芥菜、竹笋、香菇(鲜)
2%	蘑菇(鲜)、海带、韭菜、韭芽、香菜、鸡毛菜、大白菜、金丝芥菜、塌菜、佛手瓜、番茄、茄子、金瓜、西兰花、豌豆苗、紫角叶、枸杞菜
3%	白长萝卜、花菜、菜瓜、苦瓜、荷兰豆、卷心菜、青椒、茭白、金针菇
4%	丝瓜、白兰瓜、鲜豆角
5%	刀豆、胡萝卜、青苋菜、西瓜、杨梅、甜瓜
6%	蒜苗、木瓜、阳桃、梨
7%	南瓜、李子、哈密瓜
8%	枇杷、马奶子葡萄、蜜橘
9%	香椿、山药、洋葱、菠萝、柚子
12%	毛豆、荸荠、苹果
16%	粉皮、土豆、芋艿、藕、慈姑、小豌豆、甘蔗汁、荔枝、鲜桂圆
17%	白皮甘薯、柿
18%	蚕豆
20%	香蕉

四、糖尿病饮食烹调原则

烹调方法以蒸、炖、煮为主,避免用大量调味品和油,避免用大量糖调味,多选豆制品、鸡肉、瘦肉和鱼,煮食前先切去肥脂或鸡皮。清淡少盐,限酒戒烟。

五、你还应该知道的事项

(1)糖尿病患者宜多吃含膳食纤维多的食物,如荞麦、豆类和蔬菜类;摄入的脂肪中,饱和脂肪酸(动物脂肪)所占比例不得超过10%,胆固醇每天摄入量不得超过300mg(正好1个鸡蛋)。

(2)不宜饮酒,因为酒精对肝脏不利,易造成低血糖。饮用低度酒时要减少主食量。

(3)合并肾病的患者,应该选择优质蛋白,即动物性蛋白,要根据病情限量。

(4)纠正低血糖时,可以喝150mL果糖汁及其他饮料。

(5)运动量大时,可以适当增加热量摄入,如果休息时,应减少热量的摄入。

(6)如果血糖超过11.1mmol/L时,就不应该再吃水果了。

(7)摄入瓜子、花生等干果时,应折算出热量,并从每天的总热量中扣除。

★注意:1天的饮食中碳水化合物、脂肪、蛋白质一定要按比例配置,不能以一种代替另一种。如果认为少吃粮食就可以多吃肉,那就错了。

饮食要有规律,不能三餐并作两餐或一餐,不能几天没吃过某种食物,就1次进食很多,如果认为1周才吃1次肉,所以这1次就可以大吃特吃,那就大错特错了!

(修订日期:2017 − 02 − 15)

第四节　消化性溃疡病患者的膳食

一、消化性溃疡的定义

消化性溃疡病以胃溃疡、十二指肠溃疡最常见,慢性中上腹痛、反酸是它的典型症状,疼痛特征为慢性、周期性、节律性。胃溃疡的腹痛多发生在餐后半小时左右,而十二指肠溃疡则常发生于空腹时。抑酸剂常能缓解疼痛。常见并发症有大出血、穿孔、幽门梗阻和癌变。

二、消化性溃疡患者的饮食

（一）治疗目的

治疗目的是促进溃疡面愈合,避免出现并发症,同时纠正贫血和蛋白质－热能营养不良。

（二）不同阶段的营养供给

1. 阶段Ⅰ（急性发作出血期）

①禁食;②采用肠外营养补充适宜的热量($20\sim25$kcal/kg)和营养素。

2. 阶段Ⅱ（出血已停止）

冷流食:每$2\sim3$小时给予$100\sim150$mL。食物宜选择冷豆浆、冷蛋羹、冷酸奶、冷藕粉等。

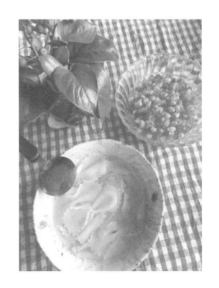

（1）消化性溃疡Ⅰ期膳食,即流质饮食,用于消化性溃疡急性发作或出血刚停止的患者。饮食特点是饮食完全为流体状态,或到口中即溶化为液体。食物宜选用易消化而无刺激性的食品,以蛋白质和糖类为主。可选用米汤、水蒸蛋、蛋花汤、藕粉、杏仁茶、豆腐脑、牛奶、豆浆,以及肠内营养制剂。

（2）消化性溃疡Ⅱ期膳食,即少渣半流质饮食,适用于病情已稳定、自觉症状明显减轻或基本消失的患者。饮食特点是少渣半流体状态。仍应选择极细软、易消化、营养较全面的食物。除流质食物外,还可食虾仁粥、清蒸鱼、软烧鱼、余鱼丸、面条、碎嫩菜叶等;主食可用馒头片、面包、大米粥、面片汤、馄饨、挂面,以及肠内营养制剂。每日5～6餐。

（3）消化性溃疡Ⅲ期饮食,适用于消化性溃疡病情稳定、进入恢复期的患者。饮食特点是食物细软、易于消化、营养全面。不需严格限制脂肪。除流质和少渣半流质可选择外,还可食软米饭、包子、水饺、碎菜、肉丸等。但仍需要禁食冷、粗纤维多的、油煎炸的和不易消化的食物。每日3餐,恢复进餐的节律。但也有研究认为,即使在消化性溃疡病活动期也无须少量多餐,每日正餐即可。恢复一日三餐的饮食习惯,可以避免多餐造成的胃酸分泌增多。

（三）消化性溃疡病有并发症时的膳食

1. 大量出血

若患者不伴恶心、呕吐和休克,均可给少量冷流质,这样可中和胃酸,减少胃酸对溃疡的刺激。冷流质以牛奶为主,亦可用豆浆和稀薄藕粉代替。每日进食6～7次,每次100～150mL,出血停止后可改为消化性溃疡Ⅰ期流质饮食。以后根据病情,实施消化性溃疡病分期膳食治疗。

2. 幽门梗阻

初期,胃潴留量少于250mL时,只可进食清流质,如少量米汤、藕粉等,每次限30～60mL,逐渐增加到150mL。待梗阻缓解后,按急性期膳食调配。对脂肪加以限制。梗阻严重者应予禁食。

3. 穿孔

急性或慢性穿孔的消化性溃疡患者,均需禁食。

三、存在营养风险的患者肠内、外营养支持

对于消化性溃疡病并发大出血、幽门梗阻、穿孔以及癌变者,若已有营养不良则应积极建立营养支持途径,有效地给予肠内、外营养支持。

四、饮食

（1）不宜食用含粗纤维多的食品,如粗粮、干黄豆、茭白、竹笋、雪菜、芹菜、韭菜、藕、黄豆芽、金针菜,以及坚硬食物如火腿、香肠、蚌肉等。宜选用营养价值高、质软的食物,如牛奶、鸡蛋、豆制品、鱼、面粉、大米、藕粉、嫩瘦猪肉等。

（2）不宜食用产气多的食物,如生葱、生蒜、生萝卜、洋葱、蒜苗等。

（3）忌用强刺激胃酸分泌的食品和调味品,如浓肉汤、肉汁、味精、香料、辣椒、咖喱、浓茶、浓咖啡和酒等,食品不宜过分味鲜(加调味品)、过冷、过热、过硬、过酸、过甜和过咸。

（4）烹调方法宜选用蒸、煮、氽、烧、烩、焖等方法,不宜采用爆炒、滑溜、干炸、生拌、烟熏、腌腊等方法。

（5）每日三餐有规律地饮食。

（6）患者可以自由选择饮食,但需要避免曾使自己产生腹部不适的饮食;避免饮酒或含酒精的饮料;避免或严格限制含咖啡因的饮料或可乐;不采用牛奶治疗消化性溃疡,若患者饮用牛奶,应限制每日1杯。

（修订日期:2017 - 02 - 15）

第五节　结核病患者的膳食

一、定义

结核病是一种慢性消耗性疾病,临床实施营养治疗的目的主要是增加营养,补偿由疾病引起的消耗,增加机体的抵抗力,促进患者早日康复。

二、饮食

1. 供给充足的热量

结核病是慢性消耗性疾病,热能需要超过正常需要。消化功能良好时,每天热能供给以40～50kcal/kg为宜。糖类是热能的主要来源。一般情况下,对患者食量不必限制,以尽量满足热能需要。

2. 蛋白质的摄入应优质充足

结核病患者蛋白质消耗多,高热能、高蛋白质饮食是此类患者饮食治疗的首选,每天蛋白质的摄入量为1.5～2.0g/kg,优质蛋白质应占蛋白质总量的1/3以上,肉、蛋、奶及豆制品均是蛋白质的良好来源。

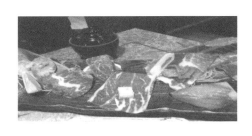
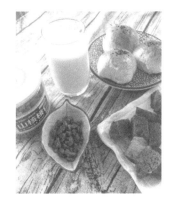

3. 维生素与无机盐的补充

咯血会引起贫血,结合灶钙化需要钙,故结核病患者饮食中应注意钙和铁的补充。维生素A能维持上皮细胞的完整性,具有健全肺部和血管的功能,维生素B和维生素C能增进食欲,保证机体摄入足够的营养素。

烹调方法力求多样化,具体患者具体对待。疏导患者情绪,做好治疗宣教,鼓励患者树立正确的进食观。

(修订日期:2017 - 02 - 15)

第六节 化疗患者的膳食

一、化疗对机体的影响

化疗是治疗癌症的重要手段之一,在杀死癌细胞的同时也杀伤了机体正常的细胞。化疗药物会引起恶心、呕吐、体重下降,还可以引起贫血、白细胞减少、血小板下降等不良反应。

二、化疗患者的饮食

化疗患者需要补充大量的营养,充足的营养有利于病情的改善。

（1）食物要少而精细:食物选择应是高蛋白、高热量食品多样交替,坚持进食,患者因呕吐而食物摄入量不够时,可从静脉补充葡萄糖、氨基酸、蛋白质等。

（2）多吃富含维生素C和维生素A的食物:蔬菜水果,如西红柿、山楂、橙子、柠檬等,含维生素C比较丰富,应多食用。

（3）少食多餐,在三餐之外可增加一些小体积、热量高、营养丰富的食物,如巧克力、面包干、蛋类制品。进餐时避开化疗药物作用的高峰。如静脉化疗最好空腹时进餐。

（4）对症调理饮食:饮食中增加一些调味品,可使食物味道鲜美,增进食欲。若进食后易呛食,可食少渣流食。

（5）饮食清淡:一旦出现不良反应,要采取相应的措施。如出现消化道反应,在饮食上选择清淡、易消化的食物;呕吐严重者,可在一定时间内暂禁饮食,以减轻胃的负担。

（6）化疗当天,增加饮水量,每天在2500mL以上,以加快药物与代谢产物排泄,减轻对肾脏的损伤。

（7）食谱多样化,改变烹调方法:一种新的食物可促进食欲,常吃猪肉类食物的患者可改为吃鱼、虾、蟹、鸡等,有条件的可吃龟、甲鱼。改变烹调方法使食物具有不同的色、香、味,以增加食欲。但无论哪一种食物,烹调时食物一定要达到比较熟烂的程度,方能顺利地被消化吸收。

(8)增加谷氨酰胺:谷氨酰胺对化疗产生的不良反应或某些应激状态下造成的反应有拮抗作用。在膳食中增加谷氨酰胺含量丰富的食物或补充谷氨酰胺制剂。

(9)药膳开胃健脾:①山楂肉丁:山楂100g,瘦肉1000g,菜籽油250g,及香菇、姜、葱、胡椒、料酒、味精、白糖各适量;②黄芪山药羹:用黄芪30g,加水煮半个小时,去渣,加入山药片60g,再煮30分钟,加白糖(便秘者加蜂蜜)即成,其具有益气活血、增加食欲、提高胃肠吸收能力的作用。

(10)夏季可选择一些清淡的凉拌菜,忌食辛辣刺激性食物。

(修订日期:2017-02-15)

第七节　血透患者的膳食

定期血透患者每天的营养素需要量应根据透析的方式、次数、时间及病情变化而定。应尽可能鼓励患者用口服进食的方法,如肠内营养不能满足需要时,可适当使用静脉营养。

1. 及时补充蛋白质

(1)每周血透2次。饮食要求:每天1kg体重供给蛋白质1g,优质蛋白应占50%以上。不宜选用干豆类及豆制品、坚果类等含非必需氨基酸多的食物。每天可供给牛奶250~500mL,鸡蛋1~2只,结合患者本人口味适当增加鱼类、肉类等动物蛋白含量高的饮食。

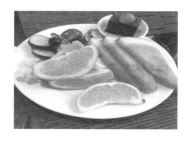

(2)每周血透3次。饮食要求:蛋白质供给按1kg体重供给蛋白质1.2~1.4g,优质蛋白质占50%以上,食物宜忌同上。为改善尿毒症终末期血透患者营养不良,防止摄入不足,鼓励多进食。根据患者爱好选择食物,可包括豆类及豆制品,全天以不超过100g为宜。

(3)每周透析1次。饮食要求:给予优质低蛋白饮食,每天按1kg体重供给蛋白质0.6g。透析时前一天应饮食开放,1kg体重供给蛋白质1.0g。

2. 保证能量供给

按35kcal/kg体重供给。饮食要清淡,避免油炸、高胆固醇食物的摄入,多食用新鲜的蔬菜水果。

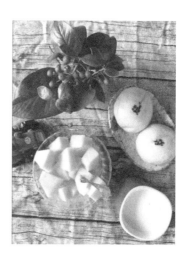

3. 注意多补充钙、铁含量高的食物,减少磷的摄入

少尿或无尿时应限制钠和钾,钠建议1500～2000mg,一般建议钾20～30mg。

下列是一些基本食物的成分表,可提供参考。

食物(100g)	蛋白质(g)	食物(100g)	蛋白质(g)
稻米(生)	7.4	麦淀粉	<0.5
米饭(蒸)	2.6	低蛋白米	<0.3
小麦粉(标准粉)	11.2	低蛋白面粉	<0.3
馒头	7.0	低蛋白米面条	<0.3
面条	8.3	黄豆	35.0
牛奶	3.0	绿豆	21.6
鸡蛋	13.3	赤小豆	20.2
猪肉(肥瘦)	13.2	豆腐(内酯)	5.0
猪肉(瘦肉)	20.3	腐竹	44.6
牛肉(瘦肉)	20.2	烤麸	20.4
鸡肉	19.3	白萝卜	0.9
带鱼	17.7	四季豆	2.0
小黄鱼	17.9	茄子(圆)	1.6
鲳鱼	18.5	番茄	0.9
河鲫鱼	17.1	辣椒(青)	1.4
长毛虾	18.5	葫芦	0.7
海蟹	13.8	冬瓜	0.4
酸奶	2.5	玉米(鲜)	4.0
鸡蛋(红皮)	12.8	粳糯米	7.9
鸭蛋	12.6	荞麦	9.3
草鱼	16.6	马铃薯	2.0
鲤鱼	17.6	甘薯(红心)	1.1
鲈鱼	18.6	藕粉	0.2

续表

食物(100g)	蛋白质(g)	食物(100g)	蛋白质(g)
蛋糕	9.5	粉丝	0.8
绿豆糕	12.8	豆浆	1.8
麦片	12.4	洋葱(葱头)	1.1
花菜	2.1	大白菜	1.7

(修订日期:2017 - 02 - 15)

第八节　肾小球肾炎患者的膳食

一、肾炎患者的饮食

1. 控制液体的摄入量

患者无水肿时,可不控制液体总摄入量。如有水肿时,应限制液体总摄入量,每日液体的总摄入量为前24小时排尿量加500～800mL,总入摄量包括食物水量和静脉输液量。

2. 限制蛋白质的摄入量

蛋白质供给量不超过(0.5～0.8)g/(kg·d)。对血尿素氮、肌酐水平升高者,蛋白质供给量控制在0.5g/(kg·d);当患者血尿素氮、肌酐水平接近正常,尿量增多接近每日1000mL以上时,可逐渐增加饮食中蛋白质的量,但一般不超过0.8g/(kg·d),以利于肾功能恢复。食物应多选用牛奶、鸡蛋、瘦肉等动物性优质蛋白,忌用豆类及其制品。全天蛋白质总量应平均分配到各餐中供给。

3. 限制钠、钾的摄入量

应根据尿量和水肿的情况,采用合理的限钠饮食,包括低盐饮食、无盐饮食、低钠饮食等。低盐饮食时,用盐(2～3)g/d或酱油(10～15)mL/d,禁用食盐腌制品,如咸菜、酱菜、咸蛋、咸肉、香肠以及其他罐头食品等;无盐饮食时,全日供钠1000mg左右,烹调时不用食盐、酱油、味精等,禁用食盐腌制品和含钠高的食品,如虾米、油条、海带、咸面包、加碱馒头等;低钠饮食时,全日供钠不超过500mg,除上述限制外,蔬菜中凡每100g含钠量在200mg以上的蔬菜,如芹菜、菠菜、油菜、空心菜、茴香等也要限制食用。少尿或无尿时,应严格控制钾的供给量,根据血钾水平调整钾的供给量。避免食用含钾高的蔬菜及水果等食物,如鲜菇、香菇、红枣、贝类、豆类等。

常见食物的含钾量如下。

低钾食物（＜150mg/100g）		中等含钾（150～250mg/100g）		高钾含量（＞250mg/100g）	
名称	含量	名称	含量	名称	含量
小麦粉（富强粉）	128	早籼米	214	黄豆	1503
挂面（富强粉）	102	白萝卜	173	绿豆	787
馒头	138	扁豆	178	蚕豆	1117
稻米	103	刀豆	209	青豆	860
豆浆	48	番茄	163	毛豆	478
豆腐	125	苦瓜	256	竹笋	389
绿豆芽	68	蒜苗	226	芋头	378
茄子(紫,长)	136	韭菜	247	蘑菇	312
冬瓜	78	韭芽	192	木耳(干)	757
南瓜	145	小白菜	178	平菇	258
黄瓜	102	油菜	210	香菇	464
丝瓜	115	花菜	200	海带(干)	761
青椒	142	芹菜茎	206	紫菜(干)	1796
海参	43	芦笋	216	枣(鲜)	375
鸭蛋	135	山药	213	猪瘦肉	305
牛乳	109	藕	243	牛肉	284
酸奶	156	桃	166	鲫鱼	290
巨峰葡萄	128	樱桃	232	带鱼	280
柚	119	柿	151	小黄鱼	228
枇杷	122	橙	159	梅鱼	299
西瓜	87	柑橘	154	鲳鱼	328
大白菜	130	红桔	250	虾	255
苹果	119	柠檬	209	海蟹	232
香梨	90	哈密瓜	190	草鱼	312

续表

低钾食物(＜150mg/100g)	中等含钾(150～250mg/100g)		高钾含量(＞250mg/100g)
	鸡蛋	154	
	黄鳝	206	
	鲜玉米	238	
	小米	284	

4. 适量供给能量

每日给予的能量不必过高,按(25～30)kcal/(kg·d)供给,全天以1500～2000kcal为宜。热量的供应主要依靠糖类,可给予蜂蜜、白糖、甜点、粉皮、凉皮等食物。没必要严格限制脂肪,但要少摄入动物脂肪和油煎炸食物。

5. 供给充足的维生素

B族维生素、维生素C、维生素A以及微量元素铁等营养素,均有利于肾功能恢复及贫血的预防,应足量供给。

6. 忌用辛辣刺激性食物

辛辣刺激性食物如辣椒、姜、蒜,以及烟、酒、茶、咖啡等忌用。

二、食物选择

1. 宜用食物

低蛋白饮食时,在蛋白质限量范围内,应选用优质蛋白质食物,如鸡蛋、牛乳、瘦肉和鱼等,以增加必需氨基酸的摄入量。此外,可多供给成碱性食物。成碱性食物是指在体内代谢后生成偏碱性物质的食物,主要是蔬菜、水果和乳类。成酸性食物是指在体内代谢后生成偏酸性物质的食物,如粮食、蛋类和富含蛋白质的肉类。

急性肾炎时尿液偏酸,若供给成碱性食物,可使尿液近中性,有利于治疗。但少尿期应限制钾含量高的蔬菜和水果。

恢复期可以选用有滋补作用的食物,如山药、红枣、桂圆、莲子、银耳等。

2. 忌(少)用食物

限制刺激性食物,茴香、胡椒等食品的代谢产物含有嘌呤,需经肾脏排出,可增加肾脏负担,不宜多吃。动物肝、肾等内脏含核蛋白较多,其代谢产物中含有较多的嘌呤和尿酸,也不宜多吃。少尿或无尿期应避免选用含钾量高的食物,如鲜蘑菇、香菇、红枣、贝类、豆类及一些含钾量高的蔬菜、水果。

3. 参考食谱

类别	内容
早餐	米粥(大米50g),糖包(面粉50g,白糖15g),肉松15g
加餐	水果(苹果100g)
午餐	米饭(大米100g),肉末冬瓜(冬瓜200g,肉末20g,油10mL)
加餐	酸奶50g(果粒酸奶)
晚餐	米饭(大米100g),烧茄子(茄子200g,西红柿200g,白糖20g,油10mL)
全天	能量1653.2kcal,蛋白质32.7g,脂肪30g,碳水化合物317.6g,全日烹调用油20mL

(修订日期:2017－02－15)

第九节 围手术期患者的膳食

一、围手术期营养的重要性

围手术期营养支持既取决于患者的营养状况,也取决于手术时间和手术的类型。围手术期营养支持不仅有助于增强患者对手术的耐受力,而且能降低手术后并发症的发生率,缩短术后住院日。

住院后检查前后禁食水要求如下。

检查项目	检查前	检查后
血生化检查	早餐前空腹(禁食、禁水)抽血	可进食、进水
上腹部(肝、胆、胰、脾)B超	检查前8小时不应再进食	可进食、进水
泌尿系统、子宫附件或前列腺B超	检查前2小时饮开水1000mL左右,检查前2～4小时不要小便	可进食、进水
胃镜检查	胃镜检查前6～8小时禁食、禁水,检查前要排空大小便	胃镜2小时后可以恢复进食进水,宜摄入清淡易消化的食物,避免辛辣刺激的食物
肠镜检查	肠镜检查前3天应吃少渣饮食,检查前1天服泻药,检查前3小时要灌肠,以排空肠腔内的粪便	检查后是可以进食、进水的,但以流质的食物为宜
腹部CT检查	腹部CT检查前(4～8小时内)必须禁食	可进食、进水

注:具体以检查前医生护士告知为准。

二、住院期间术前术后饮食

(1) 手术患者一般在手术前8小时开始禁食,4小时开始禁止饮水。

(2) 胃肠道手术后24～48小时内需禁食、禁水,48～72小时肠道功能恢复,肛门排气后遵医嘱进食。

（3）饮食原则：从少到多，从稀到稠，从简单到多样，循序渐进，少食多餐。从水→清流质→流质→少渣半流质→少渣软食→普食逐渐过渡，并随时观察有无腹痛、腹胀、腹泻、恶心、呕吐等现象，及时进行饮食调节。

①流质：呈液体状态，或在口腔内能溶化为液体。类型有各种稠米汤、稀麦片粥、藕粉、杏仁茶等；各种清肉汤、清鸡汤、肝汤、奶汤等；西红柿汁、鲜藕汁、菜水、过滤菜汤；牛奶、红枣汤、冲鸡蛋羹、牛奶嫩蛋羹；过滤红小豆汤、绿豆汤。

②半流质：各种粥类（白米、肉末、碎菜、豆沙、枣泥等）；面食（面条面片、馄饨、面包、发糕等）；各种肉汤、鸡泥、肝末、少量嫩肉丝、熟鸡丝、鱼虾丸、鱼片等；菜汤、西红柿汁、少量菜泥等；蛋羹、蛋花汤、冲鸡蛋、卧鸡蛋、煮嫩鸡蛋、松花蛋、蛋糕等；豆腐、豆腐脑、豆腐汤、鸡蛋烩豆腐等。

③软饭：软米饭、馒头、包子、饺子、各种发面蒸食、面条、馄饨、粥类。

蔬菜要切碎制软。蛋类不可高温油炸，可炒、煮、蒸、摊、煎。

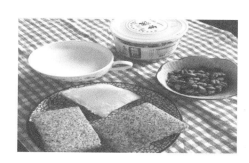
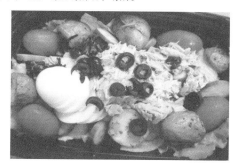

（修订日期：2017－02－15）

第十节 药物与食物的饮食禁忌

一、服用华法林药物的注意事项

（1）严格遵医嘱服药，如有遗漏1次剂量立即补服，不可1次服用双倍剂量，如遗漏数次，可将遗漏的次数告知医生。

（2）不要饮酒，不要自行服用阿司匹林、布洛芬等药物，在做牙科或者其他外科手术前，告知医生正在接受华法林药物的治疗。

（3）避免可能引起受伤的活动。选用软牙刷，防止牙龈出血，不用牙线、剃须刀，如有不正常的出血征象或瘀青，及时告知医生。

（4）减少食用维生素K含量高的食品，如紫花苜蓿、西红柿、包心菜、莴笋、芦笋、西兰花、韭菜、西芹、芥蓝、藕、白菜、菠菜、胡萝卜、香菜、豆芽、卷心菜、生菜、青椒、豌豆、椰菜、绿茶、猪肝、鱼卵、鱼肝油、猪肉、奶、蛋黄、奶酪、酸奶、奶油、黄油、豆制品、稞麦等，因为其会减弱华法林的抗凝效果。其中绿叶蔬菜是维生素K的主要食物来源，所以应特别注意。

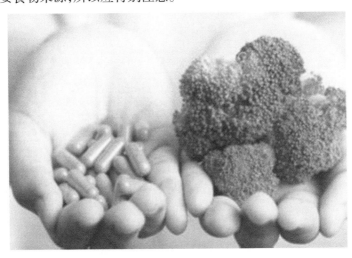

（5）有些食物可增强华法林的抗凝效果。如大蒜与华法林合用可使华法林抗凝作用增强；鱼油通过抑制血小板聚集，降低凝血相关血栓素和维生素K依赖性凝血因子的水平，增强华法林的抗凝作用；葡萄柚含有香豆素类化合物，同时可抑制肝脏有关药物代谢酶的活性，减少华法林的代谢，使抗凝作用增强；杧果与华法林合用也可以增强其抗凝作用。

因此，建议患者保持饮食结构的相对平衡，适当减少摄入富含维生素K的食物，不可盲目添加营养品和保健品，并且定期门诊随访。

（6）限酪胺、多巴胺膳食。

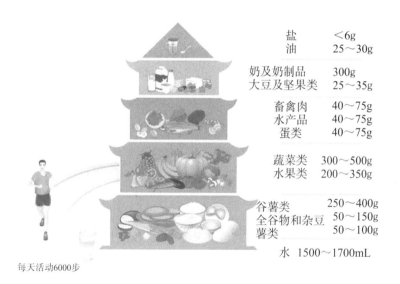

盐	<6g
油	25～30g
奶及奶制品	300g
大豆及坚果类	25～35g
畜禽肉	40～75g
水产品	40～75g
蛋类	40～75g
蔬菜类	300～500g
水果类	200～350g
谷薯类	250～400g
全谷物和杂豆	50～150g
薯类	50～100g
水	1500～1700mL

每天活动6000步

二、危害

如服用单胺氧化酶抑制剂类药物（如痢特灵、苯乙肼、苯丙胺、哌苯甲醇等）的同时摄入富含酪胺、多巴胺的食物，会使活性单胺类物质大量进入血液循环，造成血管收缩，血压上升，可发生剧烈头疼、恶心、呕吐、心动过速，甚至抽搐等高血压危象。严重者可出现致命的内出血（如脑溢血），其他还会出现呼吸困难、皮疹、腹痛和腹泻等。

患者在服药期及停药的2～3周内均应避免食用富含单胺类的食物以及避免选择发酵食物或长期存放的食物。

三、宜用食物

各种新鲜食物、非发酵食物。

四、忌(少)用食物

（1）酸奶、干奶酪及其制品。

（2）啤酒、葡萄酒。

（3）发酵法酿制的酱油、黄酱、面酱、豆瓣酱、豆豉、各种腐乳、臭豆腐；加入碱或酵母制成的馒头、面包、其他面制品。

（4）不新鲜及盐腌、熏制的各种肉类和海产品(如肉罐头、香肠、腊肉、腌咸鱼、鱼干、金枪鱼等)。

（5）柑橘类果汁、含咖啡因的饮料、巧克力、香蕉、菠萝、鳄梨、罐头无花果、葡萄干、梅子、蚕豆等也宜少用。

五、其他常见影响营养素的药物

药物	受影响的营养素	药物	受影响的营养素	药物	受影响的营养素	药物	受影响的营养素
抗酸剂	钙、铁、硫胺素	秋水仙碱	维生素B_{12}、钾	肾上腺皮质激素	维生素C、D,钾	苯妥英钠、苯巴比妥	叶酸、维生素D、维生素K
水杨酸盐	维生素C、叶酸	左旋多巴	叶酸、维生素B_{12}	洋地黄	钾、维生素B_1	抗凝药	维生素K
吲哚美辛	烟酸	矿物油	脂溶性维生素	肼酞嗪	维生素B_6	甲氨蝶呤	钠、钾、钙、镁
抗生素	叶酸、维素B_{12}、脂溶性维生素、钙、镁、铁、锌	异烟肼	维生素B_6	青霉胺	维生素B_6	消胆胺	脂溶性维生素、叶酸、维生素B_{12}、铁
抗惊厥药	叶酸、维生素C、维生素D	对氨基水杨酸	维生素B_{12}、脂肪、叶酸	酚酞	维生素D、钙、钾	噻嗪类	维生素C、维生素B

进食时服用地高辛、阿司匹林、磺酰胺、速尿、普鲁本辛或林可霉素,能使这

些药物吸收延缓,特别是在含高纤维食物的情况下。

氨苄西林、青霉素钾盐若和酸性食物如可乐、柠檬汁等同服可能会失去作用。

（修订日期:2017 - 02 - 15）

参考文献

［1］丁淑贞,丁全峰. 神经内科临床护理. 北京:中国协和医科大学出版社, 2016.

［2］李艳梅,吴欣娟. 北京协和医院神经内科护理工作指南. 北京:人民卫生出版社,2016.

［3］李乐之,路潜. 外科护理学. 5版. 北京:人民卫生出版社,2012.

［4］郎红娟,侯芳. 神经外科专科护士实用手册. 北京:化学工业出版社, 2016.

［5］陈茂君,蒋艳,游潮. 神经外科护理手册. 2版. 北京:科学出版社,2015.

［6］孟庆义. 急诊护理学. 北京:人民卫生出版社,2009.

［7］李小寒,尚少梅. 基础护理学. 5版. 北京:人民卫生出版社,2012.

［8］朱红华. 言语疗法. 北京:人民卫生出版社,2016.

［9］黄晓琳,燕铁斌. 康复医学. 5版. 北京:人民卫生出版社,2013.

［10］尤黎明,吴瑛. 内科护理学. 5版. 北京:人民卫生出版社,2012.

［11］葛均波,徐永健. 内科学. 8版. 北京:人民卫生出版社,2013.

［12］美国心脏协会. 医务人员基础生命支持. 杭州:浙江大学出版社,2011.

［13］陈孝平,汪建平. 外科学. 8版. 北京:人民卫生出版社,2013.

［14］陶红,张伟英,叶志霞. 外科护理查房. 上海:上海科学技术出版社, 2011.

［15］刘英华,张永. 临床营养培训手册. 北京:化学工业出版社,2016.

［16］蔡文智,李亚洁. 消化病健康指导. 北京:人民军医出版社,2008.

［17］中华医学会糖尿病学分会. 中国2型糖尿病防治指南. 北京大学医学出版社,2010.

［18］胡秀英,宁宁. 泌尿外科护理手册. 2版. 北京:科学出版社,2015.

［19］蔡威,孙宁,魏光辉. 小儿外科学. 5版. 北京:人民卫生出版,2014.

［20］胥少汀,葛宝丰,徐印坎. 实用骨科学. 4 版. 北京:人民军医出版社,2012.

［21］李便荣. 临床护理路径在肋骨骨折 42 例患者中的作用. 中国实用医药,2016,11(5):249-250.

［22］岛田洋一,高桥仁美. 骨科术后物理治疗指南. 北京:人民军医出版社,2014.

［23］宁宁,侯晓玲. 实用骨科康复护理手册. 北京:科学出版社,2016.

［24］窦祖林. 作业治疗学. 2 版. 北京:人民卫生出版社,2013.

［25］燕铁斌. 物理治疗学. 2 版. 北京:人民卫生出版社,2013.

［26］谢幸,苟文丽. 妇产科学. 8 版. 北京:人民卫生出版社,2013.

［27］郑修霞. 妇产科护理学. 5 版. 北京:人民卫生出版社,2012.

［28］杨慧霞. 产科诊治指南解读·病案分析. 北京:人民卫生出版社,2015.

［29］庞汝彦. 导乐分娩培训教材. 北京:中国社会出版社,2012.

［30］石小毛. 儿科护理手册. 北京:人民卫生出版社,2016.

［31］郑珊,冯杰雄. 小儿外科学. 2 版. 北京:人民卫生出版社,2014.

［32］许铁,张劲松. 急救医学. 南京:东南大学出版社,2010.

［33］席淑新. 眼耳鼻咽喉口腔科护理学. 3 版. 北京:人民卫生出版社,2014.

［34］田勇泉. 耳鼻咽喉头颈外科学. 8 版. 北京:人民卫生出版社,2013.

［35］张学军. 皮肤性病学. 8 版. 北京:人民卫生出版社,2013.

［36］陈吉辉,汪盛. 皮肤性病科护理手册. 北京:科学出版社,2011.

［37］李兰娟,王宇明. 感染病学. 3 版. 北京:人民卫生出版社,2015.

［38］曾烂漫,任珍. 感染病科分册. 长沙:湖南科学技术出版社,2009.

［39］全国卫生专业技术资格考试专家编委员会. 营养学. 北京:人民卫生出版社,2013.

［40］蔡东联,糜漫天. 营养师必读. 3 版. 北京:人民军医出版社,2014.

［41］中国医师协会. 临床诊疗指南临床营养科分册. 北京:人民军医出版社,2011.

［42］北京协和医院. 北京协和医院医疗诊疗常规——营养科诊疗常规. 北京:人民卫生出版社,2012.

［43］国家卫生计生委医政医管局. 三级综合医院评审标准实施细则(2011年版). 卫办医管发〔2011〕148 号. 2011-12-23.

附　录

附录1　PFE患者及其家属的教育

一、目的

制定患者及家属教育制度,提供医护人员对患者及家属进行教育时所需遵守的规范及相关程序。了解患者的健康状态、治疗和护理意见,确认患者和家属教育的需求,以增强患者对健康治疗和护理计划的依从性,使其获得健康的生活方式。健康教育提供者:在机构中可以有许多不同的工作人员向患者与家属提供健康教育,包括医师、护理师、药师、康复师、营养师与其他人员等。

二、范围

包含治疗和护理过程中所需的知识,以及患者出院回家或是至另一个机构所需的知识,例如社区资源、后续追踪及如何取得紧急治疗和护理的信息等。

三、定义

患者与家属的教育:对患者及家属进行的宣传教育,包括医院简介、就医环境、医院制度、疾病知识、诊治、预防、卫生、健康、保健知识、自我护理技能等知识的培训,达到医患密切配合,利于患者康复的目的。

四、权责

责任科室:护理部。

五、参考文献

1. 评鉴条文

(1)依据《JCI医院评审标准》(第6版)英文版,PFE.3。

(2)依据《JCI医院评审标准》第5版,PFE.3。

（3）依据《三级综合性医院评审标准实施细则（2011年版）》，第三章患者安全（十、患者参与医疗安全）。

六、政策

1. 医院尊重患者权利，并致力于保护患者权利的各项规范及措施

（1）医护人员须向患者或家属清楚解释病情、主要检验方式、检查相关信息、治疗方案、预后情形、替代性治疗及治疗可能产生的风险。

（2）在解说过程中，鼓励患者及家属提问及要求再次说明。

2. 患者及家属宣教过程与内容

（1）给予宣教前，先评估其宣教及学习的需求，使用"患者或家属健康教育评估记录单"，评估宣教对象的语言、教育程度、学习动机、学习障碍等，将宣教前评估结果记录于该记录单中。

（2）依据患者及家属的需求，提供相关的教育，包括疾病/治疗方案、手术/检查的前/后注意事项、用药指导、医疗设备使用注意事项、药物/饮食相互作用、饮食与营养、康复指导、疼痛缓解指导等。

（3）给予患者或家属教育后，将评价结果记录于健康教育评估记录单中。

（4）患者出院时，医师给予一式三份的出院记录，护理人员给予出院宣教。出院宣教内容包含门诊的预约、出院带药、疾病护理等。出院记录一份给患者、家属或主要照顾者，一份则请被宣教者签名后保留于病历中，另一份由患者交到出院结账处，出院结账处会统一将患者的出院记录寄给患者所在的社区卫生服务站备案。

（5）提供宣教的人员，必须是接受过专业训练的。

（6）提供宣教说明时，使用其能理解的语言；若有语言沟通的困难时，可寻求"翻译人员"协助。

（7）适时使用辅助数据或图片，当患者有听障、视障等问题时，可提供相关辅具如老花眼镜或手语等辅助说明方法。

（8）所有宣教相关记录需归入病历中。

3. 健康教育要求

（1）医院应根据其使命、所提供的医疗服务和患者群体来制订患者健康教育计划。

（2）制定健康教育单张前先使用与患者需求相关的宣教教材征询表。

（3）健康教育内容要与患者及家属的健康教育需求相适应；教育时机选择要适当，健康教育应该是根据教育内容分散在各个不同的阶段，1次教育的内容不可过多，一般在入院时、查房、知情同意时或在诊疗、护理操作、出院之前进行相关的健康教育。

4. 患者及家属健康教育方式

（1）口头教育：应用最多、最广的一种形式，要使用大众化的通俗语言，形象化的比喻，配合案例、身体语言来进行。在教育过程中要尽量避免使用专业术语，存在语言障碍时要请翻译人员帮助。

（2）书面教育：包括病种宣传手册、宣传画册等。书面教育材料要及时更新，避免内容老化陈腐，版面单调古板。

（3）影像资料教育：包括院内电视、录像带、多媒体演示件等。

（4）健康教育材料要统一和标准化：不同的教育者所使用的教育材料应该是统一的、标准的。健康教育材料要有科学性、先进性、实用性。

七、表单附件

（1）患者或家属健康教育评估记录单。

（2）出院记录。

（3）宣教教材征询表。

部　门		核准主管	核准日期
主　办	护理部	主　任：吴慧芬 院　长：左伟	2017年2月20日
协　办	1. 医务科	主　任：赖忠庆	2017年3月1日
	2. 财务部	主　任：石磊	

附录2 患者或家属健康教育评估记录单

年龄：_____ 病历号：_____

姓名：_____ 性别：____ 出生年月日：_____ 病区：____ 床号：____ 住院号：____

教育说明对象：□本人 □家属
语言：□普通话 □方言 □英语 □其他_____
教育程度：□文盲 □小学 □初中 □高中 □大专 □大学 □研究生以上
国籍：□中国 □外籍
学习动机：□积极主动 □普通 □消极
学习障碍： □无 □语言不同 □能力不良 □视力不良 □听力不良 □宗教影响 □理解能力不良 □家属压力大 □文化差异 □经济困难 □疼痛 □疲惫 □其他 若有障碍的替代说明方法_____
健康教育说明类别： □疾病知识 □手术/检查之前/后注意事项 □康复指导 □用药指导 □出院指导 □入院须知(环境介绍、患者权利义务、洗手) □饮食与营养 □护理指导 □医疗设备使用注意事项 □其他
说明内容：
教育方法：□口头告知 □卫教单张 □讨论 □示范 □影片/视频 □其他
教育者：□医师 □护理人员 □营养师 □药师 □其他
教育者评价：□口述理解 □会演示 □需强化
教育者签名： 时间： 年 月 日 时 分
受教育者自我评价：□口述理解 □会演示 □需强化
受教育者签字或手印： 时间： 年 月 日 时 分

附录3　出院记录

年龄：_____　　　　　　　　病历号：_____

姓名：_____　　性别：_____　　出生日期：_____

病区：_____　　床位：_____　　住院号：_____

入院日期：_____　X线号：_____　CT号：_____　MRI：_____

出院日期：_____　手术日期：_____　病理号：_____

住院天数：_____天　　　联系电话：_____

联系地址：

入院诊断：

入院情况：

诊疗经过（包括重要的体检和其他结果，施行的诊断性和治疗性操作，主要药物）：

出院时情况：

出院去向：

病理报告：

出院带药：

药品名称　　　　规格/数量　　　　单次量/用法　　　　备注

随访指导(包括生活自理、活动、药物、饮食、复诊):

紧急情况联系电话:

复诊时间	地　　点	目　　的	科　　室	咨询电话

健康宣教:

重点个案随访:否□　　是□(下拉框:①急性心肌梗死;②脑卒中;③化疗)

书写医师签名:　　　　日期/时间:　　年　　月　　日　　时　　分

附录4　宣教教材征询表

宣教教材名称：＿＿＿＿＿＿＿＿＿＿＿＿＿＿＿＿＿＿＿＿＿＿＿＿＿

内　　容	参与者
1. 参与者：患者或家属 2. 请在您认为合适的方格内打"✓" （1）请问您觉得文字大小适当吗？ 　　□适当　□字太大　□字太小　□没意见 （2）请问您对文字内容说明了解吗？ 　　□非常了解　□了解　□普通　□不太了解　□非常不了解 （3）请问您觉得用词适当吗？ 　　□非常适当　□适当　□普通　□不太适当　□非常不适当 （4）图解说明您了解吗？ 　　□非常了解　□了解　□普通　□不太了解　□非常不了解 （5）是否能一眼就看出重点在哪里？ 　　□可以清楚看出重点　□无意见　□很难看出重点 （6）请问您对此张宣教单张的整体满意度？ 　　□非常满意　□满意　□普通　□不满意　□非常不满意 （7）其他建议：	参与者基本资料 性别：□男　□女 年龄：＿＿岁 教育程度： □未就学，可识字 □小学 □初中 □高中 □专科 □大学以上 签名：＿＿＿＿ 日期：＿＿＿＿